METODOLOGIE RIABILITATIVE IN LOGOPEDIA • VOL. 23

Collana a cura di
Carlo Caltagirone
Carmela Razzano
Fondazione Santa Lucia, IRCCS, Roma

Letizia Sabbadini

Disturbi specifici del linguaggio, disprassie e funzioni esecutive

Con una raccolta di casi clinici ed esempi di terapia

con la collaborazione di
Elisa Fazzi e Francesco Benso

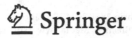 Springer

Letizia Sabbadini
Psicologa clinica, Neuropsicologa
Docente presso il Corso di Laurea in Logopedia
Università "Tor Vergata", Roma
Fondazione Santa Lucia, IRCCS
Presidente AIDEE
(Associazione Italiana
Disprassia Età Evolutiva)

I lettori sono invitati a scaricare il materiale aggiuntivo disponibile al seguente indirizzo:
http://extras.springer.com, password: 978-88-470-5348-9

Additional material to this book can be downloaded from http://extras.springer.com

ISBN 978-88-470-5348-9   ISBN 978-88-470-5349-6 (eBook)
DOI 10.1007/978-88-470-5349-6

© Springer-Verlag Italia 2013

9 8 7 6 5 4 3 2 1   2013 2014 2015

Layout copertina: Simona Colombo, Milano

Impaginazione: C & G di Cerri e Galassi, Cremona

Springer-Verlag Italia s.r.l., via Decembrio 28, I-20137 Milano
Springer fa parte di Springer Science+Business Media (www.springer.com)

Ai miei figli, Giordana e Yoseph
che sono per me continuo esempio
di come si possono superare gli ostacoli,
affrontare e godere la vita con ottimismo e fiducia.

Presentazione della collana

Nell'ultimo decennio gli operatori della riabilitazione cognitiva hanno potuto constatare come l'intensificarsi degli studi e delle attività di ricerca abbiano portato a nuove e importanti acquisizioni. Ciò ha offerto la possibilità di adottare tecniche riabilitative sempre più efficaci, idonee e mirate.

L'idea di questa collana è nata dalla constatazione che, nella massa di testi che si sono scritti sulla materia, raramente sono stati pubblicati testi con il taglio del "manuale": chiare indicazioni, facile consultazione e anche un contributo nella fase di pianificazione del progetto e nella realizzazione del programma riabilitativo.

La collana che qui presentiamo nasce con l'ambizione di rispondere a queste esigenze ed è diretta specificamente agli operatori logopedisti, ma si rivolge naturalmente a tutte le figure professionali componenti l'équipe riabilitativa: neurologi, neuro-psicologi, psicologi, foniatri, fisioterapisti, insegnanti, ecc.

La spinta decisiva a realizzare questa collana è venuta dalla pluriennale esperienza didattica nelle Scuole di Formazione del Logopedista, istituite presso la Fondazione Santa Lucia - IRCCS di Roma. Soltanto raramente è stato possibile indicare o fornire agli allievi libri di testo contenenti gli insegnamenti sulle materie professionali, e questo sia a livello teorico che pratico.

Tutti gli autori presenti in questa raccolta hanno all'attivo anni di impegno didattico nell'insegnamento delle metodologie riabilitative per l'età evolutiva, adulta e geriatrica. Alcuni di essi hanno offerto anche un notevole contributo nelle più recenti sperimentazioni nel campo della valutazione e del trattamento dei deficit comunicativi. Nell'aderire a questo progetto editoriale essi non pretendono di poter colmare totalmente la lacuna, ma intendono soprattutto descrivere le metodologie riabilitative da essi attualmente praticate e i contenuti teorici del loro insegnamento.

I volumi che in questa collana sono specificamente dedicati alle metodologie e che, come si è detto, vogliono essere strumento di consultazione e di lavoro, conterranno soltanto brevi cenni teorici introduttivi sull'argomento: lo spazio più ampio verrà riservato alle proposte operative, fino all'indicazione degli "esercizi" da eseguire nelle sedute di terapia.

Gli argomenti che la collana intende trattare vanno dai disturbi del linguaggio e dell'apprendimento dell'età evolutiva, all'afasia, alle disartrie, alle aprassie, ai disturbi percettivi, ai deficit attentivi e della memoria, ai disturbi comportamentali delle sindromi postcomatose, alle patologie foniatriche, alle ipoacusie, alla balbuzie, ai disturbi del calcolo, senza escludere la possibilità di poter trattare patologie meno frequenti (v. alcune forme di agnosia).

Anche la veste tipografica è stata ideata per rispondere agli scopi precedentemente menzionati; sono quindi previsti in ogni volume illustrazioni, tabelle riassuntive ed elenchi di materiale terapeutico che si alterneranno alla trattazione, in modo da semplificare la lettura e la consultazione.

Nella preparazione di questi volumi si è coltivata la speranza di essere utili anche a quella parte di pubblico interessata al problema, ma che non è costituita da operatori professionali né da specialisti.

Con ciò ci riferiamo ai familiari dei nostri pazienti e agli addetti all'assistenza che spesso fanno richiesta di poter approfondire attraverso delle letture la conoscenza del problema, anche per poter contribuire più efficacemente alla riuscita del progetto riabilitativo.

Roma, giugno 2000

Dopo la pubblicazione dei primi nove volumi di questa collana, si avverte l'esigenza di far conoscere quali sono state le motivazioni alla base della selezione dei lavori fin qui pubblicati.

Senza discostarsi dall'obiettivo fissato in partenza, si è capito che diventava necessario ampliare gli argomenti che riguardano il vasto campo della neuropsicologia senza però precludersi la possibilità di inserire pubblicazioni riguardanti altri ambiti riabilitativi non necessariamente connessi all'area neuropsicologica.

I volumi vengono indirizzati sempre agli operatori, che a qualunque titolo operano nella riabilitazione, ma è necessario soddisfare anche le esigenze di chi è ancora in fase di formazione all'interno dei corsi di laurea specifici del campo sanitario-riabilitativo.

Per questo motivo si è deciso di non escludere dalla collana quelle opere il cui contenuto contribuisca comunque alla formazione più ampia e completa del riabilitatore, anche sotto il profilo eminentemente teorico.

Ciò che continuerà a ispirare la scelta dei contenuti di questa collana sarà sempre il voler dare un contributo alla realizzazione del programma riabilitativo più idoneo che consenta il massimo recupero funzionale della persona presa in carico.

Roma, aprile 2004   C. Caltagirone
C. Razzano
Fondazione Santa Lucia
Istituto di Ricovero e Cura a Carattere Scientifico

Prefazione al volume

Se ascolto dimentico,
se osservo imparo,
se faccio capisco
(Confucio)

Questo libro è frutto di riflessioni personali scaturite da molti anni di esperienza nell'ambito della clinica e, soprattutto, della terapia dei disturbi del linguaggio, dell'apprendimento e dei disturbi della sfera motorio-prassica. Negli ultimi 10–15 anni molti cambiamenti sono avvenuti nel campo della ricerca, sia in ambito neuropsicologico sia neuroscientifico, cambiamenti che ci hanno costretto a riflettere sulla metodologia di analisi e, quindi, di intervento dei disturbi dello sviluppo.

Con grande soddisfazione abbiamo potuto verificare che alcune intuizioni cliniche hanno avuto conferma e, in questo senso, sento il dovere di ricordare i lunghi anni di lavoro in ambito clinico, in particolare sui casi di disprassia, accanto a mio fratello Giorgio Sabbadini, dal quale ho ereditato la capacità di lavorare con passione nel campo della riabilitazione.

Ma soprattutto questo libro nasce grazie al contributo e al lavoro costante dei miei allievi e collaboratori che ogni giorno mi sollecitano a ragionare con loro sui casi clinici e sui progetti di terapia e che, facendo domande, mi costringono a "farmi domande"; è loro il merito di molti originali spunti di intervento terapeutico.

Perché un approccio multisistemico

Prima di approfondire il tema che ci siamo proposti, ovvero le tipologie di disturbi specifici del linguaggio (DSL) in cui sono presenti deficit motori e prassici, pensiamo sia necessario fare una premessa su alcuni aspetti fondamentali per comprendere tali disturbi.

Infatti, lo sviluppo cognitivo, linguistico e motorio, per molti anni, più o meno fino agli anni '80, sono stati considerati e quindi studiati come entità separate; viene oggi invece sempre più messa in evidenza e confermata da molti lavori clinici in ambito neuropsicologico e da ricerche in ambito neuroscientifico la correlazione tra aspetti linguistici, aspetti motorio-prassici e competenze relative all'ambito delle funzioni esecutive (FE). Viene sempre di più ribadito che, qualora i processi sottesi all'azione – l'organizzazione visuo-spaziale, la motricità, la percezione, la recettività sensoriale, la capacità di "controllo" – risultino alterati nelle loro componenti o nella loro sequenza, si avrà una minore capacità di interazione prassica con la realtà e, di conseguenza, deficit nello sviluppo della cognizione in senso lato. Quindi, secondo le più recenti teorie, le capacità linguistiche e cognitive emergono parallelamente allo sviluppo psicomotorio e, in particolare, in rapporto alle abilità gestuali e alle capacità di produrre azioni intenzionali; lo sviluppo motorio nella prima infanzia viene considerato l'elemento fondamentale che fa da ponte tra lo sviluppo cognitivo, metacognitivo, comunicativo e sociale.

Nel presente volume verranno quindi considerati, oltre ai DSL, i seguenti argomenti:

- il concetto di disprassia, rispetto al quale verranno discusse alcune recenti ipotesi[1];
- alcuni aspetti dello sviluppo motorio tipico e l'importanza di due momenti fondamentali dello sviluppo, la prensione e la deambulazione;
- lo sviluppo dell'oculomozione e i deficit relativi alle difficoltà di organizzazione dei movimenti di sguardo;
- lo sviluppo delle FE e la loro importanza rispetto alla valutazione e diagnosi delle diverse entità cliniche che andremo a definire.

Roma, aprile 2013   Letizia Sabbadini

---

[1] Si rimanda anche a Sabbadini L. (2005) *Disprassia in età evolutiva. Criteri di valutazione ed intervento*. Springer, Milano

Ringraziamenti

Un grazie particolare va a Francesco Benso, Elisa Fazzi e alle colleghe Jessica Galli e Serena Micheletti, che aderendo alla mia richiesta di collaborazione, hanno offerto un prezioso contributo alla realizzazione di quest'opera, rendendola sicuramente più completa.

Desidero inoltre ringraziare: le logopediste che hanno descritto i casi clinici acclusi al presente volume e mi hanno sostenuto nell'impegno di portare a termine questo lavoro, che non avrebbe avuto la stessa valenza senza il loro contributo; Letizia Michelazzo, che mi ha incoraggiato e spinto sin dall'inizio a descrivere la metodologia che abbiamo condiviso da molti anni; le logopediste Francesca Mazzarini, Maria Denisa Rondinelli, Greta Patacchini e Eleonora Ciaglia per il prezioso aiuto datomi nella stesura di questo volume.

Elenco degli Autori

Francesco Benso
Docente di Psicologia Fisiologica
Università di Genova

Elisa Fazzi
Dipartimento di Scienze Cliniche
e Sperimentali
Università degli Studi di Brescia
UO di Neuropsichiatria dell'Infanzia
e dell'Adolescenza
Spedali Civili di Brescia

Jessica Galli
Dipartimento di Scienze Cliniche
e Sperimentali
Dottorato in Neuroscienze
Università degli Studi di Brescia
UO di Neuropsichiatria dell'Infanzia
e dell'Adolescenza
Spedali Civili di Brescia

Letizia Michelazzo
Docente a contratto al Corso di Laurea
in Logopedia
Università Tor Vergata
Roma

Serena Micheletti
UO di Neuropsichiatria dell'Infanzia
e dell'Adolescenza
Spedali Civili di Brescia
Cognition Psychology Neuroscience Lab
Università degli Studi di Pavia

Chiara Caligari
Camilla del Balzo (Pedagogista clinica)
Valeria Lanzi
Emanuela Leone Sciabolazza
Maria Serena Maggio
Francesca Mazzarini
Luigia Ricci
Maria Denisa Rondinelli
Barbara Tumino
Logopediste AIDEE (Associazione
Italiana Disprassia Età Evolutiva)

Indice

Materiale aggiuntivo scaricabile dalla piattaforma online Springer Extra Materials

All' indirizzo http://extras.springer.com (password: 978-88-470-5348-9) sono disponibili versioni più approfondite dei casi clinici presentati nel volume e altri materiali supplementari, elencati qui di seguito:

- Caso clinico Giovanni
- Caso clinico Thomas
- Caso clinico Marco
- Caso clinico Francesco
- Caso clinico Cristina, con esempi di potenziamento del timing in parole
- Caso clinico Giulia, con 7 tavole di esercizi
- Caso clinico Tiziano
- Caso clinico Luca
- Caso clinico Carlo, con video
- Caso clinico Daniele
- Caso clinico Christian
- Suggerimenti per potenziare le abilità di oculomozione
- Esercizi con "faccine" in sequenze orizzontali, verticali e oblique
- Esercizi con "faccine" in sequenze random
- Esercizi per movimenti saccadici con colori
- Esercizi per movimenti saccadici con lettere singole
- Esercizi per movimenti saccadici con sillabe più complesse

Lista delle abbreviazioni

ACC, corteccia cingolata anteriore
ADD, attention deficit disorder
ADHD, attention deficit hyperactivity disorder
CAA, comunicazione aumentativa e alternativa
CAS, childhood apraxia of speech
CPFDL, cortecce prefrontali dorsolaterali
CPFVM, cortecce prefrontali ventromediali
CVI, cerebral visual impairment
DAF, deficit dell'apparato fonatorio
DAS, develpmental apraxia of speech
DCD, developmental coordination disorder
DCM, disturbo della coordinazione motoria
DDK, diadococinesi
DGS, disturbi generalizzati dello sviluppo
DGS-NAS, disturbo pervasivo dello sviluppo non specificato
DPS, disturbo pervasivo dello sviluppo
DSA, disturbi specifici di apprendimento
DSL, disturbi specifici del linguaggio
DSM, deficit di schemi motori
DVD, developmental verbal dyspraxia
DVE, disprassia verbale
FE, funzioni esecutive
FEF, frontal eye fields
NS, neuroni specchio
RF, repertorio fonetico
SAS, sistema attentivo supervisore

Capitolo 1
La disprassia in età evolutiva

Definizione

Nonostante siano passati quasi 100 anni dai primi lavori sulla disprassia in età evolutiva, il termine stesso "disprassia" è tuttora oggetto di discussione. La diagnosi e l'intervento in questo ambito presentano delle difficoltà riconducibili soprattutto all'ancora attuale confusione terminologica, per cui non è chiaro quali competenze appartengano alla funzione motoria o invece vadano intese come deficit delle abilità prassiche.

Il termine che maggiormente viene usato nella clinica a livello internazionale, è disturbo dello sviluppo della coordinazione (*Developmental Coordination Disorder*, DCD), inteso in relazione a difficoltà di coordinazione generale del movimento, che include anche il termine disprassia (DSM-IV, ICD-10).

L'acronimo DCD verrà da noi usato per indicare un disturbo della coordinazione motoria (DCM) con disprassia, in quanto riteniamo di fondamentale importanza far capire che nella traduzione italiana del termine DCD (DCM) è già implicito il concetto di disprassia. Infatti, se introduciamo il termine "coordinazione", questo implica già la messa in atto delle funzioni esecutive (FE) e quindi di "atti motori" prassici. Diverso e comunque importante è, in valutazione e quindi rispetto alla diagnosi, interpretare il disturbo prassico se in associazione o meno con deficit di schemi motori che fanno riferimento all'ambito motorio in senso ristretto. Cercheremo quindi di distinguere nell'uso del termine gli aspetti relativi al movimento e quelli relativi all'ambito prassico, cercando di evidenziare le differenze e le correlazioni tra i due termini "deficit motorio" o "deficit di schemi motori" (DSM) contro DCM e disprassia.

Secondo la nostra impostazione, infatti, il termine disprassia va definito in base al concetto di prassia: la "prassia è una funzione cognitiva adattiva e si sviluppa attraverso l'interazione e l'integrazione di più sistemi: cognitivo e metacognitivo, socio-ambientale, emotivo, percettivo, motorio" (Sabbadini G., 1995) tenendo conto dell'importanza, in particolare, dell'attivazione dei processi di controllo (Fig. 1.1).

Quindi, la disprassia va intesa come "disturbo dell'esecuzione di un gesto o azione intenzionale", ovvero come "difficoltà a rappresentarsi, programmare, coordinare ed eseguire atti motori in serie, deputati e finalizzati a un preciso scopo e obiettivo".

L. Sabbadini, *Disturbi specifici del linguaggio, disprassie e funzioni esecutive*
DOI: 10.1007/978-88-470-5349-6_1, © Springer-Verlag Italia 2013

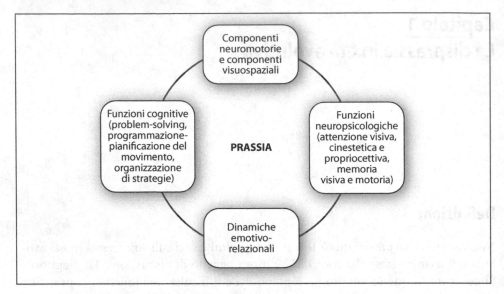

Fig. 1.1. Sistemi implicati nella realizzazione di una prassia o funzione cognitiva adattiva

Si possono riscontrare difficoltà a:
- programmare e ordinare in serie i relativi movimenti elementari in vista di uno scopo (deficit di programmazione, pianificazione, processi sequenziali);
- prevedere un certo risultato;
- controllare ciascuna sequenza e l'intera attività nel corso dell'azione (*feed-back*);
- verificare il risultato ottenuto come corrispondente a quello previsto e atteso;
- rappresentarsi l'"oggetto" su cui agire, l'intera azione o le sequenze che la compongono (*feed-forward*).

Distinzione tra il termine DCM e disprassia e il termine DSM

Il problema della terminologia e dell'uso delle etichette diagnostiche rispetto all'analisi dei casi clinici è iniziato a emergere nella letteratura e nella clinica solo negli ultimi anni:
- Gibbs e colleghi, nel loro articolo "Dyspraxia or developmental coordination disorder (DCD)? Unravelling the enigma", affermano che la terminologia dei disturbi di coordinazione è stata ed è ancora confusa, ma in pratica disprassia (*dyspraxia*) e DCD sono considerati sinonimi (Gibbs et al., 2007);
- Vaivre-Douret (2007) riporta un'esauriente rassegna sull'uso dei termini *clumsiness, sensory integrative dysfunction, motor learning difficulties, motor coordination problems, poor coordination, motor specific developmental disorder* e *DCD*, sottolineando che sono intesi come sinonimi, ma spesso confusamente;

• in un articolo recente, Steinman, Mostofsky e Denckla discutono appunto sulla confusione terminologica e, facendo un'analisi storica rispetto alle diverse etichette usate nella clinica, giungono alla conclusione che è errato includere sotto lo stesso termine DCD sia il disturbo della coordinazione che la disprassia (Steinman et al., 2010).

Tuttavia, gli autori suddetti preferiscono limitare la definizione di disprassia a quei casi in cui si evidenzino problemi nell'esecuzione di movimenti intenzionali eseguiti a livello degli arti superiori (in parallelo con la definizione *limb apraxia* usata per gli adulti nella letteratura neurologica).

In realtà, questa ipotesi non concorda con la nostra impostazione e definizione di disprassia, in quanto anche le capacità di calciare una palla o saltare una corda o ancora salire e scendere le scale o andare in bici, vanno considerate prassie.

I deficit motori in questo senso vanno riferiti a funzioni adattive implicanti il raggiungimento di un preciso scopo e obiettivo, pertanto considerati alla stessa stregua delle funzioni adattive eseguite con gli arti superiori. Interessante notare che in un lavoro sui neuroni specchio (NS) (Buccino et al., 2001) viene messo in evidenza che l'attivazione dei neuroni F5 della scimmia (l'omologo dell'area di Broca nell'uomo), si esplica sia rispetto alle funzioni adattive relative agli arti inferiori, sia a quelle relative all'uso degli arti superiori.

Infine, alla domanda se la disprassia in età evolutiva sia da considerarsi un problema medico o comportamentale, gli autori sopradetti propongono che il termine *developmental dyspraxia* si dovrebbe usare quando fosse riferito a "segni neurologici ipotizzabili", che comportano un'inadeguata esecuzione di abilità apprese ovvero di atti motori acquisiti, riferiti a precisi scopi. Sfortunatamente, come dagli autori stessi è scritto, questo modo di intendere è ancora lontano dall'essere accettato nella letteratura e questo comporta notevole confusione sia per la diagnosi che per il progetto di intervento.

Più recentemente, Peter Baxter, in un lavoro apparso sulla rivista Developmental Medicine and Child Neurology, afferma che "da un punto di vista neurologico, uno degli aspetti che vale la pena di evidenziare è dato dalla distinzione tra 'disprassia motoria' e il DCD, termini che spesso vengono usati come sinonimi". Secondo Baxter, "tale concetto non si applica soltanto alle funzioni motorie degli arti, ma anche ai movimenti oculari, ai movimenti facciali, nonché alle funzioni oro-boccali quali mangiare e alla capacità di articolazione e produzione verbale" (Baxter, 2011).

Quando in un bambino si evidenziano sintomi o segni di disprassia motoria, indubbiamente la causa più frequente risiede nel DCD (disturbo della coordinazione motoria).

Quindi, potremmo ipoteticamente considerare il DCD come la causa e la disprassia come il sintomo che ne consegue.

Interessante il punto di vista dell'autore del lavoro suddetto rispetto alla valutazione di casi di DCD e/o disprassia; egli afferma che al fine di una diagnosi precoce è necessario mettere a punto dei test *task-oriented*, che ancora non sono fruibili, che sicuramente risultano più incisivi di altri. Mette quindi in evidenza la necessità di procedere secondo questo indirizzo nel prossimo futuro.

Movimenti, atti motori, azioni

Ancora per quanto riguarda la distinzione tra deficit motorio e disprassia, riteniamo importante riprendere da alcuni lavori di ricerca nell'ambito delle neuroscienze (Rizzolatti, 2005; Rizzolatti e Sinigaglia, 2006) le seguenti definizioni che ci aiutano a comprendere le differenze qualitative tra movimento, atto motorio e azione:

- movimento: risultato dell'attivazione di un limitato distretto muscolare che produce lo spostamento nello spazio di una o più articolazioni, come avviene mediante la stimolazione elettrica della corteccia motoria che si traduce in un movimento semplice (es. flessione di un dito);
- atto motorio: include più movimenti semplici eseguiti in modo fluido, sinergico e coinvolgenti anche diverse articolazioni e che sono contraddistinti da un preciso scopo motorio; possono essere considerati segmenti d'azione (es. afferrare con la mano, portare alla bocca sono i diversi atti motori impliciti nell'azione di ingerire il cibo; Rizzolatti et al., 1998; 2001);
- azione: intesa come capacità a programmare intere sequenze di atti motori, coordinandone i singoli scopi in azioni più complesse, contraddistinte tra uno scopo finale sovraordinato, tenendo conto che in condizioni ecologiche non è sufficiente poter eseguire singoli atti motori finalizzati. Il conseguimento dello scopo motorio di ciascuno dei singoli atti che compongono la sequenza è indispensabile per poter eseguire il successivo e per consentire il risultato finale dell'azione che ne identifica la causa funzionale, ovvero il "perché" debba essere messa in atto (come esemplificato nella Fig. 1.2).

Quali sono, dunque, i meccanismi corticali che consentono di organizzare e articolare nel tempo in modo coerente i singoli atti motori per dare origine a più complesse azioni finalizzate?

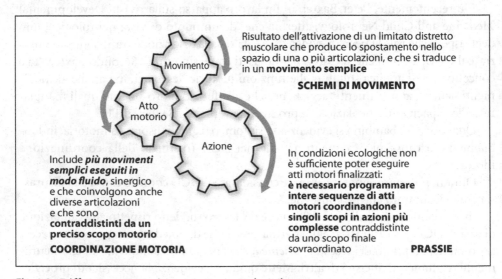

Fig. 1.2. Differenze tra movimento, atto motorio, azione

Da alcuni lavori recenti, sempre riferiti a ricerche sulle scimmie, vengono messi in evidenza alcuni circuiti neuronali, costituiti:

1. da un mosaico di aree parietali, ciascuna ricevente specifiche afferenze sensoriali, che sarebbe deputato a operare trasformazioni sensorimotorie appropriate per l'azione, ma anche a fornire le basi sensorimotorie per funzioni cognitive di ordine superiore quali:
   - percezione dello spazio;
   - comprensione dell'azione;
   - previsione dell'intenzione motoria degli altri;
2. dalla corteccia prefrontale, suddivisa in:
   - settore rostrale:
   - codifica della rilevanza comportamentale degli stimoli (Sakagami e Watanabe, 2007);
   - utilizzo prospettico delle informazioni memorizzate per il controllo del comportamento (Passingam e Sakai, 2004);
   - pianificazione (Tanji e Hoshi, 2001);
   - settore caudale;
3. dalla corteccia motoria e premotoria, identificabili nell'uomo con le Aree 4 e 6 di Brodmann, dotate di evidenti funzioni motorie e suddivisibili nella scimmia in un mosaico di almeno 7 aree distinte, denominate da F1 a F7:
   - F1: area motrice primaria; ha connessioni dirette con i motoneuroni spinali per promuovere il movimento in generale; è l'unica area in grado di controllare i movimenti isolati, e quindi indipendenti, delle dita, cioè quelli non inseriti in sinergie precostituite. Le proiezioni di F1 che terminano direttamente sui motoneuroni spezzerebbero sinergie innate o precostituite, determinando una regolazione "fine del movimento". Va considerato che i neuroni F1 non sono in grado di utilizzare le afferenze provenienti dalle aree visive per configurare movimenti (configurazioni motorie), adattati alle proprietà geometriche o specifiche degli oggetti. Pertanto, è fondamentale il collegamento con l'area F5 per le sue intrinseche proprietà visuo-motorie che derivano anche dai diretti collegamenti con le cortecce parietali; rispetto alle aree da F2 a F7 si identificano le seguenti porzioni:
   - F2 e F7 (dorsali);
   - F4 e F5 (ventrali); in F4 si elicitano rappresentazioni motorie del collo, del braccio e dei movimenti della faccia, in F5 quelle della mano e della bocca;
   - F3 e F6 (mesiali), della corteccia premotoria.

Le proiezioni delle aree F2, F3, F4 e F5 sfruttano circuiti spinali preesistenti per il reclutamento di combinazioni diverse di muscoli periferici, determinando la "forma globale del movimento".

Queste aree premotorie, a eccezione delle aree F6 e F7, sarebbero quindi coinvolte nell'esecuzione e controllo del movimento, tramite le proiezioni corticospinali o, indirettamente, tramite F1 (Matelli e Luppino, 2000; Fogassi et al., 2001; 2005). Costituiscono un sistema articolato parieto-dipendente, che riceve ricche connessioni topograficamente organizzate dal lobo parietale, in particolare dalla corteccia parietale posteriore (Luppino e Rizzolatti, 2000).

Queste connessioni sono state ritenute alla base anche di processi di costruzione di una rappresentazione motoria dello spazio (Matelli e Luppino, 2001) e del riconoscimento e comprensione dell'azione altrui (Rizzolatti e Craighero, 2004).

Connessioni delle aree F6 e F7 con la corteccia prefrontale fornirebbero, in particolar modo all'area F6, informazioni motivazionali, mnemoniche e relative alle contingenze contestuali di elevata complessità (Hoshi e Tanji, 2004).

Le aree anteriori della corteccia premotoria si configurano, quindi, come un sistema "prefronto-dipendente", deputato a controllare quando e in quali circostanze l'attività delle aree premotorie posteriori debba tradursi nell'esecuzione effettiva di un'azione (Rizzolatti e Luppino, 2001).

Quanto detto pone in evidenza che l'organizzazione del movimento ai fini dell'azione è quindi frutto delle strette connessioni esistenti tra aree motorie e sensoriali, ma con specifiche e particolari differenziazioni all'interno dei circuiti e delle connessioni neurali, a seconda che si tratti di:
- schemi motori non finalizzati, ad esempio movimenti isolati delle dita (attivazione di F1);
- azioni motorie deputate a precisi scopi e obiettivi (funzioni adattive): circuito AIP-F5 (Fig. 1.3).

Il circuito parieto-frontale che connette le aree AIP e F5 realizza la connessione tra neuroni dell'area premotoria e neuroni dell'area parietale; si attiva nel momento in cui viene rappresentato un atto finalizzato a uno scopo (prassia/funzione adattiva), trasformando le rappresentazioni visuomotorie in un programma motorio finalizzato; sono infatti i neuroni F5 che codificano il *goal* dell'azione.

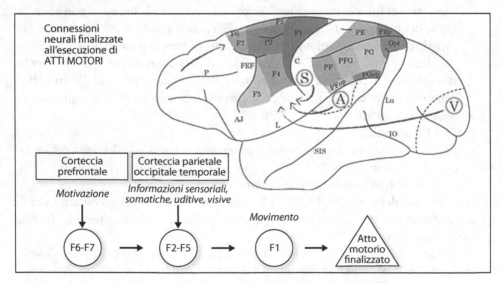

Fig. 1.3. Connessioni neurali finalizzate all'esecuzione di atti motori. Immagine realizzata dalla Dottoressa Eva Benso

Le informazioni sensoriali vengono trasmesse ai neuroni F5 e, al tempo stesso, inviate ai neuroni in F1 (deputati a atti motori fini) e ai centri sottocorticali per l'effettiva esecuzione dell'atto.

I neuroni in F5 contengono informazioni in qualità di rappresentazioni motorie sia della mano che della bocca (neuroni per afferrare con la mano, con la bocca, neuroni per strappare, manipolare, ecc.); hanno proprietà visuomotorie: non codificano singoli movimenti ma atti motori finalizzati, espressione di un'intenzione.

Va sottolineato che è stato dimostrato tramite sofisticate ricerche in ambito neuroscientifico, prima sulle scimmie, poi nell'uomo (Rizzolatti e Sinigaglia, 2006) che nell'area F5 della scimmia (corrispondente all'area 44 di Brodmann nell'uomo, ossia alla parte posteriore dell'area di Broca), oltre ai neuroni cosiddetti "canonici" si trovano i neuroni definiti *mirror*, o neuroni specchio (NS), che si attivano non solo quando viene compiuta un'azione finalizzata a un preciso scopo, ma anche quando la si osserva compiere da un altro soggetto[1].

Emerge quindi sempre più chiaramente che quest'area possieda una rappresentazione, oltre che dei movimenti della bocca, anche di azioni compiute con la mano e con il piede. Inoltre, il sistema dei neuroni specchio nell'uomo sembra comprendere, oltre all'area di Broca, larghe parti della corteccia premotoria e del lobo parietale inferiore. Interessante sottolineare che il sistema dei neuroni specchio nell'uomo, a differenza delle scimmie, non è limitato agli atti transitivi, ma anche alle azioni mimate.

In sintesi, i NS sono definibili come una classe di neuroni visivo-motori: infatti, anche nella semplice osservazione di azioni costituite da movimenti transitivi (afferrare, tenere in mano, manipolare, mordere, leccare) o intransitivi (alzare le braccia per..., ecc.), qualora facciano parte del patrimonio esperienziale del soggetto, ovvero del suo "vocabolario motorio", si attivano i neuroni *mirror* delle aree premotorie frontali e delle aree parietali (Rizzolatti et al., 2001; Rizzolatti e Craighero, 2004).

Interessante sottolineare che il lobo parietale è pieno di NS motori (Gallese et al., 2002; Fogassi e Luppino, 2005) che hanno un'organizzazione somatotopica che parte dalla porzione rostrale: bocca, poi mano, piede e occhi; tale area riceve molteplici stimoli visivi ma in funzione di un'organizzazione motoria, ovvero per rispondere a tali stimoli; ad esempio, "neuroni per afferrare" che catturano l'informazione al fine di mettere in atto l'azione.

Quindi i NS del lobo parietale sono deputati all'*osservare al fine di poter rifare*; vengono codificate dunque informazioni sensoriali, trasformate poi in programmi motori: da qui si deduce l'importanza della possibilità data all'individuo sin dai primi momenti di vita di apprendere tramite la capacità di osservare e, quindi, imitare sia azioni che gesti articolatori.

L'attività dei NS, infatti, è stata messa in evidenza anche all'interno di un sistema audiomotorio, ovvero formato da neuroni audiomotori e non solo visuomotori (Kohler

---

[1] Nell'area F5 coesistono sia neuroni canonici sia neuroni specchio. Nella definizione di Iacoboni (2008), i primi sarebbero quelli che si attivano in presenza di oggetti afferrabili, mentre i secondi nel vedere azioni di afferramento.

et al., 2002); pertanto, alcuni dei NS si attivano sia quando si esegue o si vede eseguire una determinata azione, sia quando si odono i suoni associati all'azione stessa.

In sintesi, ci sembra che questi dati supportino l'idea di distinguere tra DSM, DCM e disprassia, intesa come difficoltà che investe la realizzazione di funzioni adattive; questo assume un particolare significato nella clinica, soprattutto ai fini della messa a punto di un corretto progetto terapeutico.

DCM e disprassia/DSM: osservazioni

Rispetto ai casi clinici che giungono alla nostra valutazione ci troviamo di fronte a situazioni spesso molto diverse e in cui vanno distinti alcuni elementi che diventano molto importanti ai fini del trattamento. Possiamo infatti evidenziare:

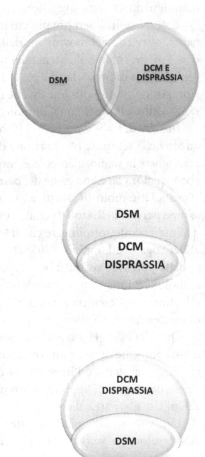

1. casi di bambini con difficoltà legate all'esecuzione di schemi motori e a deficit della sequenzialità (DSM) che hanno anche difficoltà nella pianificazione dell'azione finalizzata (disprassia); spesso sanno verificare a posteriori il risultato di quanto hanno eseguito e vi è consapevolezza delle proprie difficoltà con serie conseguenze sul piano emotivo (DSM e DCM con disprassia coesistono);

2. casi di bambini con difficoltà legate all'esecuzione di schemi di movimento e della sequenzialità (DSM), in cui comunque le funzioni adattive sono state raggiunte, seppur con notevole sforzo e approssimazione: in genere i bambini più grandi che hanno trovato compensi tramite esperienze vissute e apprese (>DSM e <DCM con disprassia), ovvero in questi casi il deficit degli schemi motori prevale rispetto al deficit prassico;

3. casi di bambini con difficoltà legate alla produzione di gesti o sistemi di atti motori finalizzati (prassie), che presentano solo lievi difficoltà nell'esecuzione di schemi isolati di movimenti (>DCM con disprassia e <DSM); in questi casi la disprassia prevale rispetto al deficit motorio; la difficoltà sta nell'integrazione, controllo e uso di più funzioni di base o schemi di movimento (deficit dei meccanismi di controllo). Tali problemi si evidenziano spesso nel corso della terapia e in questi casi va sottolineata l'importanza del lavoro sul piano metacognitivo.

Va inoltre considerato che ci possono essere casi in cui il disturbo di particolari o specifici schemi motori (DSM) può essere presente senza segni di disprassia; quindi, non tutti i casi in cui è presente deficit motorio vanno intesi come disprattici; a questo proposito va sottolineata l'importanza di una precisa diagnosi differenziale, frutto di un'accurata metodologia di valutazione.

Quindi, in particolare nella prima infanzia, riteniamo che il quadro clinico e la specificità delle difficoltà motorie si possano precisare più specificatamente nel corso del trattamento riabilitativo: infatti, in età evolutiva spesso il confine fra la disprassia e i DSM, o più precisamente fra le reali difficoltà di pianificazione e programmazione di un atto motorio e, più in generale, le difficoltà evolutive di funzioni ed engrammi motori, possono essere difficili da determinare. Possiamo infatti trovarci di fronte bambini che rispondono meglio alle indicazioni metacognitive (ovvero quando si spiega loro verbalmente il piano dell'azione motoria da conseguire e vengono date concretamente strategie di organizzazione), rispetto ad altri che, apparentemente, riescono autonomamente a esplicare l'atto motorio finalizzato, ma nei quali permane una costante difficoltà esecutiva, imprecisione e lentezza.

Osservazioni emerse da casi clinici

Di seguito sono esposti esempi di casi in cui in valutazione ci si è proposti di definire la correlazione tra deficit motorio e deficit delle funzioni adattive o prassie: i profili che sono di seguito riportati sono ricavati dalla somministrazione del Protocollo APCM (Protocollo di Valutazione delle Abilità Prassiche e della Coordinazione Motoria, Sabbadini L. et al., 2005), in cui si evidenziano differenti cadute nell'ambito degli "schemi motori o di movimento" e/o della disprassia.

Per un'analisi efficace e puntuale si tenga presente che il Protocollo APCM è suddiviso appunto in due sezioni: schemi di movimento e funzioni adattive, ovvero prassie.

Nella parte sinistra dei grafici seguenti si evidenziano le competenze relative agli schemi di movimento (equilibrio, oculomozione, movimenti mani/dita, sequenzialità) e nella parte destra, invece, le competenze relative alle funzioni adattive/prassie (coordinazione dinamica, abilità manuali, abilità grafomotorie, gestualità, prassie costruttive, prassie orali).

I tre profili si riferiscono a casi di bambini seguiti in terapia con diagnosi di DSL con DCM e componenti disprattiche:
1. nel primo caso (Fig. 1.4) la componente DSM e disprassia sono co-occorrenti nel quadro clinico in ugual misura: anche il quadro del disturbo specifico di linguaggio è, come vedremo nel capitolo sui DSL, seriamente compromesso;
2. nel secondo caso (Fig. 1.5) la componente DSM prevale sulla disprassia, pertanto diremo che si tratta di un quadro di DSL con DSM con lievi componenti disprattiche: in questi casi, il deficit è soprattutto fonetico-fonologico;
3. nel terzo caso (Fig. 1.6) le componenti disprattiche prevalgono sul DSM: in genere si associa a questo quadro un disturbo marcato delle FE, oltre a un deficit nell'ambito della comprensione lessicale e morfosintattica;

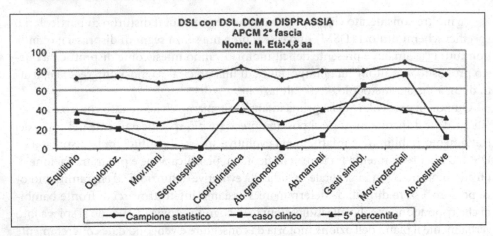

Fig. 1.4. DSL con DSM e disprassia

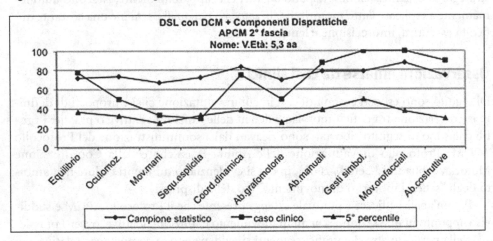

Fig. 1.5. DSL con DSM e componenti disprattiche

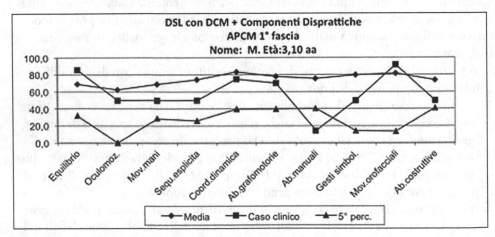

Fig. 1.6. DSL con componenti disprattiche e deficit delle FE

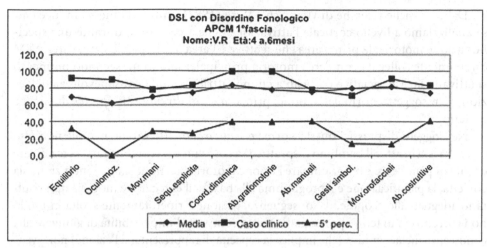

Fig. 1.7. DSL con disordine fonologico

In quest'ultimo caso (Fig.1.7) non si evidenziano deficit in ambito motorio né deficit in ambito prassico. Si tratta di disturbo del linguaggio espressivo (DSL) che si manifesta in particolare con disordine fonologico, (definito con il termine "deficit della programmazione fonologica"; da Rapin, Allen 1983; 1998).

Ricerche in ambito neuroscientifico rispetto ai casi di DCM e disprassia

Un importante dato ricavato da ricerche in campo neuroscientifico sul sistema dei NS e ripreso in uno studio di Scandurra e colleghi (2007) riguarda il fatto che il sistema dei NS è coinvolto non solo nella comprensione e anticipazione delle azioni altrui, ma anche nella predizione della rappresentazione del piano motorio che sottende un'azione (*feed-forward*).

Viene infatti ipotizzato come deficit fondamentale alla base del DCM (termine usato dagli autori per includere anche la disprassia), proprio il deficit a livello del *feed-forward*, ovvero della rappresentazione motoria dell'azione, dovuta a disfunzione del lobo parietale, considerato sede dell'immaginazione motoria. Il deficit di rappresentazione motoria potrebbe quindi essere alla base delle difficoltà di coordinazione motoria nei bambini con DCM. Secondo questa ipotesi, essi hanno difficoltà a rappresentare internamente e contemporaneamente le coordinate di forza e tempo, ossia le coordinate spaziali dei movimenti. "I bambini con DCM hanno un deficit della rappresentazione interna del proprio corpo e questo determina una difficoltà di controllo motorio e di apprendimento alterando la capacità di elaborazione delle azioni nello spazio" (Scandurra et al., 2007).

Dalle classiche ricerche di Weinrich e Wise (1982) veniva già messo in luce che, se analizziamo a livello corticale l'attivazione delle aree neurali durante una specifica azione motoria, la prima area che si attiva è l'area 6 e, in particolare, l'area APM direttamente collegata con l'area motoria principale; solo in un secondo momento si attivano aree associative corticali a cui noi attribuiamo la consapevolezza dell'azione. Un soggetto normale, dunque, prima *fa* e poi *diventa consapevole* di ciò che ha fatto.

Nei soggetti disprassici questa normale sequenza di attivazione neurale non può essere messa in atto: il bambino disprattico sa cosa vuole o vorrebbe fare: cerca di fare e tenta di pianificare e programmare l'azione motoria ma, nonostante l'intenzione sia corretta, la pianificazione e il programma alla base dell'esecuzione motoria non risultano adeguati allo scopo e, di conseguenza, l'azione è ripetutamente svolta in modo non corretto e/o in tempi prolungati. Questo comporta l'impossibilità di giungere alla conoscenza metacognitiva (che implica la capacità di rappresentarsi l'azione) non avendo acquisito, tramite azioni mirate allo scopo, la consapevolezza delle strategie di organizzazione necessarie e adeguate.

Va ricordato che l'esperienza (cosiddetta metacognitiva) scaturisce anche dalle opportunità che l'ambiente offre all'individuo di apprendere "atti motori significativi", oltre che dalle capacità di interazione e imitazione.

Ogni neonato, infatti, nasce con delle predisposizioni innate ma, per poter realizzare funzioni sempre più complesse e procedere nello sviluppo, deve ricevere stimoli adeguati ed essere in grado di poterli decodificare. Pertanto, vanno considerate sia variabili esterne dipendenti dal contesto (ovvero qualità e natura degli stimoli), sia variabili interne, ovvero capacità di decodificare, prestare attenzione, integrare gli stimoli e stabilire delle relazioni tra di essi; il tutto, quindi, sotto l'egida dei meccanismi di controllo.

La metacognizione, infatti, si riferisce alla conoscenza che ciascuno ha dei propri processi cognitivi e dei loro prodotti, si riferisce al controllo attivo e alla regolazione di questi processi, in relazione agli obiettivi, ovvero alla capacità di cogliere l'informazione rilevante, di riconoscere l'esistenza di un problema, di anticipare difficoltà nel compito, d'individuare possibili soluzioni alternative, di monitorare l'intero processo.

Un'altra ipotesi su cui ci sembra valga la pena riflettere scaturisce da alcune ricerche neurobiologiche di base che, correlate ai dati che possiamo raccogliere nell'esperienza clinica, mettono in luce particolari difficoltà visuospaziali nei bambini disprassici e porterebbero a ipotizzare immaturità o deficit a livello dell'area premotoria APM e delle sue connessioni con la via visiva dorsale, la via del "dove" (*where*).

Le due vie attraverso cui si ritiene sia processata l'informazione visiva sono la *via ventrale*, che si colloca a partire dalle aree visive precoci lungo la corteccia ventrale temporale ed è preposta all'analisi del "cosa" (*what*) si sta vedendo, e la *via dorsale* del "dove" (*where*), che si sviluppa dorsalmente dalle cortecce visive precoci attraverso i lobi temporale e parietale. Attraverso questo "percorso", l'input visivo viene analizzato nelle sue caratteristiche fisiche, di posizione e di movimento.

Le due vie vanno considerate fortemente integrate tra loro, condizione essenziale per una percezione e, quindi, un'azione congrua rispetto alla realtà esterna (Nicolai, 2006a; 2006b).

Hickok e Poeppel (2004) sostengono che le due vie, quella cosiddetta dorsale (*where*) e quella ventrale (*what*), sono attive non solo per l'elaborazione visiva, ma anche per l'elaborazione del linguaggio. È stato infatti ipotizzato che il passaggio tra suono e significato sia processato dalla via ventrale, grazie anche alle connessioni che questa avrebbe con le aree uditive temporali, mentre il passaggio dalla rappresentazione uditiva alla rappresentazione motoria-articolatoria (cui attinge l'area di Broca per l'attività di comprensione oltre che di produzione) avverrebbe tramite collegamenti tra le aree uditive e la via dorsale, in particolare in un'area situata nella profondità e nella parte più posteriore della scissura di Silvio, al confine cioè tra il lobo temporale e il lobo parietale.

La via dorsale, o *dorsal stream*, farebbe dunque da interfaccia tra il sistema sensoriale e quello motorio, per l'elaborazione del linguaggio.

Secondo questa prospettiva, la via dorsale appare dunque come sovramodale, in quanto è reclutata da e connette diverse aree, sia quelle che codificano l'input sensoriale, sia quelle che partecipano alla generazione dell'output motorio che, nel caso del linguaggio, è in parte imitativo dell'esperienza sensoria precedente (Lieberman, 1989). In questo senso, come vedremo anche più dettagliatamente in seguito, si può più facilmente capire come modalità linguistiche e comunicative basate sulla visione (ad esempio la comunicazione gestuale) possano influenzare, modificare e/o supportare la tradizionale comunicazione verbale.

In Sabbadini G. (1995) e in Sabbadini L. (2005) viene messo in evidenza che lo sviluppo delle abilità prassiche coincide con la nascita dell'intenzione intesa come capacità da parte di ogni individuo, già in epoca neonatale, di regolare i propri processi cognitivi per organizzare risposte adattive: "tutti i gesti intenzionali (volontà di agire) si manifestano con un'azione che è il risultato della messa in gioco di differenti livelli di comandi o sistemi (gerarchici, paralleli e circolari) in rapporto alle diverse regioni neurali sollecitate".

Puccini (2001; 2006) afferma che alla base della disprassia è ipotizzabile un complesso sistema di difficoltà selettive, sia rispetto all'ambito della costruzione delle operazioni cognitive, sia rispetto alla loro utilizzazione per la pianificazione dell'azione e per la loro verifica. L'azione è organizzata attraverso molteplici modalità di processamento di informazioni qualitativamente differenti, che favoriscono trasformazioni di vario tipo (operazioni spaziali, temporali, visive, linguistiche, somestesiche) attribuendo loro ordine e significato secondo un determinato scopo e sottoponendole a verifica (impliciti i processi di controllo).

Tra i lavori "storici" rispetto al presente lavoro, ci sembra utile riportare anche altre due definizioni di disprassia che cercano di mettere in luce la natura del disturbo.

Già nel 1972 Ayres aveva sottolineato in alcuni studi la stretta dipendenza tra sviluppo motorio e percettivo, mettendo in luce problemi percettivi e sensoriali soprattutto negli aspetti visivi e tattili, e addirittura interpretandoli come possibile componente eziologica della sindrome, quindi ipotizzando alla base un serio disturbo dell'integrazione neurosensoriale (Ayres, 1972a; 1972b; 2005). Queste ipotesi hanno trovato ulteriori conferme (Hulme et al., 1982; Dewey e Kaplan, 1992).

Anche la nostra esperienza clinica ci conferma che molti bambini disprattici mostrano un'evidente ipersensibilità o incapacità a reagire adeguatamente a stimoli sensoriali; ciò li rende poco disponibili a porre attenzione a specifiche attività cognitive. Ma tale deficit può essere interpretabile anche come difficoltà a selezionare, decodificare e integrare stimoli che l'ambiente propone in maniera inadeguata e senza tener conto delle obiettive peculiarità di un ogni soggetto (ad esempio bambini prematuri o immaturi e/o a basso peso). Il problema può essere visto, quindi, in una duplice modalità: ovvero, da una parte va sottolineata l'importanza della qualità dello stimolo (variabile esterna/estrinseca), dall'altra la capacità di elaborazione degli stimoli (variabile interna/intrinseca).

In una recente pubblicazione in lingua italiana (Ayres, 2012) viene ribadita l'importanza di tener conto sin dalla prima infanzia delle capacità di integrazione sensoriali ai fini di un armonico sviluppo in tutti gli ambiti e, in particolare, rispetto all'ambito motorio-prassico.

Nel suo lavoro, Dewey (1995) invece mette in risalto rispetto al concetto di disprassia "il deficit a livello gestuale (gesti transitivi e intransitivi), correlato a disturbi dell'organizzazione di movimenti degli arti superiori, dell'apparato fonatorio e orofacciale a cui spesso si accompagna disprassia verbale".

Secondo la Dewey, dunque, il deficit sul piano espressivo-verbale correla con difficoltà gestuali.

Anche nella nostra esperienza clinica viene evidenziata ridotta gestualità o produzione di un sistema gestuale personale; riteniamo, infatti, che i disturbi del linguaggio e, in particolare, la disprassia verbale, vadano inseriti all'interno di un quadro più complesso che riguarda i processi di organizzazione visuospaziale, di coordinazione motoria e l'ambito della gestualità (gesti transitivi e intransitivi a valenza simbolica; gesti convenzionali e non).

In Italia, Zoia (2004) identifica la disprassia con le difficoltà a eseguire gesti, ovvero azioni intenzionali con gli arti superiori.

A noi sembra interessante notare che rispetto ai gesti transitivi (che identifichiamo come abilità manuali) va messo in evidenza il problema di integrare più funzioni di base e pianificare singoli movimenti in sequenza per organizzare azioni deputate a un preciso scopo.

Ma anche nell'esecuzione di gesti intransitivi, simbolici o referenziali è implicito l'obiettivo di trasmettere un'intenzione e uno scopo; il deficit va visto ancora come difficoltà di integrare più funzioni di base a livello cinestesico, visivo, motorio e poi pianificare ed eseguire "gesti" con significati precisi e condivisibili.

In sintesi, in diversi lavori viene messa in evidenza la stretta correlazione tra disprassia e altri disturbi dello sviluppo (Box 1.1).

Segni caratterizzanti della disprassia

- Disturbo dell'integrazione sensoriale
- Disturbo dell'attenzione
- Disturbo del gesto
- Disturbo dell'orientamento spaziale
- Disturbo delle operazioni cognitive alla base dell'organizzazione motoria
- Disturbo della rappresentazione dell'azione, ovvero degli atti motori di cui è costituita

La diagnosi di disprassia include generalmente un disturbo della coordinazione generale e un più marcato deficit in diversi settori che possono variare da individuo a individuo. Considerata l'alta variabilità del disturbo nei diversi casi clinici vanno analizzati i meccanismi alterati che ve ne sono alla base. Vanno considerati spesso associati disturbi del linguaggio e dell'apprendimento.

Box 1.1. Segni caratterizzanti della disprassia: aspetti correlati

DCM e disprassia: possibili disturbi associati

Nei disturbi in età evolutiva va anche tenuto conto dell'incidenza della comorbidità tra DCM e disprassia, con i deficit di attenzione con o senza iperattività (*Attention Deficit Disorder*, ADD, e *Attention Deficit Hyperactivity Disorder,* ADHD), con i DSL e disturbi specifici di apprendimento (DSA), oltre che con i DGS e i disturbi pervasivi dello sviluppo (Fig. 1.8). Inoltre, spesso segni di disprassia sono presenti in molte patologie sindromiche (es. sindrome di Williams, di Down, sindrome dell'X fragile e diverse altre sindromi genetiche).

Vogliamo inoltre mettere in evidenza alcuni possibili disturbi associati che quindi troviamo frequentemente nei casi che avremo in valutazione e poi in terapia (Fig. 1.9).

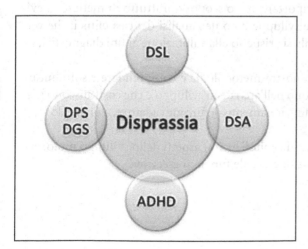

Fig. 1.8. Disprassia e possibili disturbi associati *DSL*, disturbi specifici del linguaggio; *DSA*, disturbi specifici di apprendimento; *ADHD*, disordine da deficit di attenzione e iperattività; *DPS*, disturbi pervasivi dello sviluppo; *DGS*, disturbi generalizzati dello sviluppo

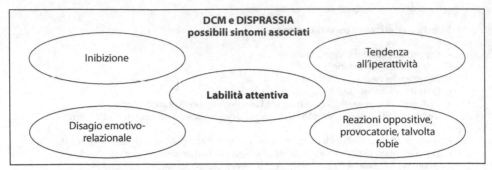

Fig. 1.9. DCM e disprassia: possibili sintomi associati

In sintesi, quali deficit ci aiutano a definire la diagnosi di disprassia?
* deficit dei meccanismi di controllo:
  - deficit di attenzione e memoria;
  - deficit di attenzione simultanea o processi simultanei;
  - deficit di pianificazione e delle strategie di organizzazione;
  - deficit di rappresentazione dell'azione;
* deficit dei processi sequenziali:
  - organizzazione temporospaziale;
  - processi di analisi-sintesi;
* difficoltà di pianificazione di gesti transitivi e intransitivi:
  - implicano una buona funzionalità a livello della coordinazione degli arti superiori, soprattutto delle mani e delle dita (isolati e in sequenza), spesso correlati, nei disturbi della produzione verbale, a difficoltà di esecuzione dei gesti articolatori.

Quanto finora esposto in merito al concetto di disprassia, rispetto alle definizioni e ai lavori che abbiamo scelto di riportare, ha lo scopo soprattutto di mettere in evidenza i concetti fondamentali che svilupperemo nell'analisi dei casi clinici, che verranno descritti nei prossimi capitoli, sia rispetto alla valutazione ai fini diagnostici, sia rispetto all'intervento terapeutico.

Molto importante rispetto alla nostra metodologia è comprendere e sottolineare particolari competenze che emergono nell'arco dello sviluppo e che costituiscono presupposti essenziali di un adeguato funzionamento di funzioni adattive, a un livello semplice e/o superiore.

Affronteremo quindi nei prossimi capitoli alcuni aspetti dello sviluppo motorio e prassico, lo sviluppo dell'oculomozione e delle funzioni esecutive.

Capitolo 2
Lo sviluppo motorio e prassico in età evolutiva

Introduzione

Riteniamo a questo punto utile focalizzare l'attenzione su alcuni aspetti che riguardano lo sviluppo *tipico*, sia per quanto riguarda le abilità motorie che lo sviluppo dell'espressione verbale, prima di rivolgerci al problema dello sviluppo *atipico*.

Rispetto al nostro approccio metodologico, che investe sia la valutazione che il progetto terapeutico, teniamo conto in particolare della Teoria dei Sistemi Dinamici, da cui ha origine la concezione detta dell'*Embodied cognition* (Thelen 1995; Iverson e Thelen, 1999; Borghi e Iachini, 2002; Sabbadini L., 2005), secondo la quale l'*Io* esiste se il corpo interagisce con il mondo esterno, il *mondo esterno* esiste soggettivamente se l'Io utilizza il corpo (cioè la "prassi") per scoprire le variazioni, le invarianze e le regole che lo governano, lo *spazio personale* esiste se l'Io può utilizzarlo per stabilire contatti con il mondo esterno.

Un qualsiasi ostacolo allo scambio di informazioni tra l'organismo e il suo ambiente impedisce una corretta evoluzione sul piano dello sviluppo sia in termini motorio-prassici che cognitivi. Il danno si configura come deficit di elaborazione delle informazioni, come difficoltà di classificazione degli stimoli e come deficit di categorizzazione degli input ricevuti (da cui, successivamente, possono derivare problemi comportamentali).

Sviluppo motorio e della coordinazione motoria

La coordinazione motoria si distingue in:
- coordinazione *grosso-motoria*: ampi movimenti del corpo quali, ad esempio, lancio e ripresa di una palla, equilibrio su un solo piede, saltello a piedi pari;
- coordinazione *fine-motoria*: ad esempio, opposizione delle dita delle mani, prassie manuali.

Lo sviluppo motorio, quindi, secondo la Teoria dei Sistemi Dinamici è esito della costruzione di schemi motori prima, e di rappresentazioni di movimenti e azioni poi,

L. Sabbadini, *Disturbi specifici del linguaggio, disprassie e funzioni esecutive*
DOI: 10.1007/978-88-470-5349-6_2, © Springer-Verlag Italia 2013

per giungere a routine automatizzate, ovvero apprese, che divengono sempre più complesse in funzione delle continue interazioni con gli stimoli esterni.

Thelen (1995) suggerisce di pensare allo sviluppo motorio non tanto come dovuto all'intervento di un singolo sistema (ad es. maturazione del sistema nervoso centrale, SNC, e periferico, SNP), quanto all'integrazione di tre diversi sistemi:
- SNC con i suoi fattori intrinseci;
- caratteristiche biomeccaniche del sistema muscoloscheletrico;
- fattori ambientali.

Lo sviluppo motorio è dunque un processo che nelle prime sequenze di movimento appare determinato biologicamente (maturazione neurologica e fisiologica), ma lo sviluppo delle azioni volontarie, già dai primi istanti dopo la nascita, dipende dalla combinazione di:
- maturazione a livello delle diverse aree corticali e del sistema delle connessioni sinaptiche;
- pratica, ovvero azione;
- possibilità di apprendimento: ovvero occasioni esperienziali offerte dall'ambiente (persone e cose che fanno parte del mondo del bambino sin dai primi giorni di vita).

Con lo sviluppo si ha la maturazione fisica e neurologica, ma aumenta anche il livello di organizzazione cognitiva della funzione motoria.

Va sottolineato, quindi, che lo sviluppo motorio e della coordinazione motoria è influenzato da fattori biologici e neurali, fattori ambientali, fattori cognitivi.

In particolare, nell'ambito della coordinazione motoria, prenderemo in esame lo sviluppo della prensione, della manipolazione e lo sviluppo della deambulazione come variabili che riteniamo fondamentali rispetto alla "conoscenza" e, quindi, allo sviluppo delle funzioni adattive cosiddette "superiori".[1]

Prensione e manipolazione

Ci sembra che sia importante sottolineare, rispetto allo sviluppo sia tipico che atipico, la funzione della prensione, che può essere considerata alla base della scoperta dell'oggetto e quindi, in seguito, dell'uso e della condivisione dell'oggetto e della differenziazione tra sé ed altro; funzione fondamentale per la comparsa del gioco simbolico, fondamentale prerequisito per lo sviluppo del linguaggio ai fini della comunicazione.

---

[1] Secondo la nostra idea, tutte le funzioni adattive vanno considerate come funzioni superiori, in quanto è implicito in esse il coinvolgimento dei meccanismi di controllo; possiamo riconoscere, comunque, che ci sono funzioni adattive superiori "complesse", quando è necessaria l'aggregazione di più funzioni di base, e funzioni superiori "semplici", quando invece le componenti da aggregare ad opera dei processi di controllo risultino inferiori numericamente (vedi, ad esempio, la differenza tra prensione e produzione verbale). Vedi anche in Sabbadini L. (2005) "La disprassia in età evolutiva".

Giorgio Sabbadini (1995) considera la prensione come una delle prime funzioni cognitive adattive "superiori", anche se possiamo definirla "semplice" in rapporto a funzioni superiori complesse, presente al terzo mese di vita, ma anche prima se si offrono al neonato occasioni favorevoli.

Questa funzione sottende l'aggregazione delle funzioni di base relative alla coordinazione tra la funzione manuale e la capacità di fissare, là dove è implicita l'attivazione costante dei processi di controllo; si esplicita in tre specifiche fasi:
1. avvicinare la mano all'oggetto (raggiungimento);
2. prendere l'oggetto (afferramento);
3. portare a sé l'oggetto.

Nella fase del pre-afferramento (sin dalle prime settimane di vita) è fondamentale la capacità di focalizzare lo sguardo sull'oggetto e vi è una forte correlazione tra movimenti delle braccia, movimenti delle mani e osservazione dell'oggetto, anche se ancora il bambino non è in grado di afferrare l'oggetto. I movimenti delle braccia orientano l'attenzione del bambino verso l'oggetto, ma è interessante sottolineare che i primi tentativi di afferramento nel neonato vengono compiuti prima con i piedi; il campo di movimento delle gambe è meno ampio del campo di movimento che riguarda le braccia e le mani, quindi l'oggetto è più facilmente raggiungibile, oltre al fatto che si riscontra più forza nei piedi piuttosto che nelle mani. Questa abilità precede di circa un mese (a volte anche di più) i primi tentativi di afferramento, che avvengono tra le 12 e le 16 settimane di vita (Thelen, 1985; Galloway e Thelen, 2004); prima dei 4 mesi il controllo della mano è ancora minimo e il bambino tende a usare la mano aperta (tipo battere l'oggetto). Intorno ai 5 mesi migliora la valutazione della direzione del movimento e della distanza tra la mano e l'oggetto da raggiungere; verso il 9° mese la mano comincia ad adattarsi in rapporto alla forma e alla misura degli oggetti. Dai 10 mesi in poi il controllo della mano e delle dita diventa sempre più raffinato.

Già dai primi mesi di vita comunque il bambino è così abile da programmare la direzione del movimento, anticipando la futura posizione di un oggetto che si muove davanti a lui, in modo da "prenderlo al volo" (Von Hofsten et al., 1998; Van Der Meer et al., 1994).

Con la pratica, e attraverso il controllo dell'azione, i movimenti diventano più diretti, sono necessarie meno "correzioni", l'azione è più fluida ed economica: la qualità dell'afferramento migliora sia in velocità sia rispetto alla forza e diminuisce il numero di movimenti non necessari e non specificatamente diretti allo scopo. Va comunque considerato che questi miglioramenti continuano ancora per qualche anno; il *reaching* adulto avviene molto più tardi, in età prescolare.

Importante, nei primi mesi, ricordare l'importanza delle facilitazioni posturali, ovvero l'inizio della prensione avviene prima in posizione supina poi da seduti.

Sviluppo della prensione

Lo sviluppo della corretta abilità di prensione implica, oltre alla capacità di prevedere le dimensioni dell'oggetto e, quindi, la conoscenza dello stesso ai fini della migliore utilizzazione, anche la possibilità di separare le dita una dall'altra.

Riflesso di *grasping* **esterocettivo**: le ultime quattro dita si richiudono automaticamente su un oggetto consistente e lo tengono imprigionato.

Riflesso cubito-palmare: l'oggetto viene afferrato dalla parte cubitale della mano (sotto il mignolo) senza utilizzare il pollice (intorno ai 4–5 mesi).

Riflesso digito-palmare: l'oggetto viene condotto verso il palmo e afferrato utilizzando pollice, indice e medio insieme (tra i 5 e 9 mesi).

Riflesso digito-digitale o "prensione a pinza": l'oggetto viene posto sotto l'indice e trattenuto per opposizione tra pollice e indice (intorno ai 9–10 mesi).

Deambulazione

Altro momento fondamentale ai fini della scoperta del mondo e, quindi, del rapporto tra sé ed altro da sé, è costituita dalla conquista della stazione eretta e dalla deambulazione. Cambia per il bambino la possibilità di percepire lo spazio, e il movimento del proprio corpo è "controllato" ora, in funzione dello spazio in cui si muove. La regolazione però dello "stato" e della propria postura, oltre che della capacità di coordinazione motoria, indispensabile per la funzione locomotoria, dipende dalla stretta correlazione e integrazione di più funzioni, sotto l'egida dei processi di controllo, almeno nei primi momenti dello sviluppo fino a che non si automatizza e diventa funzione superiore appresa.

Va ricordato, però, che qualsiasi funzione appresa necessita di nuovo della messa in atto di meccanismi di controllo se esplicata in situazioni o contesti completamente nuovi. Infatti, la funzione di "camminare", negli anni diventa un meccanismo automatico (modulare); ma è diversa la modalità della messa in atto di tale funzione se si deve prestare particolare attenzione a dove si mettono i piedi, ad esempio se si cammina su un pericoloso sentiero di montagna.

Sviluppo della competenza espressivo-verbale

Per quanto riguarda lo sviluppo delle abilità espressivo-linguistiche, vogliamo ribadire che tale funzione va intesa come una tra le più complesse funzioni adattive, nella quale è necessaria l'attivazione simultanea di molte diverse competenze.

Proponiamo dunque lo schema seguente, che evidenzia efficacemente i vari aspetti dello sviluppo e le loro strette correlazioni tra l'ambiente di vita del bambino, gli aspetti emotivi, motori, cognitivi e metacognitivi, ai fini del conseguimento di tale competenza, definita come "funzione superiore specifica" dell'uomo.

Rispetto allo sviluppo "normale" della *capacità di nominare*, dobbiamo considerare gli aspetti esecutivi articolatori come una delle componenti essenziali del sistema

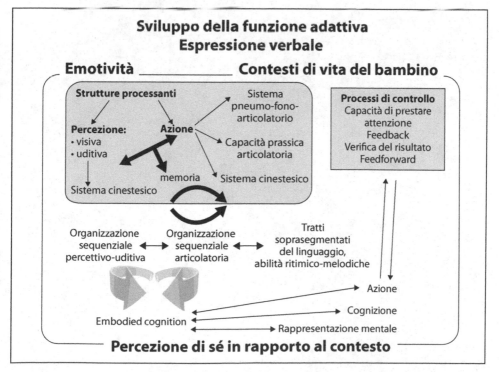

Fig. 2.1. Correlazione tra sviluppo motorio, sviluppo delle FE e sviluppo delle abilità di espressione verbale (L. e G. Sabbadini)

di comunicazione linguistica: infatti, prevede capacità di coordinazione motoria fine, estremamente raffinata, consistente in precisi movimenti o atti motori, organizzati in sequenze organizzate secondo un preciso ordine non modificabile (coarticolazione).

Tuttavia, rispetto alla capacità di nominare, si deve tener conto anche dei seguenti fattori:

- aspetti emotivo-relazionali;
- contesto;
- processi di controllo;
- antecedenti cognitivi: gestualità, imitazione, capacità simboliche;
- circuito occhi-mano-bocca;
- organizzazione motoria secondo i principi dell'*Embobied cognition* (Sabbadini L., 2005; Fig. 2.1).

Capitolo 3
I disturbi delle funzioni oculomotorie in età evolutiva

Elisa Fazzi, Jessica Galli, Serena Micheletti

Premessa
Letizia Sabbadini

La metodologia che vogliamo proporre, sia per quanto riguarda la valutazione che, quindi, la formulazione di un'ipotesi diagnostica, fondamentale momento per impostare un mirato progetto di intervento, non può prescindere dal riconoscere l'importanza di un adeguato sviluppo delle funzioni oculomotorie. Iniziare a osservare come un bambino utilizza lo sguardo, se sa fissare l'interlocutore, se è presente la condivisione di sguardo e la condivisione dell'oggetto (triangolazione), cosa che implica la capacità di attenzione visiva, è un momento fondamentale per iniziare a comprendere il comportamento del bambino stesso. Nei casi di DSL e, in particolare, in quei casi in cui vi è una seria componente disprattica, spesso si rischia di giungere a delle ipotesi diagnostiche errate (ad esempio, definizioni di DGS e inclusione del caso nello spettro autistico) proprio per evidenti difficoltà del bambino di sostenere lo sguardo sull'interlocutore e/o sugli oggetti che fanno parte del suo mondo. Riteniamo quindi che sviluppare questi concetti sia di prioritaria importanza ai fini di comprendere i disturbi in generale dello sviluppo e, in particolare, i DSL nelle diverse accezioni che verranno quindi definite.

Cenni di fisiologia dei movimenti oculari

Le competenze oculomotorie sono rappresentate principalmente dalla fissazione (capacità di posizionare la macula sul target), dall'inseguimento lento, o *smooth pursuit* (capacità di mantenere la fissazione su un oggetto in movimento lento), dai movimenti saccadici (spostamento della fissazione da un target a un altro posto a una distanza angolare di almeno 15 gradi) e dai movimenti oculari di vergenza (spostamento della fissazione su un oggetto che si avvicina o si allontana) (Sabbadini G. et al., 2000). L'analisi della componente oculomotoria prevede, inoltre, la valutazione dell'allineamento degli assi visivi che, se alterato, determina la comparsa di uno stra-

L. Sabbadini, *Disturbi specifici del linguaggio, disprassie e funzioni esecutive*
DOI: 10.1007/978-88-470-5349-6_3, © Springer-Verlag Italia 2013

bismo, e la ricerca di movimenti oculari anomali (nistagmo, deviazioni toniche degli occhi, ecc.).

I saccadici sono movimenti coniugati dello sguardo, ad alta velocità, con breve latenza e notevole accelerazione, difficilmente modificabili nel corso del loro svolgimento (Hutton, 2008; Kristjánsson, 2007). La latenza è l'intervallo che intercorre tra la presentazione del bersaglio e l'inizio del movimento oculare e dipende dalle caratteristiche del target (luminosità, grandezza, contrasto e natura del bersaglio) e dal compito richiesto al soggetto, ma è influenzata anche da altri fattori, come la motivazione, l'attenzione e l'età. I movimenti saccadici vengono distinti in *saccadici di attrazione*, quando evocati da uno stimolo che compare improvvisamente alla periferia del campo visivo, e in *saccadici intenzionali*, quando eseguiti allo scopo di ricercare un oggetto già presente nel campo visivo, atti all'esplorazione volontaria dell'ambiente circostante. In entrambi i casi, per compiere un movimento saccadico, il soggetto deve inibire la fissazione sull'oggetto precedente e saper valutare l'errore retinico (la distanza angolare tra la macula e il nuovo target) per portare la fissazione sull'oggetto che si trova alla periferia del campo visivo. Durante l'esecuzione del movimento saccadico le capacità visive sono ridotte, per evitare che il rapido slittamento delle immagini sulla retina crei una sensazione di offuscamento visivo.

Alla base dei movimenti oculari esiste un network di connessioni cerebrali molto complesso che richiede la partecipazione di aree corticali (lobo frontale, parietale e corteccia cingolata), dei nuclei della base, del cervelletto e del tronco dell'encefalo (Moncayo e Bogousslavsky, 2012). All'interno del lobo frontale tre zone rivestono un ruolo particolare (Amiez e Petrides, 2009): 1) il campo visivo frontale (*Frontal Eye Field*, FEF), localizzato tra il solco precentrale e il solco frontale superiore (Rosano et al., 2002) e implicato nell'avvio del saccadico intenzionale e nel controllo dell'inseguimento lento; 2) il campo visivo supplementare, localizzato sulla superficie mediale del giro superiore frontale (Grosbras et al., 1999) e coinvolto nell'esecuzione di saccadici associati a movimenti del corpo e di saccadici in sequenza; e 3) la corteccia prefrontale dorsolaterale, coinvolta nell'inibizione del movimento saccadico, nella memoria spaziale a breve termine e nei processi decisionali che guidano i movimenti oculari (Pierrot-Deseilligny et al., 2002; 2003; Leung et al., 2002; Sakai et al., 2002). Per quanto riguarda il ruolo del lobo parietale, le informazioni a disposizione nella letteratura scientifica sono limitate; l'anatomia di questa zona, infatti, è molto complessa e variabile da un soggetto all'altro. Si è osservato che la parte posteriore del lobo parietale è coinvolta sia nella genesi del saccadico di attrazione, sia nei processi attentivi, funzioni tra loro interdipendenti (Pierrot-Deseilligny C et al., 1991; Van Donkelaar e Müri, 2002). La corteccia cingolata può essere distinta in una zona anteriore coinvolta nel controllo del saccadico intenzionale attraverso connessioni con le aree oculomotorie frontali (Gaymard et al., 1998), e una posteriore implicata nel controllo del saccadico d'attrazione attraverso connessioni con la corteccia parietale posteriore (Mort et al., 2003). I meccanismi alla base dell'oculomozione prevedono l'integrazione di numerose aree corticali: mentre per l'inseguimento lento il circuito cerebrale non è ancora definito, numerose sono le conoscenze sui network che attivano i saccadici. L'informazione visiva originata a livello occipitale diventa rilevante nella corteccia parietale grazie all'attivazione di diverse aree attentive localizzate principalmente nel lobo parietale, il cui ruolo specifico non è ancora del tutto noto. Queste aree interagiscono probabilmente con la corteccia cingolata posteriore, avviando saccadici di attrazione. Per l'avvio di un saccadico intenzionale, l'informazione visiva che ha raggiunto la corteccia parietale, modulata dalla corteccia cingolata anteriore, viene trasmessa alle aree frontali e, in particolare, al campo visivo frontale e alla corteccia prefrontale dorsolaterale che è coinvolta nei processi decisionali che governano il comportamento oculomotorio.

In letteratura è stato ampiamente documentato che anche i nuclei della base sono coinvolti nel controllo dei movimenti oculari e, in particolare, nell'avvio dei movimenti saccadici (Shires et al., 2010; Hikosaka et al., 2006) attraverso un complesso network neuronale: la corteccia cerebrale del lobo frontale e parietale attiva i neuroni GABAergici del nucleo caudato che bloccano l'attività inibitoria della *substantia nigra* (*pars reticolata*) sul collicolo superiore, con conseguente avvio del saccadico (Schall e Thompson, 1999; Hikosaka et al., 1993; 2000).

Le aree cerebellari sono coinvolte nei movimenti oculari e, in particolare, il *vestibolocerebellum* (flocculo, paraflocculo, uvula, tonsille, piramidi cerebellari e nodulo) principalmente implicato nel mantenimento della fissazione, nell'inseguimento lento e nel riflesso vestibolo-oculare, e l'*oculomotor-cerebellum* (lobuli VI e VII del verme, regione oculomotoria del fastigio), che interviene soprattutto nel controllo dei saccadici, nell'avvio dell'inseguimento lento e della vergenza (Manto et al., 2012). Studi sperimentali sulle scimmie e neurofunzionali sull'uomo hanno dimostrato l'esistenza di vie cortico-cerebellari che connettono non solo la corteccia motoria ma anche quella prefrontale e parietale posteriore con il cervelletto, a supporto dell'ipotesi che quest'ultimo possa esercitare un ruolo importante nel monitoraggio e nella regolazione delle attività corticali e, pertanto, anche nel controllo dei movimenti oculari (Ramnani, 2012). Infine, i segnali di questo complesso network neuronale convergono in maniera indipendente o tramite il collicolo superiore sui nuclei dei motoneuroni oculari localizzati nel tronco dell'encefalo per l'attuazione del movimento degli occhi (Hikosaka et al., 1993; 2000).

Lo studio delle saccadi nel primo anno di vita può rappresentare un esempio di come vi sia una progressiva evoluzione verso una "funzionalità corticale", passando da meccanismi puramente riflessi a dinamiche intenzionali. Nei primi mesi l'attenzione visiva passa infatti dalla pura attrazione delle caratteristiche salienti dell'oggetto che "attraggono" lo sguardo del bambino (saccade "riflessa"), alla ricerca intenzionale degli elementi di interesse (saccade "intenzionale"). La prima soggiace a meccanismi sottocorticali costituiti dal circuito tratti ottici/collicolo superiore/nuclei oculomotori. L'altro meccanismo è invece sotto il controllo corticale attraverso la via genicolo-striata, aree corticali striate ed extrastriate e aree di associazione corteccia frontale/nuclei oculomotori (Bianchi e Fazzi, 1999). Queste vie, pur essendo indipendenti fra loro, sono tuttavia collegate da una via inibitoria costituita da corteccia cerebrale/nuclei della base/*substantia nigra*/collicolo superiore, che bloccano la via della saccade riflessa, liberano le potenzialità del sistema corticale, bilanciando e integrando così i due sistemi di orientamento visivo.

Il sistema oculomotorio e le funzioni cognitive

Ciò che rende estremamente complessa la comprensione dei meccanismi che controllano il sistema oculomotore è la sua interazione con le funzioni percettive e le funzioni cognitive di organizzazione dell'ambiente che ci permettono, ad esempio, di individuare l'oggetto, localizzarlo nello spazio, identificarne il movimento, percepirne la profondità. Il ricorso al sistema oculomotorio è ideale per studiare le basi neurologiche di comportamenti volontari e involontari e per caratterizzare i miglioramenti di sviluppo nel comportamento, correlati ai processi di maturazione corticale (Luna et al., 2008). Prove di natura oculomotoria sono state estensivamente utilizzate nello studio delle basi neuronali di processi visuo-cognitivi quali memoria, pianificazione e lettura nella popolazione sana.

Gli studi sull'oculomozione sono, inoltre, particolarmente adatti alla popolazione pediatrica. I compiti oculomotori sembrano essere liberi da variabili legate, per esempio, alle competenze verbali o ai processi di apprendimento che possono inficiare le prestazioni ai test neuropsicologici. Infatti, la relazione stimolo-risposta di un saccadico verso uno stimolo visivo è diretta, a differenza di quanto avviene per le risposte mediate da test carta/matita o manuali, dove è necessario un adattamento alle differenti modalità di elaborazione della richiesta e organizzazione della risposta.

Inoltre, l'analisi dei movimenti oculari fornisce dati quantificabili con precisione. In ambito sperimentale è però sempre stato complesso conciliare il controllo artificiale delle variabili proposte con la creazione di ambienti il più possibile sovrapponibili con le condizioni naturali in cui queste variabili si esplicano.

Su questo presupposto si fondano buona parte degli studi sulla registrazione dei sistemi oculari attraverso il tracciamento oculare (*eye tracking*), metodica inizialmente nata per scopi di ricerca e attualmente sempre più utilizzata in ambito clinico.

Questo metodo di studio permette di raccogliere informazioni sia sulle modalità di esplorazione e di analisi delle informazioni contenute nella scena visiva, sia sul grado di attenzione rivolto alla stessa. I primi studi sul comportamento di esplorazione visiva erano costituiti dalla videoregistrazione dei movimenti oculari di soggetti che osservavano una scena visiva e dall'analisi dei filmati per ottenere grezze indicazioni sulle strategie di sguardo. Le moderne tecniche di *eye tracking* permettono, invece, di determinare in modo molto accurato la direzione dello sguardo, solitamente per mezzo dell'analisi della "riflessione infrarossi": i diodi luminescenti integrati in un monitor inviano al centro delle pupille un fascio luminoso. I movimenti oculari sono dedotti dalle variazioni del riflesso corneale in quanto la direzione di questo segnale cambia in relazione alla posizione della pupilla e una videocamera posta alla base del monitor analizza gli infrarossi e ne registra i riflessi. Le risoluzioni temporale e spaziale disponibili e, di conseguenza, il grado di precisione nella rilevazione dei movimenti, variano in accordo con il tipo e il modello di *eye tracker* utilizzato. Altre metodiche di analisi e rilevazione dei movimenti oculari vedono il ricorso all'elettro-oculografia e alla video-oculografia. Le metodiche di *eye tracking* consentono quindi di rilevare il percorso dello sguardo (*gaze*) sullo schermo: per quanto tempo l'utente focalizza un oggetto, su quale *frame* passa la maggior parte del tempo, quale parte dell'oggetto lo confonde e dove il soggetto prevede di trovare certe informazioni.

Attraverso il ricorso a paradigmi sperimentali (come per esempio l'antisaccade e la memoria spaziale guidata dal saccadico) che utilizzano il movimento saccadico, l'*eye tracking* permette lo studio di alcuni processi cognitivi di ordine superiore. Ne sono un esempio le prove con anti-saccadi in cui ai soggetti è richiesto, a seguito della comparsa di un bersaglio periferico, di eseguire una saccade di uguale ampiezza, ma in direzione opposta a quella in cui lo stimolo visivo è presentato (Hallett, 1978). Questo processo comporta un'inibizione della saccade riflessa, che viene automaticamente programmata in direzione del bersaglio (Sweeney et al., 2007) e comporta un aumento della latenza dell'antisaccade, più lenta di quella delle saccadi riflesse di circa 50 ms (Evdokimidis et al., 1996), tempo necessario a inibire e riprogrammare il movimento oculare. La prova con antisaccadi viene sempre più frequentemente utilizzata per l'analisi delle abilità di controllo esecutivo sul nostro comportamento, abilità adattiva necessaria per agire in modo congruente alle richieste dell'ambiente e componente fondamentale delle funzioni esecutive. L'elemento cruciale in questo tipo di compito è l'inibizione *top-down* (volontaria e cosciente) di una saccade riflessa, quindi automatica. L'utilità di questo paradigma di studio risiede nella possibilità di poter separare e quindi analizzare le componenti di codifica dello stimolo e di preparazione della risposta. La corretta esecuzione di questo compito richiede la gestione di due processi diversi: il soggetto deve prima di tutto inibire una saccade di attrazione verso l'oggetto proposto e, in un secondo tempo, trasformare la localizzazione dello stimolo nelle coordinate visuo-spaziali necessarie per compiere un movimento volontario nell'altra direzione. A differenza, quindi, dell'analisi di una saccade di attrazione in cui i parametri ottenibili forniscono indicazioni sul puro processo senso-motorio, i parametri che si ricavano dall'analisi dell'antisaccade permettono lo studio di funzioni cognitive superiori come l'inibizione della risposta (Munoz e Everling, 2004).

La memoria spaziale guidata dal saccadico è invece valutata chiedendo al soggetto di memorizzare un target proposto nel campo visivo periferico mentre fissa un punto centrale e di effettuare un saccadico nella direzione del target alcuni secondi dopo la sua scomparsa. L'ampiezza del saccadico è considerata un indicatore della memoria spaziale a breve termine.

Disturbi dell'oculomozione nei bambini e disprassie di sguardo

Il termine "aprassia", storicamente, si riferisce a un disturbo dell'azione (prassia), definibile "più in termini negativi che in termini positivi", per cui "è più facile dire ciò che non è, piuttosto che spiegare ciò che è" (Déjerine, 1894). Diversi autori (Wilson, 1908; De Renzi e Faglioni, 1990) si sono basati sul criterio di esclusione: l'aprassia viene considerata come un disturbo del movimento volontario non attribuibile a paralisi, a disturbi sensitivi o cerebellari o a un deficit intellettivo. La letteratura più recente conferma questa interpretazione: l'aprassia è un disordine delle funzioni motorie che determina una compromissione nella capacità di portare a termine specifici movimenti appresi, non attribuibile a danni senso-motori (Gross e Grossman, 2008; Heilman et al., 2003).

Tale impostazione nosografica riguarda lo studio delle aprassie dell'adulto.

In età evolutiva, la situazione è più complessa: la prospettiva dello sviluppo fa sì che accanto al termine aprassia (assenza della funzione da perdita o da mancanza), si preferisca quello di disprassia (malfunzionamento, anomalia della funzione da disfunzione). Come spesso accade per i termini applicati a un contesto in via di sviluppo, il prefisso "a-" (mancanza di) è sostituito da "dis-" (anomalo) (Steinman et al., 2010).

Jerome Bruner (1976) e Giorgio Sabbadini (1995) puntualizzano la definizione di disprassia in un'ottica "evolutiva": un bambino disprattico ha acquisito determinate funzioni ma le realizza in modo stereotipato, con strategie inefficienti e con scarse alternative. In passato, il termine disprassia è stato assimilato alla goffaggine mentre quello di prassia alla destrezza e scioltezza. Secondo lavori più recenti, la parola goffaggine è troppo vaga per essere accettata come sinonimo di disprassia che può essere intesa invece come un "segno neurologico soft" relativo a quelle situazioni in cui l'anomala esecuzione di "atti motori" non può essere spiegata dalla sola compromissione della via motoria o visuo-motoria (Steinman et al., 2010).

Alla base della prassia esiste un network complesso che coinvolge specifiche strutture cerebrali: corteccia frontale e parietale, gangli della base, cervelletto e fasci associativi (Gross e Grossman, 2008; Moncayo e Bogousslavsky, 2012). Tale network può essere alterato in diverse sedi e in diversi punti, e per differenti cause: ciò rende ragione della variabilità del quadro clinico. Esistono, infatti, diversi tipi di aprassia, fra cui le forme più comuni sono quella ideomotoria, ideativa e concettuale, orofacciale e cinetica degli arti (Gross e Grossman, 2008).

Una forma particolare è l'aprassia/disprassia oculomotoria, che riguarda la capacità di coordinare e usare i movimenti oculari con cui si realizza lo sguardo. Essa è definita come l'incapacità a spostare volontariamente gli occhi verso oggetti d'interesse (Chun e Gatti, 2004) con conservazione dei movimenti spontanei di sguardo, a riposo, al di fuori delle richieste e delle intenzioni di guardare (*random eye movements*).

La prima forma descritta è l'aprassia oculomotoria congenita di Cogan, caratterizzata da paralisi di sguardo intenzionale che investe i movimenti orizzontali con risparmio di quelli verticali, conservazione dei *random eye movements*, sguardo iperfisso con incapacità a inibire la fissazione, spasmi di fissazione, scatti compensatori orizzontali del capo e ammiccamenti in assenza di altri segni neurologici (Cogan, 1952).

Lo scatto veloce del capo è interpretato come un compenso di natura vestibolare e serve per mobilizzare ed eccitare i canali semicircolari orizzontali e provocare un movimento lento vestibolare degli occhi verso il lato opposto, a sostituire il movimento di sguardo (Cogan, 1952; Fielder et al., 1986; Rosemberg e Wilson, 1987). Gli ammiccamenti sono presenti nei casi in cui vi è iperfissazione (incapacità a staccare lo sguardo dall'oggetto). La chiusura degli occhi permette di "inibire passivamente" la fissazione e spostare lo sguardo in un'altra direzione. Gli spasmi di fissazione sono deviazioni "spastiche" verso l'alto e da un lato degli occhi, che rimangono in quella posizione per qualche secondo e compaiono soprattutto al momento in cui il bambino decide di spostare lo sguardo verso un nuovo target.

Nella sindrome di Cogan spesso si apprezza un aumento della latenza dei movimenti saccadici, pur mantenendosi inalterata la velocità: i saccadici seguitano pertanto ad essere movimenti veloci e con accelerazione, ma vi è un ritardo tra la decisione di spostare lo sguardo e l'avvio del saccadico, cioè un deficit dello *starter*. Un'altra frequente caratteristica, osservabile soprattutto nei casi in cui vi è iperfissazione, è la diminuzione dell'ampiezza dei saccadici. In tal caso, per mobilizzare lo sguardo e per spostare la fissazione da un oggetto a un altro, il bambino compie più saccadici di ridotta ampiezza prima di centrare esattamente il nuovo target (Sabbadini G., 1995).

Il meccanismo fisiopatologico della sindrome di Cogan non è chiaro. Sono state descritte possibili associazioni con ipoplasia del verme cerebellare o del corpo calloso o con una disgenesia del tronco dell'encefalo (Kondo et al., 2007), ma la maggior parte dei soggetti presenta quadri neuroradiologici nella norma e un adeguato sviluppo cognitivo (Hsu et al., 2002). In letteratura sono stati descritti casi sporadici o a trasmissione familiare, ma una specifica modalità di trasmissione non è stata ancora definita (Orssaud et al., 2009).

Da un punto di vista classificatorio, Sabbadini propose di distinguere, accanto alla forma Cogan, l'aprassia oculomotoria congenita "tipo Cogan", più comune. Le forme "tipo Cogan" prevedono paralisi di sguardo volontaria, orizzontale e verticale con conservazione dei *random eye movements*, iperfissazione, infrequenti spasmi di fissazione (20% dei casi), scatti compensatori del capo orizzontali o rotatori e ammiccamenti (27%), costante presenza altri sintomi disprattici in altri distretti del corpo, con segni neurologici maggiori (diplegia) e minori (50%) (Sabbadini G. e Bonini, 1986; Sabbadini G., 1995).

Tali forme sono più frequentemente sottese a disfunzionalità del sistema nervoso centrale da sofferenza pre-, peri- o post-natale, come ipossia, emorragia periventricolare e idrocefalo (Anteby et al., 1997; Orssaud et al., 2009) o da malformazioni a carico della fossa cranica posteriore (Tusa e Hove, 1999; Sturm et al., 2010) e sono presenti, anche se ancora sottodiagnosticate, in molte disabilità dell'età evolutiva.

Le disprassie oculomotorie (che possiamo trovare anche in assenza di segni neurologici maggiori o minori) disturbano le strategie di scanning visivo che consentono di esplorare con lo sguardo l'ambiente che ci circonda e di trarre le informazioni e i dettagli che ci permettono di costruire nel nostro cervello le immagini dell'oggetto. Le disprassie possono avere ripercussioni su molti processi percettivi e di apprendimento; pertanto, un loro attento riconoscimento e la messa in atto di strategie abilitative/riabilitative è di fondamentale importanza per limitare le possibili ricadute sulle funzioni adattive.

Nella Figura 3.1 vengono messe a confronto le due forme di disprassia oculomotoria.

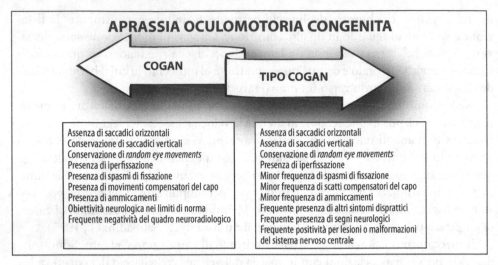

Fig. 3.1. Aprassia oculomotoria congenita

Disturbi dell'oculomozione nelle difficoltà di apprendimento scolastico

L'uso dei movimenti di sguardo ai fini dell'esplorazione dello spazio e degli oggetti cir-costanti non permette unicamente un funzionale adattamento all'ambiente circostante ma, in età scolare, veicola i processi di apprendimento scolastico, facilitando l'acqui-sizione di una letto-scrittura scorrevole e automatizzata (Sabbadini L., 2005).

Nel corso della lettura, gli occhi si spostano da sinistra a destra con rapidi movi-menti saccadici, intervallati da pause di fissazione, che possono avere durata variabi-le a seconda del grado di esperienza del lettore (Tacconella, 1997). I saccadici coinvolti nel processo di lettura possono essere di tre tipi: progressivi (vanno da destra a sini-stra, molto rapidi), regressivi (vanno nella direzione opposta, sono più rari e aumen-tano proporzionalmente alla difficoltà del testo), e di ritorno (necessari per passare alla riga successiva). Durante gli anni '80 e '90 ha destato molto interesse lo studio del-l'oculomozione nei disturbi di lettura, in particolar modo l'analisi delle prestazioni in compiti di inseguimento visivo lento e in compiti di movimenti saccadici visivamen-te guidati. L'analisi del sistema oculomotorio dei dislessici in prove di lettura ha mostra-to un particolare pattern di funzionamento, caratterizzato da brevità delle saccadi, mag-gior durata e maggior frequenza di fissazioni (Prado et al., 2007). Questo risultato sem-bra essere translinguistico, perché indipendente dal grado di trasparenza della lingua (Hutzler e Wimmer, 2004) e dalla tipologia del testo da leggere: lettura di frasi (De Luca et al., 1999), di parole e di non parole (Hutzler et al., 2006). Il frequente ricorso a com-piti di riconoscimento di stringhe di lettere ha lasciato inizialmente aperto il dibatti-to sul ruolo causale delle difficoltà oculomotorie nei difetti di automatizzazione della lettura: è da esse che deriva il disturbo di lettura o sono le difficoltà di decodifica che causano un rallentamento delle funzioni oculomotorie? Negli studi in cui è stato escluso il ricorso a materiale alfabetico è stata descritta la presenza di saccadi inaccurate (Trauzettel-Klosinski et al., 2002), intrusioni saccadiche durante compiti di inseguimento visivo (Eden et al., 1994), instabilità binoculare e alterata latenza saccadica (Bednarek et al., 2006).

Non sempre gli esiti di queste ricerche sono stati unanimi e ciò sembra essere plausibilmente legato ai diversi paradigmi utilizzati o alle diverse modalità nella scelta dei criteri di selezione del campione.

È possibile che particolari profili di compromissione oculomotoria possano caratterizzare solo una sottopopolazione di bambini con difetti di lettura ed essere meno rappresentativi di altre condizioni cliniche. L'utilizzo di semplici compiti di carattere non verbale pone un elevato numero di perplessità, relative, per esempio, al grado di concordanza tra la tipologia di movimenti oculari richiesti in contesto sperimentale e il pattern oculomotorio che caratterizza compiti di lettura. Inoltre, l'assenza di franchi deficit nelle prove sperimentali con saccadi e prove di inseguimento visivo non esclude la presenza di disturbi oculomotori sottesi, in quanto è presumibile che lievi difficoltà non siano state sufficientemente elicitate dal tipo di compito.

È stato frequente il ricorso a prove di *sequential tracking* (Biscaldi et al., 1998), in cui è richiesto al soggetto lo spostamento sequenziale da un target visivo a un altro. I risultati ottenuti non sono però sempre stati replicabili (De Luca et al., 1999). Anche in questo caso, rimane difficile poter comparare compiti di agganciamento visivo ai processi di lettura. Non tutti i paradigmi sperimentali prevedono infatti il riconoscimento di simboli, che invece avviene in compiti di lettura. La prova di agganciamento visivo proposto da Hutzler e colleghi (2006) può essere considerata molto simile ai processi oculomotori richiesti nella lettura, perché prevede il confronto tra le capacità di riconoscimento visivo di non parole e di stringhe di lettere poste in serie. I risultati emersi escludono la presenza di una compromissione dei movimenti d'agganciamento visivo, confermando ulteriormente l'ipotesi secondo cui le difficoltà oculomotorie siano maggiormente legate al riconoscimento delle lettere e meno connesse all'oculomozione. In questo profilo di sviluppo si colloca il legame tra pianificazione dei movimenti oculari e difficoltà di attenzione spaziale. Lo studio di Prado e colleghi (2007) indica che i pattern oculomotori atipici dei dislessici non sembrano essere il risultato di un disturbo oculomotorio primario, ma piuttosto che il fragile controllo attentivo visivo abbia portato a un numero maggiore di fissazioni durante la lettura di un testo. L'autore ipotizza, quindi, che un ridotto *span* di analisi visuo-spaziale determini le modalità analitiche di lettura del testo.

Difficoltà di coordinazione dei movimenti oculari sono state individuate anche in soggetti con disturbi di scrittura (Sabbadini G. et al., 1993): in una casistica di 105 soggetti con disprassia congenita è stata individuata un'associazione tra disturbi dell'oculomozione e disprassia di scrittura, definita dagli autori come disgrafia aprassica, che si manifesta con incapacità di scrittura o ricorso a un tipo di scrittura caratterizzato da lettere stereotipate, molto simili tra loro, che ripetono la stessa strategia esecutiva

(Sabbadini G., 1995). Nel bambino disgrafico, quindi, è spesso presente la disprassia di sguardo, intesa come "deficit di esplorazione attraverso movimenti saccadici di sguardo", messi in atto con lo scopo di esplorare l'ambiente e necessari per una funzionale integrazione visuo-motoria (Sabbadini L., 2005).

Disturbi a livello del sistema oculomotorio assumono quindi un importante ruolo predittivo, soprattutto nella diagnosi di disgrafia (Sabbadini L., 2005) e il poter identificare precocemente queste difficoltà permette di organizzare strategie di intervento atte a limitare la comparsa di eventuali problematiche sin dai primi anni del percorso scolastico.

Disturbi dell'oculomozione in soggetti nati prematuri in assenza di segni neurologici maggiori

La mortalità per bambini nati pretermine con basso peso alla nascita è diminuita in modo rilevante nell'ultima decade (Thompson e Warfield, 2007), principalmente grazie ai miglioramenti nelle procedure di trattamento intensivo ostetriche e neonatali (Horbar et al., 2002). I bambini nati pretermine, anche in assenza di segni neurologici maggiori, presentano una maggiore incidenza di sequele neuromotorie, quali i disturbi di coordinazione motoria e sequele neuropsicologiche, quali difficoltà di attenzione e di regolazione, fragilità cognitive, problemi nell'automatizzazione di apprendimenti scolastici, ritardo di linguaggio e ridotte competenze sociali (Aarnoudse-Moens et al., 2009; Bhutta et al., 2002). Circa il 30–60% dei prematuri deve far fronte a questo tipo di sequele (Taylor et al., 2006). Sebbene dalla letteratura scientifica non emergano particolari compromissioni a carico della motilità oculare (intesa come presenza di strabismo o di deficit della muscolatura oculare estrinseca), sono state riportate difficoltà nel mantenimento della fissazione, nell'inseguimento lento e nel controllo inibitorio della risposta in compiti con antisaccadi (Christ et al., 2003). Il ricorso allo studio delle funzioni visive di base (fissazione, inseguimento, saccadici) ha fornito dati oggettivi che confermano una maggiore suscettibilità a disturbi delle funzioni esecutive, funzioni che includono una varietà di processi cognitivi, quali inibizione, pianificazione e memoria di lavoro, finalizzati alla gestione di comportamenti complessi. Per esempio, Newsham e colleghi (2007) hanno confrontato le prestazioni in prove d'inseguimento lento e antisaccadi in un campione di bambini nati a termine e in un campione di bambini pretermine senza complicanze neurologiche maggiori e con adeguato livello intellettivo.

Dai risultati è emersa una maggior latenza nelle prove di inseguimento lento, un maggior numero di errori direzionali nelle prove con antisaccadi e minor latenza nell'esecuzione delle antisaccadi errate. Queste difficoltà sono state considerate come segno di disfunzionalità a livello corticale superiore, in particolar modo della corteccia dorso-laterale, area coinvolta nel controllo delle funzioni esecutive.

Loe e colleghi (2012), utilizzando prove oculomotorie in un gruppo di prematuri senza sequele neurologiche maggiori, hanno individuando una maggior suscettibilità verso stimoli distraenti che compaiono alla periferia del campo visivo, una maggior lentezza nella programmazione di una risposta inibitoria in compiti con antisaccadi e saccadi guidate dalla memoria, a fronte di adeguate prestazioni in prove con saccadi volontarie. Gli autori hanno considerato queste performance come indicative di ridotta velocità di processamento, di inadeguata attenzione sostenuta e di ridotto controllo inibitorio, contribuendo ulteriormente alla comprensione delle funzioni esecutive.

Entrambi gli autori ipotizzano, pertanto, che in questa particolare popolazione di bambini la compromissione delle funzioni oculomotorie sia da attribuire a un interessamento delle funzioni cognitive superiori piuttosto, e non solo a un coinvolgimento delle abilità senso-motorie di base.

Disturbi dell'oculomozione in soggetti con segni neurologici maggiori

Il sistema oculomotorio può essere compromesso in numerose condizioni; alterazioni possono essere osservate in soggetti con lesioni cerebrali più o meno evidenti dal punto di vista clinico e neuroradiologico a carico del complesso network neuronale che sottende la funzione oculomotoria.

Negli ultimi anni si è posta un'attenzione sempre maggiore alla ricerca e allo studio dei disturbi visivi del bambino nato prematuro e con severo danno cerebrale (Mwaniki et al., 2012). Tanto è vero che nelle più recenti definizioni di paralisi cerebrale infantile viene sottolineato come le problematiche non siano solo a carico del movimento ma anche della sensibilità, della percezione, dell'intelligenza, della comunicazione e del comportamento (Bax et al., 2005). Lo spettro delle problematiche visive nei soggetti con paralisi cerebrale infantile è estremamente ampio e include sia disturbi di origine periferica, come per esempio vizi refrattivi e retinopatie, sia di origine centrale (*cerebral visual impairment*, CVI) (Good et al., 2001; Dutton e Jacobson, 2001; Schenk-Rootlieb et al., 1994). Per CVI si intende un'alterazione neurologica che provoca un deficit visivo causato da un danno, o da un malfunzionamento, delle vie visive retrogenicolate (radiazione ottica, lobo occipitale e aree visive associative) in assenza di anomalie del sistema visivo anteriore (retina, nervo ottico, mezzi diottrici) (Fazzi et al., 2007). Il CVI è caratterizzato da un ampio e variegato spettro di disordini visivi che includono anomalie oftalmologiche (problemi di tipo periferico come anomalie nella refrazione o del fondo oculare), oculomotorie (anomalie a carico della motilità oculare), percettive (conseguenti a un danneggiamento delle vie visive retrogenicolate) e visuo-cognitive (conseguenti a un danneggiamento delle aree visuo-associative) (Fazzi et al., 2007; Good et al., 2001). Nello specifico, le anomalie oculomotorie più frequentemente riscontrate sono: lo strabismo, i movimenti oculari anomali e le alterazioni delle funzioni visive di base (fissazione, inseguimento, saccadici). Lo strabismo può presentarsi nelle forme più diverse (eso-exotropia/foria) data la variabile gravità delle implicazioni a carico del sistema nervoso centrale. Lo strabismo pone i bambini in una condizione di rischio per la genesi dell'ambliopia e di anomalie della visione binoculare, inclusa la riduzione della stereoacuità. Le problematiche più comuni all'interno delle anomalie dei movimenti oculari sono il nistagmo e la deviazione tonica dello sguardo, nella quale gli occhi in modo intermittente deviano verso l'alto (Dutton e Jacobson, 2001). Frequenti sono anche le alterazioni delle funzioni visive di base: la fissazione può essere assente, instabile e fugace o esageratamente persistente (iperfissazione), l'inseguimento può essere discontinuo e poco fluido e i saccadici imprecisi o dismetrici, accompagnati da titubazioni del capo ed eseguiti con latenza aumentata (a-/disprassia oculomotoria) (Fazzi et al., 2012; Grönqvist et al., 2011; Fazzi et al., 2007). In una casistica di 129 bambini con paralisi cerebrale infantile (PCI), è stata segnalata la presenza di uno strabismo in 99 casi (76,7%); di movimenti oculari anomali in 54 soggetti (41,8%); di anomalie della fissazione in 64 bambini (49,6%), dell'inseguimento lento in 110 (85,2%) e dei saccadici in 115 (89,1%). Gli autori, inoltre, distinguono i vari disturbi visivi in funzione del quadro di PCI nel tentativo di tracciare un profilo visivo delle varie forme di PCI. Emerge che i soggetti con diplegia presentano strabismo nell'88,2% dei casi, movimenti oculari anomali nel 31,4%, anomalie della fissazione nel 23,5%, dell'inseguimento nel 78,4% e dei saccadici nell'86,2%; mentre i bambini con emiplegia mostrano uno strabismo nel 70,5% dei casi, movimenti oculari anomali nel 41,1%, anomalie della fissazione nel 23,5%, dell'inseguimento nel 58,8% e dei saccadici nel 58,2%; bambini con tetraparesi mostrano strabismo nel 68,9%, movimenti oculari anomali nel 50,8%, anomalie della fissazione nel 78,7%, dell'inseguimento nel 98,4% e dei saccadici nel 100% (Fazzi et al., 2012).

Attualmente, lo spettro dei disordini visivi si è ampliato estendendosi alle funzioni visuo-cognitive e configurando il quadro del deficit visivo di tipo centrale ad alto funzionamento (*higher functioning visual impairment*, Good et al., 2001). Questo quadro clinico spesso accompagna soggetti con paralisi cerebrale infantile e frequentemente si presenta in età scolare. È caratterizzato da difficoltà legate al riconoscimento visivo degli oggetti o a difficoltà nell'effettuare compiti motori visuo-guidati a fronte di un'acuità visiva e/o di un campo visivo normali o solo lievemente compromessi.

In una prospettiva storica, Abercrombie (Abercrombie et al., 1964) delineò per primo l'associazione eziopatogenetica tra i disturbi di integrazione visuo-motoria e la leucomalacia periventricolare (lesione della sostanza bianca periventricolare frequentemente associata a PCI) e descrisse un profilo cognitivo caratterizzato da punteggi maggiormente ridotti nelle prove aritmetiche, di coordinazione occhio-mano e percettive. A partire dagli anni '90 è aumentato l'interesse per lo studio delle funzioni visuo-cognitive di ordine superiore in soggetti con lesioni cerebrali legate alla pre- e perinatalità.

Fedrizzi e colleghi (1996) individuarono un caratteristico profilo cognitivo nei bambini con una diplegia spastica da leucomalacia periventricolare, caratterizzato da una maggiore compromissione delle abilità visuo-motorie e percettive, a fronte di adeguate competenze verbali.

Durante l'ultimo decennio, il ricorso a estesi protocolli di test neuropsicologici, ideati per l'analisi delle varie componenti del sistema visuo-percettivo e di integrazione visuo-motoria (Fazzi et al., 2004; Stiers et al., 2001; Ortibus et al., 2009), ha permesso una migliore descrizione di funzionamento della vie visive deputate all'identificazione dell'oggetto potenziale destinatario dell'azione (via visiva ventrale) e alla rappresentazione dell'atto motorio (via visiva dorsale) e ha aperto il dibattito in merito al grado di sovrapposizione funzionale delle due vie. Nello studio di Fazzi e colleghi (2009) sull'analisi delle disfunzioni visuo-cognitive nei bambini pretermine con leucomalacia periventricolare è emerso un coinvolgimento esteso dei sistemi di processazione visivi a carico sia della via visiva ventrale, sia di quella dorsale, che agiscono quindi in modo integrato. Questo dato, in contrasto con l'idea che i disordini di integrazione visuo-motoria siano i più frequenti disturbi visuo-cognitivi associati alla leucomalacia periventricolare (Atkinson e Braddick, 2007), supporta l'idea di una profonda integrazione delle due vie, soprattutto nelle prime fasi di sviluppo della funzione visiva, confermando quanto definito da Milner e Goodale nel 2008.

Il bambino nato prematuro presenta una maggior suscettibilità non solo alla leucomalacia periventricolare ma anche a lesioni a carico delle varie strutture cerebrali che costituiscono il network alla base dei movimenti oculari. In particolare, emorragie/lesioni cerebellari segnalate nel 4,5% dei prematuri e nel 14,6% dei bambini di peso inferiore a 750 grammi determinano una dismetria dei saccadici associata a un'alterazione dell'inseguimento lento e a un'aumentata latenza dei movimenti oculari; lesioni talamiche e, in particolare, del pulvinar possono determinare un deficit dei saccadici così come lesioni del nucleo caudato mentre una riduzione di volume delle strutture corticali, inclusa l'area premotoria e parieto-occipitale, dei gangli della base e del cervelletto osservata nel 22% dei prematuri, determina una compromissione delle funzioni oculomotorie (Newsham et al., 2007).

Disturbi dell'oculomozione di origine genetica

Anomalie oculomotorie vengono riportate anche in numerose condizioni genetiche. Descriviamo nel dettaglio due delle condizioni sindromiche più note.

Sindrome di Williams

La sindrome di Williams (SW) è una rara malattia genetica che colpisce circa 1 su 7.500 neonati (Stromme et al., 2002) ed è associata a una microdelezione del cromosoma 7 (regione q11.23). I soggetti affetti presentano dismorfismi facciali (*facies* ad elfo), difetti cardiovascolari (stenosi aortica sopravalvolare), anomalie del metabolismo del calcio (ipercalcemia transitoria infantile) e ritardo mentale. Le problematiche cognitive sono specifiche: competenze verbali e memoria visiva sostanzialmente preservate a fronte di una severa compromissione dei compiti visuo-spaziali (Van der Geest et al., 2006).

I soggetti con SW presentano inoltre disturbi oculomotori. In particolare, è stata descritta la presenza di strabismo in una percentuale variabile a seconda delle casistiche (29–50%) (Greenberg e Lewis, 1988; Atkinson et al., 2001) e di una dismetria nell'esecuzione dei saccadici (Van der Geest et al., 2006) che ricorda quella osservata in individui con lesione/degenerazione cerebellare (Straube et al., 2001). Sebbene la SW non sia considerata una tipica sindrome cerebellare, il riscontro di saccadici dismetrici ha portato alcuni autori a ipotizzare una possibile disfunzione cerebellare alla base dei disturbi oculomotori. Tale ipotesi è supportata da varie considerazioni:

1. studi morfologici dell'encefalo di soggetti con SW mostrano una ridotta dimensione del cervelletto (Jones et al., 2002);
2. studi clinici documentano che i soggetti con SW presentano frequentemente disturbi della deambulazione, sebbene in assenza di franca atassia (Chapman et al., 1996);
3. studi genetici evidenziano che nei soggetti con SW è deleta una proteina espressa principalmente nel cervelletto (Hoogenraad et al., 2002).

Sindrome di Down

La sindrome di Down (SD) è la principale cromosomopatia (trisomia del cromosoma 21) associata a ritardo mentale che si presenta in circa 1 su 750 bambini (Li et al., 2012). La maggior parte dei bambini affetti presentano, oltre ad anomalie oculari (la cui trattazione esula dallo scopo di questo capitolo), anche disturbi oculomotori la cui percentuale varia a seconda delle casistiche. In particolare, la presenza di uno strabismo varia dal 12 al 44%, mentre quella di un nistagmo dal 15 al 29%.

Oltre all'analisi delle componenti meramente oculomotorie, negli ultimi anni ricercatori e clinici hanno mostrato un crescente interesse nei confronti delle sindromi di Down e di Williams per i loro peculiari profili neuropsicologici di funzionamento delle abilità visuo-motorie e visuo-percettive.

A fronte di competenze linguistiche generalmente buone (buon accesso al lessico e alla morfo-sintassi, inferiori competenze nella gestione della componente semantica), i bambini con SW presentano infatti profonde difficoltà di integrazione visuomotoria in prove di costruzione con blocchi, di riproduzione di figure geometriche e di disegno (Bellugi et al., 2000). Queste difficoltà non sembrano dipendere da deficit percettivi primari (Atkinson et al., 2001) e sono parzialmente compensate dal ricorso al linguaggio qualora il compito proposto sia codificabile verbalmente. Non tutte le competenze visuo-cognitive sembrano compromesse: è infatti largamente documentato il buon accesso a prove di riconoscimento di volti e gestaltico (Bellugi et al., 2000). I soggetti con SW presentano difficoltà in compiti di natura visuo-spaziale e visuo-percettiva, in prove che non prevedono il ricorso alla componente motoria, come in prove di rievocazione di localizzazioni su uno schermo (Paul et al., 2002), di inseguimento visivo di oggetti in movimento (O'Hearn et al., 2005), di analisi delle coordinate spaziali tra oggetti presentati simultaneamente (Landau e Hoffman, 2005).

Queste evidenze indicano quindi che il profilo visuo-cognitivo dei soggetti con SW è caratterizzato soprattutto da difficoltà di rappresentazione spaziale dell'informazione, con maggior interessamento della via visiva dorsale (Nardini et al., 2008).

Questa sorta di dissociazione cognitiva diviene maggiormente evidente se si pongono a confronto soggetti con SW e soggetti con SD. Questo confronto appare particolarmente interessante perché questi ultimi presentano un profilo neuropsicologico esattamente speculare ai soggetti con SW: deficit nelle abilità linguistiche con relativo risparmio delle competenze visuo-spaziali. Con riferimento, infine, al sistema oculomotorio in soggetti con SW, sono state riportate difficoltà di orientamento saccadico verso il punto di presentazione del target in compiti di ricerca visiva, segno suggestivo di una compromissione nell'utilizzo dei riferimenti spaziali *body-centred* per la pianificazione della saccade (Nardini et al., 2008). Queste difficoltà non sono state individuate in un gruppo di soggetti con SD, comparati per età cronologica e mentale, confermando una maggior compromissione a carico del sistema di pianificazione dell'atto motorio visuo-guidato nel campione con SW (Brown et al., 2003). Alla luce dei dati emersi, si comprende come il confronto tra SW e SD fornisca un utile modello per meglio comprendere lo sviluppo delle competenze visuo-cognitive e per meglio definire il piano diagnostico-riabilitativo sulla base dei peculiari profili di funzionamento neuropsicologico (Sabbadini G., 1995).

Attenzione visuo-spaziale e programmazione saccadica: due facce della stessa medaglia?

L'adattamento alla complessità dell'ambiente richiede un elevato livello di flessibilità comportamentale. Nell'ambiente naturale, ogni individuo deve quotidianamente considerare la scelta dell'azione più opportuna tra l'infinita gamma di possibilità. Questa decisione è legata anche alle proprie motivazioni, ai propri obiettivi, ma anche ai mezzi disponibili e al contesto. I meccanismi attentivi sono cruciali per la selezione degli oggetti utili a successive elaborazioni perché permettono di inibire l'analisi di quegli oggetti che non sono funzionali ai nostri scopi.

Ad esempio, la notevole mole d'informazioni presenti nella scena visiva non può essere processata parallelamente dal sistema visivo, ma la selezione degli elementi presenti avviene in modo seriale, prediligendo gli stimoli a maggior peso motivazionale. La relazione, quindi, tra movimenti oculari saccadici e attenzione è molto stretta: ciò di cui ci stiamo occupando e ciò che stiamo attualmente osservando sono generalmente la stessa cosa (Hutton, 2008). Sono molte le evidenze psicofisiologiche di una relazione tra attenzione selettiva visiva e pianificazione saccadica. Le teorie premotorie dell'attenzione (Rizzolatti et al., 1987) e il modello di attenzione visiva (Schneider, 1995) sono due esempi di questa posizione. Le prime hanno a lungo sostenuto che attenzione e pianificazione saccadica sono in realtà la stessa cosa. L'attenzione verso una determinata localizzazione spaziale è sempre associata alla programmazione della saccade diretta allo stimolo e viceversa. In contrasto con questo pensiero, il modello di Schneider

(1995) suggerisce che gli obiettivi sono selezionati da un meccanismo di attenzione visiva che è responsabile sia della "selezione dell'azione" che della selezione di ciò che deve essere percepito. Quindi, mentre il primo modello teorico suggerisce che la programmazione della saccade causa uno spostamento dell'attenzione, secondo il pensiero di Schneider la programmazione saccadica può risultare una conseguenza dello spostamento attentivo.

Successive evidenze hanno attenuato questo stretto legame tra attenzione e oculomozione. Awh e colleghi (2006) sintetizzano questo pensiero affermando che durante il comportamento visuo-guidato quotidiano la pianificazione oculomotoria e l'attenzione visiva sono tipicamente, ma non sempre, coincidenti, perchè il luogo di fissazione e il target dell'attenzione selettiva non sono necessariamente collocati nello stesso punto. Gli studi di Posner degli anni '80 hanno evidenziato che l'attenzione può essere spostata implicitamente, con il risultato di un aumento delle performance saccadiche verso il luogo prefissato, senza richiedere un esplicito spostamento dello sguardo (Posner, 1980).

Il paradigma di suggerimento spaziale di Posner è tuttora utilizzato nella ricerca sui processi attentivi. In questo tipo di prova, al soggetto è richiesto di rispondere rapidamente all'introduzione di uno stimolo bersaglio presentato in uno di due quadranti in cui è diviso lo schermo, premendo un pulsante. Se lo stimolo è preceduto da un suggerimento (*cue*) sulla probabile zona di presentazione del target, i tempi di reazione decrescono in caso di concordanza *cue-target* (prova valida). Nel caso opposto (prova non valida) aumentano. Nel primo caso si parla di beneficio sulla risposta, nel secondo caso di costo. Secondo l'autore, la spiegazione di questo fenomeno risiede nel fatto che la presentazione del suggerimento orienta l'attenzione, selezionando anticipatamente una regione di spazio, pur senza spostare il punto di fissazione.

Anche attraverso il ricorso a questo paradigma, l'autore ha definito la presenza di un locus attenzionale libero di muoversi nella scena visiva, indipendentemente dalla posizione degli occhi, ipotizzando una distinzione tra orientamento esplicito e implicito. L'autore descrisse, inoltre, un modello di sviluppo delle abilità attentive, che evolvono da un processo di analisi di base dello stimolo, veloce e automatico (sistema attentivo posteriore) a un processo di analisi volontario rivolto alla pianificazione delle azioni dirette a uno scopo (sistema attentivo anteriore).

La regolazione dei processi attentivi si basa su diverse modalità di controllo, dipendenti anche dalle caratteristiche dello stimolo: la regolazione attentiva può essere guidata dalla salienza degli stimoli visivi la quale, indipendentemente dalla natura del target, interferisce rapidamente con i processi di selezione dell'informazione visiva. Questa modalità attentiva di tipo *bottom-up* è di solito libera da modalità volontarie di controllo da parte dell'osservatore, perché guidata dagli stimoli visivi, indipendentemente dalla loro natura.

Il controllo attentivo *top-down* è invece intenzionale e funzionale alla realizzazione di obiettivi basati su criteri di selezione consci. Questo dispiegamento volontario di risorse cognitive comporta un aumento di latenza del saccadico di circa 200 ms, necessari per pianificare la saccade volontaria (Hutton, 2008). Quindi, mentre alcune caratteristiche nella scena visiva attraggono automaticamente l'attenzione e sono esperite come visivamente salienti, la selezione volontaria di uno stimolo richiede uno "sforzo attivo". Queste modalità di regolazione attentiva permettono agli individui di modellarsi in accordo con le più svariate condizioni ambientali (Mazer, 2011) ed è a questo livello che attenzione e pianificazione oculomotoria sembrano riflettere la medesima funzione (Rizzolatti et al., 1987).

Questo dato è anche confermato da correlati neuro-funzionali: le regioni corticali, quali i FEF e l'area intraparietale laterale, come anche strutture sottocorticali quali il collicolo superiore, sono critiche sia per la pianificazione dei movimenti saccadici che per la localizzazione attentiva (Awh et al., 2006). Nonostante ciò, non è chiaro se queste aree comprendano la medesima popolazione neurale che partecipa sia nei processi attentivi che nella pianificazione saccadica o se ci siano all'interno di esse distinti network neurali per la gestione del comportamento oculomotorio e dell'attenzione spaziale. Queste tematiche così importanti per la clinica e la riabilitazione sono molto complesse e richiedono ulteriori studi clinici e sperimentali in soggetti di varie età e di varie patologie per essere meglio chiarificati.

Aspetti abilitativi

L'utilizzo, il sostegno e il potenziamento della funzione visiva e, quindi, anche oculomotoria appaiono di primaria importanza in un percorso ri-abilitativo (Fazzi et al., 2012). Il timing d'intervento appare di fondamentale importanza. La precocità dell'intervento attraverso un ambiente arricchito è uno dei più potenti attivatori della plasticità del sistema nervoso centrale e, di conseguenza, della riorganizzazione neuronale dopo eventi lesionali.

Questo è particolarmente vero per la funzione di sguardo la cui traiettoria maturativa è da tempo nota e discussa (Sabbadini e Bonini, 1986). Secondo questa ipotesi, alla nascita lo sguardo è caratterizzato da un'iniziale caoticità cui segue una fase di tendenza all'iperfissazione, di brevissima durata in bambini sani, ma durevole e talvolta permanente in casi patologici, come per esempio nella disprassia oculomotoria. Successivamente, la motilità oculare diviene a scatti, a causa di un'esplorazione ambientale tramite arrampicamento maculo-maculare (scivolamento della fissazione da un oggetto a un altro, sufficientemente vicino da essere anch'esso all'interno della macula), che si evolverà nel tempo in arrampicamento saccadico e poi in vera e propria esplorazione saccadica, mossa dalla curiosità e dall'interesse (Sabbadini e Bonini, 1986; Sabbadini G. et al., 2000).

Anche in ambito riabilitativo è possibile fare riferimento a questo tipo di evoluzione ordinale, facendo attenzione a non trascurare l'approccio globale che mira al miglioramento della funzione come parte di una globalità e, quindi, come funzione adattiva (Fazzi et al., 2011).

Con riferimento a questo approccio, sono numerosi i suggerimenti da formulare, utili per il potenziamento delle funzioni visive e/o oculomotorie nei soggetti con aprassia oculomotoria. Il riabilitatore deve in primo luogo individuare la distanza alla quale il soggetto "mette a fuoco" in modo ottimale, presupposto fondamentale nelle attività di rieducazione. Parallelamente, è importante allenare il soggetto a lavorare a diverse distanze focali, avvicinando e allontanando gradualmente i target proposti. Una volta stabilita la distanza ideale cui proporre le attività, è importante potenziare la fissazione, cercando di prolungarne i tempi di mantenimento: è possibile utilizzare a questo scopo l'evocazione del riflesso di fissazione (volto a raggiungere un oggetto che compare alla periferia del campo visivo), che serve al soggetto per abituarsi a misurare l'errore retinico e addestra, quindi, contemporaneamente la fissazione e il movimento saccadico di sguardo, seppur d'attrazione (Fazzi et al., 2011). L'iperfissazione è un'altra problematica da affrontare in riabilitazione, anche se non sempre l'intervento consente di superare questa difficoltà. Talvolta è necessario fornire o sostenere strategie di compenso, quali l'utilizzo del campo visivo periferico, gli scatti del capo e gli ammiccamenti, modalità adattive di utilizzo della funzione, ovviando il problema. Oltre a questi aspetti, è utile anche l'addestramento del paziente al movimento saccadico di sguardo, iniziando dall'arrampicamento maculo-maculare, condizione facilitata, transitando per l'arrampicamento saccadico e giungendo gradualmente alla libera esplorazione dell'ambiente.

L'efficacia di questo percorso è strettamente vincolata all'aspetto motivazionale, in quanto l'apprendimento e il miglioramento della funzione sono realizzabili solo laddove il soggetto è attivamente interessato e coinvolto nel trattamento riabilitativo. Le attività proposte devono quindi essere inserite in contesti ludici e/o narrativi, che motivino il bambino a partecipare alle attività, selezionando oggetti/target che ne catturino l'attenzione in un contesto metacognitivo (Sabbadini L. e Sabbadini G., 1996).

Con il bambino più grande, al quale è già stato proposto il percorso riabilitativo ordinale sopracitato e che quindi ha acquisito competenze e/o strategie per eseguire una libera esplorazione ambientale, è utile dedicarsi agli aspetti cognitivi e metacognitivi della "prassia". Particolare attenzione è da rivolgere all'intenzionalità, che non può prescindere da aspetti come la rappresentazione interna dell'oggetto da raggiungere (nel nostro caso con lo sguardo), la rappresentazione del gesto necessario e la pianificazione delle sequenze del gesto, la loro verifica on-line (in corso di esecuzione), la verifica del risultato (Sabbadini L. e Sabbadini G., 1996). È infine importante anche in ambito riabilitativo la distinzione tra le forme di aprassia oculomotoria congenita di Cogan, per le quali è importante che l'intervento sia focalizzato prevalentemente sull'ambito visivo oculomotorio, e quelle "tipo Cogan", per le quali l'aprassia oculomotoria si inserisce in un profilo sintomatologico più complesso. In tal caso, la riabilitazione visiva deve necessariamente inserirsi in un approccio globale neuropsicomotorio, che tenga conto anche degli altri aspetti coinvolti.

Capitolo 4
Sistema attentivo esecutivo: osservazioni critiche e sviluppo

Francesco Benso

Premessa
Letizia Sabbadini

> *Il riconoscimento e la considerazione dei fattori soggettivi che influenzano la conoscenza in genere, e la conoscenza psicologica in modo affatto particolare, costituiscono una condizione indispensabile per una valutazione scientifica ed esatta di una psiche diversa da quella dell'osservatore. Questa condizione può essere soddisfatta solo nel caso che l'osservatore conosca a fondo in ogni suo aspetto la propria personalità, il che può avvenire solo a patto che egli si sia sufficientemente affrancato dall'azione livellatrice dei giudizi collettivi per giungere così a possedere una idea chiara della propria personalità [...] uno spirito che ha assunto un atteggiamento collettivo è appunto incapace di pensare e sentire se non attraverso una proiezione.*

> (Jung, 1921)

In un approccio multisistemico riferito sia alla valutazione che alla terapia, riteniamo fondamentale sottolineare l'importanza delle funzioni esecutive (FE), rispetto all'apprendimento e allo sviluppo delle funzioni prassiche e delle competenze linguistiche. Nella classificazione che seguirà dei DSL, all'interno di una casistica molto varia, verrà messa in evidenza la correlazione tra deficit motorio-prassico, deficit della produzione verbale e deficit delle FE.

Nonostante attualmente si assista a un interesse sempre maggiore sul tema delle FE, è ancora molto discussa l'interpretazione di tale definizione e come queste funzioni si sviluppino.

Sono ancora molto limitati gli studi e le ricerche su tali argomenti volti al riconoscimento delle caratteristiche di quelle che, con un termine limitante, vengono denominate FE. Nel capitolo che segue viene affermato che "le funzioni esecutive sono dei processi necessari a programmare, a mettere in atto e a portare a termine con successo un comportamento finalizzato a uno scopo" (Wellsh e Pennington, 1988).

L. Sabbadini, *Disturbi specifici del linguaggio, disprassie e funzioni esecutive*
DOI: 10.1007/978-88-470-5349-6_4, © Springer-Verlag Italia 2013

Tale concetto è implicito, come abbiamo già sottolineato, nella definizione di prassia e quindi nel concetto di disprassia, se tali funzioni risultano compromesse.

Un approfondimento esauriente su tale argomento ci è sembrato quindi obbligatorio, prima di procedere nella descrizione dei disturbi del linguaggio, su cui, secondo la nostra impostazione, pesa sia una componente disprattica sia deficit delle FE, seppur con entità variabile a seconda delle diverse tipologie di DSL.

Sistema attentivo supervisore e funzioni esecutive

Introduzione

I primi studi che hanno portato a teorizzare il sistema esecutivo di controllo e le funzioni esecutive nascono dall'individuazione delle *funzioni frontali* (Luria, 1976). Già nel 1848 i diari del medico Harlow descrivevano i sintomi da lesione frontale del minatore P. Gage (Damasio, 1994). Il fisiologo Bianchi all'inizio del Novecento, dopo diversi studi, elenca le funzioni frontali che vengono a mancare in caso di lesione: l'incapacità di guidare il comportamento in base all'esperienza passata, difficoltà nel riconoscimento di oggetti noti, mancanza di iniziativa, incoerenza comportamentale, perdita delle emozioni secondarie.

Tali osservazioni rimangono valide anche ai nostri giorni; si ampliano invece le regioni cerebrali coinvolte. Il termine *funzioni frontali* verrà sostituito successivamente con quello di *funzioni esecutive*, con un significato meno neuroanatomico e più mentale, anche per il fatto che le aree cerebrali che sostengono tali funzioni si estendono oltre i lobi frontali.

Nel tempo, attraverso neuroimmagini funzionali e valutazioni su pazienti lesionati, si sono isolate aree sufficientemente specifiche e sono emersi modelli cognitivi che in letteratura sono stati indicati con nomi diversi.

Baddeley (1986) definisce il suo modello "sistema esecutivo centrale", Shallice (1988) "sistema attentivo supervisore" (SAS), Moscovitch e Umiltà (1990) "elaboratore centrale".

Le diverse denominazioni del sistema rappresentano sostanzialmente concetti sovrapponibili.

Altri autori (es. Miyake et al., 2000) preferiscono indirizzare l'osservazione direttamente verso le funzioni esecutive (FE), ritenendo multicomponenziale il SAS come gli stessi Shallice (2002) e Baddeley (1986) arriveranno ad affermare anche sui loro modelli. Vi è ancora diversa letteratura (Sylvester, 2003) che, nonostante i chiarimenti sulla multicomponenzialità del SAS, continua a indicarlo come il modello unico da contrapporre a quelli che indicano processi esecutivi diversi.

Bisogna far rilevare che la vera differenza è scegliere se stabilire un singolo meccanismo unificante, con una base comune, che poi andrebbe a frazionarsi in tante sottofunzioni, oppure optare per la natura non unitaria e non unificabile delle funzioni esecutive (Miyake et al., 2000; Duncan et al., 1997; Baddeley, 1986).

SAS e funzioni esecutive o solo funzioni esecutive?

Il termine "funzioni esecutive" è generalmente usato per descrivere un insieme di processi psicologici necessari per mettere in atto comportamenti adattativi e orientati verso obiettivi futuri (Shallice, 2002).

La teorizzazione della natura unitaria delle funzioni esecutive dipende soprattutto dai punti di vista. Ci sembra utile riportare qui la riflessione di Miyake e colleghi (2000). Tali autori si soffermano sul fatto che vi siano dei valori significativi (se pur bassi) nelle correlazioni tra le prove psicometriche che vorrebbero rappresentare le funzioni esecutive di base (*inhibition, shifting, updating*)[1]. Ciò potrebbe essere interpretato come un comune aspetto sottostante alle diverse funzioni e, quindi, un sistema esecutivo unificante, come il SAS, a monte di tutto, che influisce sulle tre abilità.

Tuttavia, gli autori non trascurano l'ipotesi alternativa, secondo cui la componente comune alle diverse prove utilizzate per rappresentare i costrutti potrebbe essere l'inibizione. In questo caso, si indebolirebbe l'idea di un SAS sottostante alle diverse funzioni esecutive ma, come vedremo in seguito, tali misure e valutazioni sono disturbate da variabili intervenienti.

La difficoltà nella misura dei costrutti

Miyake e collaboratori (2000) sottolineano che durante le misure delle FE vi sarebbe da considerare attentamente il fattore dell'"impurità" delle prove psicometriche utilizzate, in quanto gli aspetti modulari in input e in output (ad esempio il sistema visivo, quello uditivo o quello motorio) che, inevitabilmente, fanno da interfaccia tra lo strumento di misura e la funzione esecutiva da valutare, possono "disturbare" notevolmente la misura.

Se si vogliono valutare aspetti dell'attenzione visiva bisogna tener conto del sistema percettivo periferico (modulo) attraverso il quale, inevitabilmente, deve passare la prova e poi ancora dell'effettore per mezzo del quale si risponde e si esprime quanto richiesto dal test.

L'aspetto modulare periferico dovrebbe essere sottratto in qualche modo alla misura che vuole valutare la funzione esecutiva "pura".

Inoltre, come sostengono i medesimi autori, il soggetto durante l'esecuzione del test potrebbe aumentare il grado di automatizzazione della prestazione attraverso l'inevitabile apprendimento dovuto alla ripetizione. In questo caso, la misura si sposta necessariamente verso il livello dei sistemi specifici, allontanandosi dalle elaborazio-

---

[1] Tali termini indicano le funzioni esecutive di base che avremo modo di riconsiderare più volte e di approfondire in seguito. In linea di massima, *shifting* indica la flessibilità cognitiva e la capacità di avviare un compito diverso da quello che si sta svolgendo; *inhibition* è un termine controverso che indica l'abilità di controllare risposte non adeguate allo scopo; *updating* indica la capacità di riaggiornamento di materiale in memoria di lavoro.

ni aspecifiche più centralizzate, nonostante gli accorgimenti presi nell'impostazione del paradigma sperimentale.

Gli artefatti possibili sono diversi e tra quelli identificati non tutti sono chiaramente delineati come, ad esempio, l'inevitabile scelta arbitraria di una specifica prova per misurare una funzione esecutiva[2]. Quest'ultima osservazione è quella che ritengo più importante, nonostante molta letteratura corrente ignori le difficoltà che si celano dietro la seguente affermazione: "utilizziamo tale test che valuta l'*inhibition*" che sarebbe da catalogare negli errori (epistemici) di "eccessiva analogia". Volendo approfondire la letteratura, può accadere di analizzare lavori simili che si interrogano sui dati contrastanti sul coinvolgimento dell'*inhibition*. Il "mistero" viene risolto, banalmente, non appena si scopre che le prove arbitrariamente utilizzate come misura dell'*inhibition* sono diverse (sic!).

Pertanto, rimane effettivamente sempre un grado di incertezza non trascurabile che spesso, purtroppo, non traspare dalle affermazioni categoriche sui costrutti delle FE, anche a livello di letteratura accreditata.

Una terminologia più appropriata e analisi metodologiche

MacLeod e colleghi (2003) sostengono che è azzardato e poco corretto utilizzare il termine *inhibition* per indicare il superamento di un conflitto cognitivo. Essi suggeriscono di limitarsi al livello descrittivo utilizzando il termine *interferenza*, per loro più adeguato. Affermare che trattasi di *inhibition* presuppone una spiegazione del fenomeno spesso non verificabile e non sempre vera.

Il fatto che nel test di Stroop[3] vi sia una competizione tra compiti che crea *interferenza* è chiaro per tutti, mentre affermare che vi è *inhibition* (della lettura per favorire la denominazione del colore) non è pienamente dimostrabile; in tal caso ci si sposta indebitamente dal livello descrittivo a quello esplicativo molto più complesso[4]. Inoltre, MacLeod et al. (2003) hanno sostenuto che molti dei fenomeni generalmente interpretati in termini di processi inibitori (ad esempio, *priming* negativo, effetto Stroop e altre forme di compiti interferenti) potrebbero essere spiegati senza ricorrere alla nozione di inibizione.

---

[2] Lo stesso test di Stroop (v. nota 3), così spesso utilizzato nei costrutti della funzione *inhibition*, è stato in passato utilizzato per rappresentare i *task shift* (cambiamenti di compito) come riferiscono Anderson et al. (2010). Inoltre, come riportato nel testo, MacLeod et al. (2003) forniscono alcune spiegazioni alternative dell'effetto Stroop senza dover chiamare in causa il concetto di inibizione.
[3] Il test di Stroop, risalente al 1935 è simile al seguente: "denomina più velocemente che puoi il colore con cui è scritta la seguente parola 'ROSSO'"; in questo caso, la risposta è: "nero".
[4] Miyake e Friedman (2004) rimarcano praticamente la stessa cosa, anche se con sfumature leggermente diverse "*We use the term* resistance to interference *(rather than* inhibition*) to avoid the implication that Resistance to Distractor Interference and Resistance to PI necessarily involve an act of active suppression. As MacLeod et al. (2003) pointed out, the term* interference *describes an effect or phenomenon, whereas the term* inhibition *implies a mechanism or explanation for an effect. The common use of the term* inhibition *to denote both a phenomenon and an underlying mechanism can be misleading, given that interference effects could also reflect mechanisms other than inhibition (e.g., conflict resolution)*".

In questi casi, si preferisce adoperare anche il termine più neutro, "controllo esecutivo", come da Posner e Di Girolamo (2000). Sarebbe comunque più corretto utilizzare il termine "interferenza", considerando che gli strumenti di misura utilizzati per
valutare le funzioni esecutive non sono puri e, inoltre, ogni prova contiene inevitabilmente intrecciate in percentuali diverse le funzioni di *shifting*, *updating* e *inhibition*
(oltre che l'influenza modulare periferica descritta più sopra).

La misura esatta di questa percentuale non la si può ottenere pienamente; gli stessi lavori di Miyake et al. (2000) che arrivano a determinare la varianza spiegata dalla
Torre di Hanoi (soprattutto con l'*inhibition*), traggono forzatamente questo costrutto da prove più semplici che, per assunzione (decisione arbitraria degli autori), rappresentano o l'*inhibition* o lo *shifting* o l'*updating*. Tali decisioni dipendono dal punto di vista dello sperimentatore quando decide qual è il compito che meglio rappre-
senterebbe le specifiche funzioni esecutive; dopo questo primo passo incerto e assolutamente soggettivo seguono rigorosi passaggi statistici alla ricerca dei costrutti, ma
quello che appare come elegante e raffinato deve fare i conti con il primo passo privo di possibilità di controllo.

Per la verità, Miyake et al. (2000) e poi Miyake e Friedman (2012) tentano di aggi-
rare l'ostacolo, ma si occupano sostanzialmente dell'effetto "impurità" delle prove
descritto sopra.

Ad esempio, per il costrutto *inhibition* scelgono il test di Stroop, una prova di antisaccade (del tipo: se appare uno stimolo a sinistra sposta lo sguardo a destra) e uno
stop signal (del tipo: mentre il soggetto categorizza velocemente animali e oggetti premendo due diversi tasti, si deve fermare se un suono particolare appare concomitante allo stimolo). Con questa sovrapposizione di prove, estraendo statisticamente ciò
che i compiti hanno in comune, scaricherebbero tutte le variabili spurie ed esaltereb-
bero solo la funzione più condivisa.

Anche in questo caso, però, dobbiamo convenire che la scelta dei tre compiti è arbitraria (anche se molto sensata). Inoltre, non è detto che ciò che covaria sia *inhibition*
pura, in quanto i raggruppamenti tendenti a cogliere l'"essenza" del particolare
costrutto risentono di inevitabili interazioni di altri aspetti, non noti, condivisi (il risultato finale non è sempre dato dalla somma delle singole parti).

Approfondimenti sul termine "inhibition"

MacLeod et al. (2003), come abbiamo già illustrato, hanno in precedenza sostenuto
che molti dei fenomeni generalmente interpretati in termini di processi inibitori potrebbero essere spiegati senza ricorrere alla nozione di inibizione. Quindi, anche le basse
correlazioni tra le diverse attività definite "inibitorie" trovate da Miyake e Friedman
(2004) potrebbero verificarsi perché le misure non stanno investendo appieno i processi inibitori stessi. Per altri meccanismi che possono ridefinire il concetto di inibizione si rimanda ai lavori di Lavie (2000) che saranno illustrati qui di seguito nel paragrafo "I filtri nei sistemi di input".

Un altro problema nasce se ci si domanda quale tipo di inibizione è in gioco in quel determinato compito.

Nigg (2000) pubblica una rassegna sui diversi tipi di inibizione e ne valuta soprattutto le dimensioni automatiche/volontarie, cognitive/motivazionali.

In una tabella riassuntiva ne indica otto tipi e di quelle inerenti all'inibizione esecutiva ne cita quattro: controllo dell'interferenza, inibizione cognitiva, comportamentale e oculo-motoria. Miyake e Friedman (2004) svolgono un lavoro che (con i limiti che sono stati abbondantemente delineati sopra) fornisce un ulteriore contributo sui tipi di inibizione.

Essi analizzano lo studio di Nigg e combinano l'inibizione del comportamento e quella oculo-motoria[5] definendole in un unico termine come "inibizione delle risposte preponderanti".

Poi valutano la "resistenza all'interferenza dei distrattori" e, infine, la "resistenza all'interferenza proattiva" (che sarebbe l'inibizione cognitiva di Nigg)[6]. Pertanto, i tre fattori che rappresentano diversi aspetti dell'inibizione analizzati da Miyake e Friedman (2004) sarebbero:

1. inibizione delle risposte preponderanti;
2. resistenza all'interferenza dei distrattori;
3. resistenza all'interferenza proattiva.

I risultati delle analisi fattoriali portano gli autori a ridurre l'inibizione esecutiva sostanzialmente a due tipi: l'inibizione delle risposte preponderanti e la resistenza all'interferenza proattiva.

Tuttavia, torniamo alla circolarità del processo e alla insolubilità del problema dei costrutti, in quanto la divisione delle prove che rappresentano i diversi tipi di inibizione è nuovamente arbitraria e rimane il dubbio sulla scelta di alcuni test.

Ad esempio, nel secondo fattore che in seguito confluisce negli altri due e che vorrebbe valutare la resistenza all'interferenza dei distrattori si utilizzano test come il *word naming*, lo *shape matching*, dove si stimano sostanzialmente effetti di *priming* negativo[7]. In queste prove si misurano dei rallentamenti nei tempi di reazione quando la figura che funge da distrattore subito dopo diventa lo stimolo a cui rispondere. Tale effetto, tuttavia, è anche interpretabile come manifestazione di interferenza proattiva. Pertanto, tali prove potrebbero ragionevolmente rappresentare anche il terzo fattore che si vorrebbe isolare e distinguere dal secondo. Si ritorna a quanto det-

---

[5] Differenza giustificata da Nigg per due diversi siti neuronali che sostengono le prove di inibizione del comportamento e quelle dell'antisaccade: la prima correla con la corteccia prefrontale dorsolaterale e orbito-frontale e la seconda con i campi oculari frontali e la corteccia orbito-frontale.

[6] È sempre opportuno elencare le prove che hanno sostenuto le tre forme di *inhibition* nel lavoro di Miyake e Friedman (2004). Nel primo fattore (inibizione delle risposte preponderanti): antisaccade, Stroop, *stop-signal*; nel secondo fattore (resistenza all'interferenza dei distrattori): *Eriksen flanker*, *word naming*, *shape matching*; nel terzo fattore (resistenza all'interferenza proattiva): *Brown-Peterson*, AB-AC-AD, *cued recall*.

[7] L'effetto *priming* negativo è spesso utilizzato come una misura di inibizione in diversi studi, ma non è universalmente accettato che l'effetto *priming* negativo sia dovuto all'inibizione (Milliken et al., 1998; Neill et al., 1992; Park e Kanwisher, 1994; Tipper e Driver, 1988).

to in precedenza e allora cade anche la cautela di specificare il tipo di inibizione. Si auspica (ma il termine stesso non si può definire da metodo scientifico) che la prova scelta per misurare l'*inhibition* la rappresenti il più possibile nelle sue diverse sfumature. Miyake et al. (2000) hanno utilizzato un solo ben definito tipo di inibizione (inibizione delle risposte preponderanti). Questo è il tipo di inibizione a cui ci si riferisce per lo più in letteratura quando si valutano i costrutti sottostanti ad altre abilità. Pertanto, nel compito di Stroop più classico, non si inibisce il compito distraente in ingresso, ma piuttosto la risposta in uscita che porterebbe a leggere piuttosto che a nominare[8].

In questo scritto non si vuole risolvere il complesso meccanismo che sta dietro tale compito; preme invece far emergere il notevole grado di incertezza; Umiltà (1994) dice esplicitamente che "nessuna spiegazione convincente è stata ancora trovata per l'effetto Stroop, anche se molte sono state proposte" (p. 204).

Gestione dell'interferenza e stacchi attentivi

Tra le diverse interpretazioni dell'effetto Stroop è interessante soffermarsi su quella che afferma che, durante il compito, il soggetto si concentra cercando di convogliare le risorse (a capacità limitata) sul compito di *naming*. Gli errori e i rallentamenti, in tal caso, sarebbero il frutto dell'interferenza che il soggetto stesso sperimenta non potendo fisiologicamente mantenere fissa l'attenzione essendo, altresì, catturato da un compito (di lettura) che ha una "forza relativa" e un automatismo maggiore del *naming* (MacLeod, 1991). Si descrive, pertanto, un modello che non inibisce direttamente, ma che lascia spazi all'introduzione della risposta distraente che fa pressione continua sul compito principale. Durante il protrarsi della performance principale vi sono dei momenti di interruzione dell'intensità attentiva che possono favorire confusione tra i compiti. Ciò si rileva soprattutto nei soggetti con disturbo di attenzione. Adamo e collleghi (2012) sostengono (come anche alcuni nostri lavori, ad es. Gazzellini et al., 2011) che le fluttuazioni della concentrazione di risorse attentive nei soggetti con disturbo di attenzione sembrano seguire dei ritmi di frequenza che vanno da 0,02 a 0,06 Hz, che equivalgono a cadute di concentrazione che si ripeterebbero periodicamente ogni 20–50 secondi, più precisamente dai 17 (0,06 Hz) ai 50 (0,02 Hz) secondi. Tali frequenze sono state da noi (Gazzellini et al., 2011) valutate su bambini con lesioni cerebrali che portavano a cadute nell'attenzione sostenuta sia con elettroencefalogrammi (EEG) che con paradigmi a tempi di reazione. I due strumenti di indagine sono stati applicati contemporaneamente e hanno dimostrato di coincidere sulle frequenze di decadimento dell'attenzione, confermando l'attendibilità della misura.

---

[8] Come sostengono gli stessi Miyake e Friedman (2004): "*Although the Stroop task is sometimes classified as a resistance to interference task (e.g., Nigg, 2000), it differs in that the response that must be avoided is dominant (MacLeod, 1991). Thus, the Stroop task has also been used to tap Prepotent Response Inhibition (e.g., Miyake, Friedman, et al., 2000; Vendrell et al., 1995)*".

Da queste osservazioni abbiamo sviluppato l'idea che i sistemi cerebrali di qualsiasi individuo siano caratterizzati da un ritmo di rilascio dell'attenzione (Sonuga-Barke e Castellanos, 2007). Tali interruzioni avrebbero la funzione adattiva di permettere di monitorare lo spazio e gli eventi che non si trovano direttamente sotto il fuoco attentivo, ma che potrebbero diventare cruciali per cambiamenti ambientali non previsti. Possono essere intervalli che in determinate situazioni possono portare alla distrazione dall'imminente scopo (come nello Stroop); tuttavia, sono processi utili a richiamare l'attenzione anche sul contesto (Fox et al., 2005; Fransson, 2005). Ciò permetterebbe, indipendentemente dal pensiero e dagli obiettivi del momento, ritmici monitoraggi sulla realtà esterna e sui processi interni. Si potranno così evitare comportamenti di "fissità funzionale" che possono divenire, oltre che inadatti, anche pericolosi in determinati contesti. Inoltre, le azioni pianificate in *memoria prospettica*[9] possono trovare ripetuti e utili spazi di controllo in memoria di lavoro. A differenza dei soggetti con tratti o stati di debolezza attentiva (qualsiasi persona disturbata da eventi stressanti è nello stato di debolezza attentiva), i soggetti con sistema attentivo adeguato (in grado di mantenere l'obiettivo del momento) non fanno emergere misure evidenti di "stacco attentivo" (solo tendenze). I soggetti più deboli invece, cadono palesemente. In altri termini, si può continuare a mantenere l'obiettivo nonostante le interferenze, ma è necessario concentrarsi sullo scopo piuttosto che chiamare in causa un processo non ben delineato che rimane comunque sfuocato nei suoi meccanismi di funzionamento, definito *inhibition*. Ciò porterebbe paradossalmente a far risaltare e a doversi occupare di ciò che non si vorrebbe né sapere, né fare. Quello che si vuol fare intendere è che si può accettare che vi sia una qualche forma di inibizione, ma è l'azione che si attua per inibire, il meccanismo che la produce, che non è completamente chiaro. Si conviene per una forma di inibizione implicita passiva, non cosciente del materiale distraente, che possa affermarsi se il soggetto si concentra su un determinato compito (ecco una forma di azione), ma questo aspetto assomiglia alla disattivazione implicita del rumore di fondo cerebrale concomitante all'attivazione di aree deputate all'attenzione (v. in seguito *default mode network*) e avviene in un ambito, quello neurobiologico, dove parlare di sistemi inibitori è lecito, centrato e "operazionalmente" sensato.

Approfondimenti sui termini "flessibilità" e "perseverazione"

La capacità di cambiamento di compito (*shifting*) è una funzione esecutiva che secondo Rubinstein, Meyer e Evans (2001) ha le seguenti sottofasi:
a. identificazione dello stimolo o dei suggerimenti percettivi. Sarebbero gli indizi visivi o uditivi che possono ordinare operazioni di *shifting* nel caso non vi sia una regola interna da applicare (come potrebbe essere quella che induce a cambiare il compito ogni due ripetizioni);

---

[9] La memoria prospettica è la memoria per le azioni o i compiti che abbiamo programmato per il futuro, il cosiddetto "nodo al fazzoletto".

b. *goal shifting*. Insieme di memorie che hanno il compito di ricordare ciò che è avvenuto e ciò che sta per avvenire. Si deve conservare una visione generale e il ricordo dei compiti da svolgere; la numerosità dei compiti e la complessità della regola possono sovraccaricare la memoria e influenzare la durata di questa fase. Questo punto, come vedremo nel paragrafo sullo sviluppo, è da tenere in attenta considerazione per la preparazione di prove di *shifting* da proporre ai bambini sotto i 5 anni;

c. *rule activation*. Secondo gli autori trattasi di una "*working memory* procedurale", è il momento in cui si interrompe l'esecuzione di un compito per implementare quello che segue (controllo e flessibilità). La complessità dei compiti può influenzare la durata di questa fase, durante la quale, secondo gli autori, si può implementare solo un compito alla volta. Questo ricorda il "collo di bottiglia" del modello di Pashler (1998), che porta al periodo refrattario (intervallo di attesa) nella fase di elaborazione e scelta della risposta;

d. produzione della risposta.

Un compito di *shifting*, come si può notare, coinvolge molte abilità mnestiche ed esecutive e si può proporre a diversi livelli di complessità. Non è sicuramente un costrutto unico e "puro" e interessa le abilità elencate da Rubinstein e colleghi (2001) in modo molto differenziato.

Come valuteremo nel paragrafo sullo sviluppo, l'abilità di *switch* si afferma con l'età. Ad esempio, a pochi mesi di età il disancorare, spostare e ancorare l'attenzione su un nuovo spazio può far pensare a una sorta di *switch* (cambiamento dal costrutto più semplice, "deviatore") come protofunzione esecutiva. A seguire, prove simili al test Wisconsin[10] propongono cambiamenti sempre più complessi in funzione dello sviluppo cerebrale di determinate funzioni.

Lo stesso concetto di "perseverazione" contiene sfaccettature molto diverse; definire il costrutto "flessibilità" (o "perseverazione" intesa come mancanza di flessibilità) è molto più complesso di quanto sembrerebbe. La differenza è data dal fatto che il cambiamento di criterio nel categorizzare (come nel Wisconsin test), richiede un riapprendimento e, quindi, un affrancamento da uno stimolo rinforzato dal successo. Ben diverso è il caso del compito di *shift* come indicato più sopra da Rubinstein (2001), dove già dall'inizio sono stabiliti i ritmi di cambiamento o le associazioni con i suggerimenti (se vedi giallo allora fai..., se vedi azzurro allora fai...).

In questi casi vi sono almeno due tipi di perseverazione: il primo potrebbe essere definito più fronto-ventrale (v. in seguito paragrafo sulle evidenze neurofisiologiche), quindi legato alla difficoltà di riapprendere una nuova regola e, pertanto, di modificare le aspettative sui legami stimolo-rinforzo; il secondo tipo di perseverazione sarebbe più correlato con le aree prefrontali dorsolaterali destre, dipenderebbe maggiormente dall'incapacità di "controllare/inibire" e, successivamente, di avviare un nuovo compito.

---

[10] Trattasi di un compito di categorizzazione dove si dispongono le carte secondo forma, colore o numero. Il soggetto deve "flessibilmente" cambiare criterio in base alla regola, resistendo alla cattura della regola precedente e riaggiornando le nuove richieste in memoria di lavoro.

Anche solo dal punto di vista neurofisiologico le operazioni di *shifting* sono molto complesse: la stessa corteccia parietale (area intraparietale laterale, LIP) sembra intervenire in concordanza con la prefrontale dorsolaterale sulla scelta dell'azione più adatta, e il giro del cingolo viene chiamato in causa in quanto deputato a mettere in evidenza il "conflitto" che si manifesta nel dover scegliere tra compiti diversi (Purves et al., 2010).

La distinzione dei diversi costrutti sottostanti al termine della "flessibilità" (*shifting*) viene sostenuta anche da Shallice (1988), il quale asserisce che il termine "perseverazione" viene anche utilizzato in modo più ampio quando non si riferisce più alle problematiche collegate con le disfunzioni del lobo frontale e ne distingue la "qualità", sostenendo che si può osservare il fenomeno della perseverazione senza doverlo sempre far risalire al SAS e ai lobi frontali. Shallice trae spunto dalle argomentazioni di Sandson e Albert (1984). Essi riportano che, nel caso di parafasie (disturbi nella formazione della parola) prodotte da pazienti afasici, la perseverazione che si manifesta può essere attribuita al malfunzionamento del sistema specifico (e quindi a livello modulare) che è soggetto a effetti impropri di *priming* e di meccanismi periferici di compensazione. Nel caso di lesione al lobo frontale, la perseverazione si manifesta invece come la tendenza di uno schema integro ad attivarsi ripetutamente e intrusivamente nel tempo.

Infine, per completare questa operazione sull'utilizzo del termine "flessibilità", è bene riflettere su di un'altra prova frequentemente utilizzata per misurare questo costrutto.

Le prove di fluenza (verbale e figurale), impiegate in alcuni lavori per testare la flessibilità, sono molto più complesse del costrutto indicato. Tali prove contengono componenti importanti di *shifting* (in quanto è necessario variare, non ripetendo ciò che è stato prodotto, incalzati dal tempo), di controllo esecutivo/*inhibition* (dovendo adeguarsi a regole che proibiscono l'affermarsi di automatismi, come nel caso della prova verbale dove bisogna forzatamente iniziare con una specifica lettera, evitando parole derivate e ad alta frequenza d'uso come nomi propri e numeri); è facile sostenere anche l'implicazione del riaggiornamento in memoria di lavoro (bisogna ricordare e riaggiornare la lista di ciò che è stato detto o delle figure già disegnate).

In sostanza, molte di queste prove sono molto utili per valutare l'impegno delle funzioni esecutive in genere o dell'efficienza del sistema esecutivo, ma il problema dei costrutti rimane irrisolto.

Questi brevi cenni per rimarcare che anche quando si disquisisce sulla *flessibilità* non ci si riferisce a un costrutto "puro" e ogni volta bisogna risalire al tipo di prova e al livello di complessità utilizzato, prima di poter paragonare lavori o teorie.

Ulteriori spunti critici sui costrutti delle funzioni esecutive

Queste argomentazioni possono portare a rivedere i lavori nei quali i dati ricavati dalle diverse prove vengono classificati arbitrariamente e in cui si condividono "ciecamente" i costrutti, dandoli per scontati. Nonostante l'evidente difficoltà ad accettare lo stato delle cose, si potrebbero recuperare molti degli studi effettuati se nelle comunicazioni si evidenziassero contestualmente i test scelti, coniando frasi più cautelative e meno sbilanciate. In altri termini, si dovrebbero fare riferimenti alle funzioni esecutive in modo più generico, mettendo in rilievo sempre le prove psicometriche che le hanno volute rappresentare. Si eviterebbero in tal modo tendenze e affermazioni non completamente sostenibili. Un esempio pratico può sottolineare meglio questa atmosfera di "inquietudine" sulla correttezza metodologia che si spera, in questo contesto, di poter inculcare. Blair e Razza (2007) affermano che l'apprendimento della matematica può essere spiegato, in parte, dalla capacità di inibizione. Tuttavia, in realtà, tale apprendimento sembra essere spiegato dall'abilità congiunta di diverse funzioni esecutive che sottendono il *peg-tapping* (test da loro utilizzato). Se si analizza il *peg-tapping* si valuta l'imprecisione di fondo nell'assegnare esclusivamente all'inibizione la prerogativa di essere un'essenziale componente dell'apprendimento della matematica. Il *peg-tapping* è un compito di *reverse* "alla Luria", nel quale il soggetto deve battere due volte sul tavolo se lo sperimentatore batte una volta e viceversa. Questo compito (che viene assimilato nell'articolo all'*inhibition*) può sicuramente valutare il sistema di controllo della risposta, in quanto bisogna evitare di ripetere il gesto dello sperimentatore (Diamond e Taylor, 1996). Tuttavia, come rilevato dagli stessi autori (Luria, 1976, compreso), vi è anche un carico in memoria di lavoro nel ricordare e mantenere operante sia la regola, sia il tipo di azione da svolgere, che va cambiata in base al gesto dello sperimentatore. Queste abilità sono anche le componenti che Rubenstein, Meyer e Evans (2001) indicano come basilari all'operazione di *task shifting*, come abbiamo visto nel paragrafo precedente. Pertanto, un esercizio palesemente valutato come misura dell'abilità a inibire, apparentemente semplice, contiene da solo almeno tre delle funzioni considerate da Miyake e collaboratori (2000). In questo caso, si ribadisce, verrebbe meglio affermare genericamente che le funzioni esecutive sono alla base dell'apprendimento della matematica. Vi sono difficoltà anche quando le prove utilizzate sono più complesse e, quindi, teoricamente più paragonabili a una funzione esecutiva. Con i test Torre di Hanoi o Wisconsin, i costrutti sono così complicati ed embricati che è impossibile pensare di identificarli o peggio di isolarne uno specifico[11]. Non a caso, come riportato in nota, sono prove che nel tempo sono state utilizzate per rappresentare costrutti molto diversi tra loro.

Riassumendo, è bene rimarcare che molta letteratura si riferisce ai costrutti con una naturalezza che non ha riscontro con i fatti che vengono affermati. Il problema dei costrutti è chiuso dentro un loop di difficile soluzione. Per valutare separatamente le

---

[11] Miyake e Friedman (2004) sottolineano che il Wisconsin Cart Sorting Test, per esempio, è stato definito da diversi autori come una misura della serie: *"shift* di compito", "inibizione", "flessibilità", *"problem-solving"* e di "categorizzazione", solo per citare alcuni costrutti. La prova definita come la "Torre di Londra" (molto simile alla "Torre di Hanoi") utilizzata per valutare la pianificazione (Ozonoff e Jensen, 1999), sembra saturare soprattutto l'inibizione (Baughman e Cooper, 2007; Miyake et al. 2000, con la Torre di Hanoi). Con ciò non si vuole affermare che la Torre di Londra o quella di Hanoi siano ottimi test per valutare l'*inhibition*. Si sa solamente, dal lavoro di Miyake e colleghi, che l'*inhibition* isolata come variabile *latente* con le prove di Stroop, antisaccade, *stop-signal*, sarebbe il fattore che meglio correla con lo svolgimento della Torre di Hanoi. Rimane comunque un compito complesso che richiede diverse abilità intrinseche alla pianificazione come *ricordare* (le regole, le strategie), *cambiare* (strategia o azione), *inibire* risposte preponderanti, prevedere, monitorare l'errore e altro ancora.

diverse funzioni esecutive è necessario, come primo passo, scegliere, molto arbitrariamente, uno o più compiti che si presume rappresentino quel determinato costrutto (*inhibition, shifting, updating*). Emergeranno inevitabilmente i limiti di approssimazione che vi è tra un test e un processo mentale da rappresentare. Gli stessi termini utilizzati, come *shifting* e *inhibition*, hanno molteplici significati. Si suggerisce, pertanto, di non avventurarsi sui costrutti in modo deciso, ma di fare riferimento alle funzioni esecutive in termini più generali e di accennare a un possibile costrutto prevalente in un data prova, con la cautela e la consapevolezza che tutti gli altri sono presenti anche se in quantità minore e, soprattutto, che si sta utilizzando una "argomentazione debole"; non dimenticando mai di esplicitare la prova psicometrica utilizzata anche nei commenti successivi, evitando discussioni con stereotipi ed "etichette" ("cade nell'inibizione", "è un ADHD, pertanto...") che possono portare a spiegazioni contradditorie perché a volte si sono utilizzati due test diversi per rappresentare lo stesso costrutto, oppure due costrutti diversi sono rappresentati dallo stesso test.

Infine, non bisogna dimenticare, come si diceva più sopra, che nella misura delle funzioni esecutive è necessario superare il problema dell'"impurità"[12]. Ciò è possibile se si riesce a scaricare nella costruzione del paradigma sperimentale direttamente l'effetto che il modulo periferico ha sui sistemi centrali. In altri termini, invece di isolare gli aspetti modulari a posteriori attraverso complicate procedure di equazioni strutturali, quando è possibile forse è più prudente scorporare direttamente a priori (il più possibile) gli effetti dei moduli sulla misura dei sistemi centrali[13].

Intervento e interazione del SAS con i diversi processi

Da diversi anni si valutano immagini delle attivazioni cerebrali, si analizzano aree, si studiano citoarchitetture, si riescono a definire diverse funzioni risalendo (è sempre bene non dimenticarlo) al livello mentale funzionale e comportamentale. Si tenta altresì di interpretare (purtroppo anche agendo chimicamente) l'attività dei diversi neurotrasmettitori, non conoscendoli tutti e ignorando in gran parte le diverse interazioni in atto, muovendosi in un ambito in cui regna attualmente una profonda incertezza.

Non vi è un modello funzionale certo (questo ce lo insegna anche la fisica), ma diverse ipotesi di funzionamento che devono fare i conti con quanto proposto dalle neuroscienze.

---

[12] Inconsapevolmente, invece dei sistemi centrali si possono misurare erroneamente gli aspetti modulari in input e in output che intervengono inevitabilmente, in quanto il compito test va comunque percepito e agito.
[13] Ad esempio, in un test di cancellazione che vuole misurare l'attenzione selettiva, dove il soggetto deve barrare un tipo di stimolo immerso in mezzo a distrattori, può succedere che il modulo "lentezza motoria nel barrare" possa confondere la misura dell'attenzione (che il test sostiene impropriamente di poter valutare). Per evitare tale inconveniente, dovrebbe essere prima misurata la velocità motoria nel *barrage* del soggetto per poi sottrarla alla performance nel test di cancellazione (composto di *barrage* e di ricerca visiva dello stimolo in mezzo ai distrattori). Il risultato della sottrazione del modulo motorio dalla performance attentiva-motoria sarà rappresentato dall'attenzione selettiva più pura (Benso e Bracco, 2006).

Da un punto di vista comportamentale, la neuropsicologia trova importanti riscontri misurando e proponendo riabilitazioni in base alle lacune evidenziate nella fase diagnostica.

Definire il SAS come coordinatore e convogliatore di energie (biochimiche ed elettriche) in particolari circuiti autoorganizzati, scongiura, in primis, la tanto temuta introduzione dell'*homunculus* (v. in seguito).

Le teorie dei sistemi prevedono modelli auto-organizzati che possono anche essere computazionalmente molto semplici e plausibilmente supportabili da un sistema ipercomplesso come il cervello umano. La recente introduzione della teoria dei neuroni *mirror* (che, tuttavia, non deve essere utilizzata come un mero "principio esplicativo") porta ulteriore evidenza a quelle linee di pensiero che da tempo delineano un SAS molto presente nel controllo delle funzioni specifiche, che non è rigidamente confinato esclusivamente nei sistemi più centrali e che non "cala dall'alto". Purtuttavia, il SAS si distingue dai circuiti modulari, anche se spesso interagisce con loro quando è necessario.

Nelle situazioni routinarie soggette ad autoregolazione, verrebbe rispettata una sorta di "turnazione" che vede il SAS meno impiegato nelle condizioni automatizzate e iperapprese e molto coinvolto nelle fasi di apprendimento, di riapprendimento e di controllo in genere. Per comprendere come il SAS sia chiamato ad agire sui sistemi specifici senza dover pensare a un supervisore che creerebbe una regressione all'infinito, è sufficiente pensare a un "meta" (o a un "info") controllo di un circuito su di un altro. Il concetto si semplifica se si porta l'esempio di un "banale" termostato quando regola automaticamente la temperatura (un circuito secondario, che accumula evidenza che, a un certo livello, innesca e abbassa un relè che (retro)-agisce e influisce sull'attivazione di un circuito primario). Diventa banale costruire circuiti auto-organizzati con la "ricorsione", e di fibre "ricorrenti" ne è ricco il cervello[14]. Si potrebbe sostenere che il SAS può essere collegato ad "accumulatori di evidenza" (come ad esempio potrebbe esserlo il sistema emotivo) che, quando raggiungono un certo livello, promuovono il suo intervento attraverso opportuni operatori (risorse e funzioni esecutive).

Per le teorie che vogliono escludere il SAS e riferirsi alle sole funzioni esecutive varrebbe la stessa cosa, ma forse il tutto sarebbe computazionalmente più dispendioso. Anche il punto di vista dei neuroni *mirror* che vede un SAS più partecipe e spesso in gioco, indebolisce l'ipotesi dell'indipendenza delle funzioni esecutive. Per il principio dell'economia cognitiva è più funzionale che un unico meccanismo si innesti proponendo diversi livelli di impegno delle funzioni esecutive più adatte, piut-

---

[14] Alcuni teorici dei sistemi dei neuroni specchio (ad es. Gallese, 2007) potrebbero trovare poco utile il riferimento a "modelli cerebrali rigidi" che chiamano in causa circuiti come quelli elencati; tuttavia, la ricorsione è un meccanismo (che comunque qui non viene riportato come unico processo possibile) molto semplice che non possiamo negare per le evidenze anche neuroanatomiche che presenta (ad esempio, i collegamenti in *feed-forward* e *feed-back* tra diverse aree cerebrali e i circuiti riverberanti che rigenerano il segnale amplificandolo).

tosto che dover moltiplicare per ogni funzione esecutiva i compiti attribuiti al SAS. Sostenendo questo punto di vista, anche in questo scritto, verrà sempre proposto un intervento del SAS con le sue multifunzioni, piuttosto che delineare processi sorretti da singole funzioni esecutive che, come si è affermato in precedenza, non agiranno mai isolatamente.

Sintetizzando i diversi aspetti trovati in letteratura, si può affermare che il SAS abbia una pluralità di funzioni riconosciute, come: fornire energie e controllo dei processi in fase di apprendimento; favorire il coordinamento e, pertanto, l'assemblamento di moduli semplici in apprendimenti complessi; controllare e mantenere la coerenza del comportamento del momento, agevolando l'autoregolazione; supervisionare la selezione competitiva degli schemi in funzione dello scopo; inserirsi nel modulo formato per riprogrammarlo; essere sensibile alle sollecitazioni emotive per controllare il comportamento in funzione del contesto.

Potremmo pensare che durante lo sviluppo, attraverso il sostegno del SAS che coordina e gestisce risorse, si "modellino" nel tempo circuiti disposizionali cerebrali che esprimono le funzioni esecutive, che sono da intendere come il risultato dell'interazione con l'ambiente tra sistemi emotivi, motivazionali e cognitivi.

Le diverse funzioni si rivelano e si sviluppano anche grazie al sistema di ricompensa e, pertanto, attraverso le motivazioni; la loro eventuale affermazione, conseguentemente, delinea una particolare valenza emotiva.

Ciascuna funzione esecutiva, sempre molto collegata con le altre, sarebbe supportata da una risultante di risorse che si riassume nelle forze (vettoriali) dei tre sistemi (emotivo, cognitivo, motivazionale), i quali ricorrono spesso in unione o in contrapposizione. Lo stesso Kant, ispirandosi a Platone, delinea tre facoltà assolutamente irriducibili: la conoscenza, il sentimento e il desiderio; facoltà che è facile ritradurre in "cognitivo, emotivo, motivazionale".

L'alimentazione, l'integrazione e la coordinazione dei diversi servosistemi periferici (moduli automatizzati e semiautomatizzati) dipenderebbe dal SAS che, tuttavia, non può farsi carico di tutto perché rischierebbe un ingorgo computazionale che rallenterebbe l'intero sistema (Shallice, 1988). La "periferia" modulare è auto-organizzata, nel senso che si autogestisce nei limiti delle "risorse dedicate"[15] alle routine. Gli stati in cui il SAS si tiene fuori e lascia che il modulo si esprima in autonomia salvano l'assunto di modularità così utile ai fondamenti della neuropsicologia.

Il SAS rimane comunque a disposizione dei sistemi modulari anche molto automatizzati, per intervenire quando è necessario (è sensibile soprattutto alle sollecitazioni del sistema emotivo).

La capacità di camminare, negli anni, è diventata un meccanismo automatico (modulare); vi è diversità, tuttavia, da quando si passeggia spensieratamente, rispet-

---

[15] Vedi in seguito il "processore dedicato" definito da Moscovitch e Umiltà (1990). Possiamo definire il termine come un insieme di risorse attentive implicite che alimentano il modulo che si sta formando, trasformandosi dalla loro caratterizzazione aspecifica a una specificità attinente al modulo stesso.

to a quando si deve prestare particolare attenzione sopra una passerella sospesa sull'acqua che provoca la "giusta" ansia e induce a dover osservare attentamente "dove si mettono i piedi".

I livelli emotivi motivazionali, pertanto, sarebbero implicati nel richiamare l'attenzione dai sistemi centrali verso i processi modulari, evidenziando marcatamente quando non ci si può più affidare alla routine automatizzata. C'è pertanto un collegamento permanente che si esprime a volte più centralmente a volte più modularmente (ipotesi del continuum; Benso, 2007).

Da questa impostazione, che deve il suo contributo in parte anche a filosofi della scienza come Maturana e Varela (1987) con il concetto di "autopoiesi" e a Morin (1982) con il concetto di "auto-eco-organizzazione", ne deriva che si è ben lontani dal rischio di aver introdotto con il SAS, così descritto, l'azione arbitraria di un *homunculus* che agirebbe in base alla "lettura" che fa dei pensieri e delle rappresentazioni mentali, come alcuni paventano (Zelazo e Muller, 2002).

La *regressio ad infinitum* dei diversi *homuncoli* (chi controlla i controllori?) viene esorcizzata dal concetto di sistema autoregolato, caratterizzato dal fatto che l'attivazione e l'inserimento del sistema di controllo avviene implicitamente dopo che si è accumulata una certa quantità di informazione.

Il tutto, come dicevamo più sopra, procede attraverso "accumulatori di evidenza" che, una volta raggiunta la soglia critica (ad esempio del livello emotivo), inducono il sistema ad attivarsi introducendo controlli e monitorizzazioni che rallentano e rendono più accessibile alla coscienza il processo in atto.

Abbiamo visto come il sistema emotivo sia sostanziale per promuovere l'attivazione del SAS e i processi di controllo, anche nei confronti di sistemi molto automatizzati (come il camminare). Pertanto, l'equilibrio nell'autoregolazione si ha quando il sistema cognitivo riesce a controllare e a perseguire lo scopo del momento, nonostante l'aumento del livello emotivo (ad esempio, riuscire a concentrarsi esclusivamente sul canestro durante l'ultimo e decisivo tiro libero, alla fine di una partita di basket), oppure in senso inverso, quando il sistema emotivo, implicitamente, avvisa di un rischio e promuove uno stato di maggiore attenzione (pensiamo a quando dobbiamo affrontare un pericoloso sentiero di montagna). Come ben sappiamo, però, lo stato emotivo incontrollato può provocare inserimenti e disinserimenti inopportuni del SAS e conseguenti blocchi comportamentali.

Ad esempio, un aumento del livello emotivo può portare a un eccessivo controllo non sempre redditizio (inserimento indebito del SAS) su automatismi iperappresi. Se ciò avviene durante il colpo decisivo di un game di tennis, vi sarà un'inevitabile rallentamento del gesto che diverrà meno fluido e più contratto.

Nel senso opposto, il SAS potrebbe disinserirsi per un aumento di livello emotivo quando invece dovrebbe controllare e monitorare compiti, come quello di un'interrogazione argomentata; in tal caso, il soggetto potrebbe cadere in preda agli automatismi (sottocorticali) e cantilenare a memoria. Infine, si può notare l'impotenza del sistema cognitivo quando un soggetto, in preda al panico (altissimo livello di emotività), si blocca a metà di una scala a pioli senza più poter scendere o salire e, soprattutto, non riesce a riavviare una qualsiasi azione, essendo bloccato emozionalmente dai circuiti cerebrali che promuovono il *freezing*[16].

Sintetizzando, in questo paragrafo si teorizza un solo sistema a componenti multiple, il SAS, sensibile agli accumulatori di evidenza e, pertanto, immerso nei processi emotivi e motivazionali. Tale sistema interagisce con i moduli automatizzabili (apprendimenti) per favorirne lo sviluppo, per correggerne i meccanismi disadattivi, per controllarne la prestazione quando non possono esprimersi a livello di routine (fase modulare) e, infine, per ordinarne e coordinarne la "selezione competitiva", come riferisce Shallice (1988). Il SAS è multicomponenziale e utilizza diverse funzioni (esecutive) per i suoi controlli e interazioni; tali funzioni non si manifestano mai isolatamente, ma sono strettamente legate tra loro. I diversi tipi di compiti o di mansioni possono richiedere e far emergere l'impegno maggiore di un tipo di funzione esecutiva piuttosto che di un'altra; è questo aspetto che valutiamo con i nostri strumenti di misura quando cerchiamo il costrutto prevalente, al netto del fenomeno dell'impurità (v. nota 13).

Le funzioni esecutive

A questo punto, abbiamo creato i presupposti per cominciare a delineare con la dovuta cautela, ma con più cognizione di causa, le funzioni esecutive. È importante valutare che niente è scontato come sembra e un taglio "scolastico", con definizioni nette e certe, diventa metodologicamente rischioso, sia per il livello scientifico che per quello clinico.

Quali e quante siano le funzioni esecutive non è possibile definirlo nemmeno basandoci sulla letteratura. Tenendo conto di diversi punti di vista, potremmo affermare che "le funzioni esecutive sono dei processi necessari a programmare, a mettere in atto e a portare a termine con successo un comportamento finalizzato a uno scopo".

Quando si parla di scopi non si può fare a meno di valutare per ogni funzione esecutiva una sua carica motivazionale emotiva e, quindi, non vi saranno funzioni esecutive prettamente "cognitive" (v. in seguito).

Storicamente, ci si riferisce primariamente ai concetti di "distraibilità" e di "perseverazione" derivati dagli studi sui pazienti "frontali" (Shallice, 1988). Tali concetti vengono in seguito rinominati con i termini di "controllo" e "flessibilità" (Baddeley e Bernsen, 1989; Shallice, 1988).

Sono frequentemente considerati come FE anche l'avvio, il sostenere l'attenzione nel tempo, il riaggiornamento in memoria di lavoro (Baddeley, 1986; Miyake et al., 2000). Altri autori arriveranno a isolare il *problem-solving* come la funzione esecutiva ideale (Zelazo e Muller, 2002). Altri ancora, come McCloskey, Perkins e Van Diviner

---

[16] Le efferenze dirette dell'amigdala verso la sostanza grigia periacqueduttale sono responsabili dei comportamenti difensivi e del *freezing* posturale (immobilizzazione motoria), che sono comunque comportamenti adattivi per la specie, se si manifestano nei giusti contesti, perché favoriscono la mimesi.

(2008), elencheranno ben 23 funzioni esecutive solo inerenti all'autoregolazione.

La classificazione delle FE qui riportata deriva dalla valutazione critica della letteratura e, soprattutto, si attiene a quanto viene sostenuto dalla neurofisiologia funzionale (vedere paragrafo seguente), per non cadere nelle false proiezioni a cui può portare il cognitivismo "stretto" (Shallice, 1988).

In questo contesto, dove si delineeranno gli aspetti riguardanti l'evoluzione e la maturazione delle FE, non ci si può esimere dal rimarcare quelle definite "protofunzioni esecutive" (Benso, 2010), intendendo con tale termine i primissimi processi preparatori allo sviluppo delle FE di base durante il passaggio dell'infante dalla fase delle rappresentazioni implicite a quelle esplicite, come sostenuto da Karmiloff-Smith (1992).

Nella teoria dell'attenzione, le due fasi indicherebbero la selezione guidata dagli stimoli esterni (esogeni, *stimulus-driven*) e la selezione guidata dagli scopi interni (endogeni, fase esplicita, *goal-driven*).

Tra queste "protofunzioni" troviamo la capacità di staccare l'attenzione dalla linea dello sguardo, quindi il disancoraggio, lo spostamento e l'ancoraggio dell'attenzione. In altri termini, quell'aspetto di orientamento dell'attenzione guidato da processi esterni prima e interni poi (è l'affermarsi del sistema di controllo). In seguito, si può considerare la capacità di avviare un'azione, che si afferma primariamente dietro la spinta di uno stimolo elicitante; successivamente, maturerà come vera e propria FE, nel momento in cui il soggetto intraprenderà un'azione spinto da un processo sostenuto da motivazioni interne (*top-down*); l'avvio sarà il prerequisito necessario per la capacità di shiftare da un compito a un altro, rendendo il comportamento flessibile. Infine, prelude a ulteriori sviluppi anche cognitivi complessi la capacità di allertarsi appropriatamente con stimoli condizionati; ciò permette, dopo la generalizzazione, l'adattamento ad ambienti che necessitano di prevedere e anticipare determinati comportamenti. La generalizzazione dell'allerta può portare a prevedere prima o a simulare l'evento atteso in una situazione "come se" (Damasio, 1994); ciò sviluppa la capacità di astrazione, elemento fondamentale dei sistemi intellettivi.

Il passaggio dalle fasi implicite a quelle esplicite va di pari passo con lo sviluppo del sistema di controllo.

Lo studio sulle lesioni cerebrali, soprattutto, è stato utilizzato per giustificare la scelta che segue delle FE senza nulla aggiungere. Esse sono deputate:

a. ad avviare l'azione;
b. a sostenere nel tempo l'attenzione (fasicamente e tonicamente);
c. a controllare i pensieri, le azioni e l'emotività (autoregolazione e *inhibition*);
d. ai cambiamenti repentini di compito (*shifting*);
e. alla rielaborazione nella memoria di lavoro (*updating*).
   Tutto ciò sostiene e sfocia nella
f. simulazione anticipatoria, nell'astrazione, nell'organizzazione, nella verifica, nella pianificazione, nel *problem-solving*.

È bene ricordare che tali funzioni necessitano di un'adeguata quantità di risorse attentive per alimentare i diversi sistemi, compresi quelli di memorizzazione (sui quali si sostengono costantemente).

Il concetto di risorse è definito da Shallice (1988) come il numero medio di neuroni che funzionano normalmente nel sottosistema, necessario per produrre un determinato livello di prestazione.

Tale definizione è sostenuta da alcune evidenze indirette, come quelle di Bush e collaboratori (2000), che trovano attivata la corteccia cingolata anteriore dorsale durante il monitoraggio di funzioni in competizione tra loro, nel rilevamento dell'errore e durante l'utilizzo della memoria di lavoro. Quest'area risulta ipoattivata in caso di depressione (Drevets, 2000) e, pertanto, si conferma la propensione del giro del cingolo anteriore ad attivarsi durante i processi di autoregolazione dell'individuo[17]. Sarter e colleghi (2005) misurano, durante lo sforzo attentivo, l'aumento di perfusione di acetilcolina (importante neurotrasmettitore coinvolto nei diversi tipi di attenzione e di memoria) nei collegamenti che vanno alla corteccia frontale e temporale. Sono evidenze tangibili, collegabili all'esercizio delle risorse comunque sempre difficili da rendere oggettivabili.

Viene anche da pensare che l'attenzione sostenuta, da alcuni definita come una delle funzioni esecutive (Baddeley, 1986; Barkley 1997), sia l'espressione più tangibile delle risorse che sorreggono i processi in atto.

Il concetto di risorse, come definito più sopra, deve essere inteso come la risultante delle forze motivazionali cognitive ed emotive in rapporto dialogico ricorsivo. Pertanto, in assenza di motivazioni o di un particolare tono emotivo le risorse espresse saranno minime, anche se cognitivamente adeguate. Questo aspetto viene ulteriormente chiarito dalla teoria delle *default mode network*. Tale teoria spiega che particolari aree cerebrali sarebbero adibite a sostenere attività di pensiero non particolarmente concentrate (definite anche: *wandering*, in *default mode*; Fassbender et al., 2009). Si è notato che qualora venga richiesta una particolare concentrazione attentiva su di un compito (che può essere anche un gesto sportivo), le aree cerebrali di default cessano di emettere per permettere alle aree specializzate nei processi attentivi di attivarsi al massimo. Pertanto, la difficoltà di concentrazione non deriverebbe obbligatoriamente dalla mancanza di risorse (più tipica del ritardo mentale), ma anche dal fatto che le aree di default network continuano a emettere e creano interferenza; ciò produce un impoverimento delle risorse in dotazione all'individuo. Alcuni soggetti definiti come "ritardati mentali" non sempre lo sono veramente, perché non sono realmente poveri di risorse. Essi, in questi casi, sono soprattutto disturbati da aspetti emotivi e, quindi, dall'interferenza delle default network che crea rumore di fondo e rende i soggetti impulsivi e disattenti e, quindi, apparentemente inadeguati. Trattamenti cognitivi attentivi e di controllo dell'emotività spesso, dopo alcuni mesi, fanno migliorare questi "falsi ritardi" nelle prestazioni e, di conseguenza, i punteggi dei quozienti intellettivi (QI; Rueda et al., 2004; Benso, 2004). Questo è da tenere ben

---

[17] Recenti lavori di Fellows e Farah (2005) mettono in dubbio la funzione di controllo del giro del cingolo anteriore, ipotizzando il suo compito più confinato agli aspetti motivazionali e forse al semplice rilevamento della situazione conflittuale. Rimane comunque un'area coinvolta nel complesso processo di autoregolazione.

presente durante le formulazioni di diagnosi di ritardo mentale o di borderline cognitivo. In caso di dubbio, anche minimo, è buona regola cautelativa sospendere il giudizio diagnostico e trattare almeno per un anno, con costanza e coerenza, i sistemi attentivi ed esecutivi (Benso, 2010).

Distinzione tra i sistemi esecutivo e attentivo; tra le funzioni esecutive cool e quelle hot

Esiste la distinzione "classica" (Purves et al., 2010) tra sistema esecutivo e quello attentivo. Tuttavia, ora sappiamo che i confini non sono netti e che le diverse funzioni sembrano sorreggersi a vicenda.

Si sostiene ancora che il sistema attentivo ed esecutivo abbiano forme propriamente distinte. L'attenzione agirebbe sui processi sensoriali in input e sulle rappresentazioni interne (si può concentrare su di uno spazio, su di un pensiero o sulla rappresentazione di uno spazio). Il sistema di controllo esecutivo agirebbe invece su piani di comportamento. Tuttavia, come si è visto più sopra, gli aspetti attentivi sembrano precorrere e contribuire allo sviluppo delle funzioni esecutive. Lo stesso Baddeley (1986) "infrange", si fa per dire, la distinzione inserendo l'attenzione selettiva nelle funzioni esecutive. Barkley (1997) arguisce che il sistema esecutivo può essere considerato una più generale forma di attenzione rivolta verso se stessi. Egli afferma che, in riferimento alle funzioni esecutive, i processi attentivi sono abilità essenziali e subordinate a questo costrutto (in linea con l'ipotesi delle "protofunzioni esecutive" qui esposta), oppure possono essi stessi essere considerati funzioni esecutive. Per esempio, l'attenzione selettiva e sostenuta, l'inibizione e le operazioni di cambiamento veloce di compito (*shifting*), per Barkley sono processi cognitivi che sottostanno al comportamento orientato nel futuro su di una specifica meta (definizione di funzione esecutiva).

Indipendentemente dalle posizioni dei singoli, possiamo comunque osservare come dall'attenzione selettiva, che permette di isolare uno stimolo target immerso in un contorno di distrattori, si può sviluppare la funzione di controllo esecutivo che sarà deputata a mantenere un comportamento finalizzato a uno scopo, nonostante l'intervento di attrattori interferenti e fuorvianti.

Dall'allerta fasico (breve intervallo di preparazione per effettuare un'adeguata risposta) si può sviluppare l'attenzione sostenuta allungando gradualmente la durata tra il segnale di pronti e il via (rappresentato dall'apparizione del bersaglio a cui bisogna rispondere).

L'attenzione sostenuta nel tempo (potenzialmente assimilabile al concetto di "risorse") ha diverse componenti di controllo ed è accompagnata dalla gestione della frustrazione al perdurare del compito (che alcuni definiscono come una delle principali funzioni esecutive, sostenuta dalla capacità di controllo).

L'orientamento dell'attenzione (disancoraggio, spostamento e ancoraggio) prelude al cambiamento immediato di compiti (*task shift*) e, in questo caso, interverrà anche la funzione di avvio (di un altro compito).

La capacità di focalizzare l'attenzione su di uno spazio ristretto, o di concentrarla in un tempo relativamente breve, può essere propedeutica al funzionamento della memoria di lavoro, molto simile a come la intende Cowan (2000)[18].

Ampliando il punto di vista, possiamo valutare il sistema esecutivo attentivo come il nucleo per l'evoluzione dell'intero sistema cognitivo.

Anderson e collaboratori (2010) sostengono che lo sviluppo delle "tradizionali" funzioni esecutive è necessario per il consolidamento delle capacità cognitive intellettive, degli apprendimenti, delle memorie, citando un consistente numero di lavori che rafforzano, pertanto, l'idea che tutte le funzioni cerebrali si sviluppano solo se vi è un adeguato sistema esecutivo operante, non dimenticando che tutti questi processi sono innestati e immersi nel contesto umorale e ormonale fornito dal tono emotivo e sono indissolubilmente legati ad esso anche implicitamente (Lewis e Todd, 2007).

Non può esistere un'operazione cognitiva "pura": l'influenza dei sistemi sottocorticali e dei nuclei del sistema emozionale è continua. In qualsiasi compito cognitivo svolto sotto osservazione, può emergere un'ansia da prestazione non sempre controllabile. Questa inestricabile unione si afferma soprattutto quando si tratta di *autoregolazione* del comportamento, che potremmo definire come l'equilibrio implicito tra il sistema emotivo motivazionale e quello cognitivo di controllo, in funzione dell'adattamento e dello scopo del momento (per maggiori e più complete informazioni sull'autoregolazione vedere Usai et al., 2012). A proposito di autoregolazione, gli stessi Lewis e Todd (2007) criticano altresì la divisione tra funzioni esecutive calde (emotive, *hot*) e fredde (cognitive, *cool*). "Gli psicologi hanno a lungo cercato di risolvere la disgiunzione fondamentale tra funzioni cognitive ed emotive. Ma ciò che è notevole e forse allarmante è che la ricerca sulla autoregolazione ha perpetuato questa disgiunzione piuttosto che risolverla, per esempio tracciando una linea tra funzioni esecutive fredde '*cool EF*' coinvolte in attività puramente cognitive e le '*hot EF*' coinvolte nella regolazione emozionale" (Lewis e Todd, 2007).

Le funzioni "calde" prevarranno sicuramente, e possono far emergere anche poco *cool* cognitivo, mentre quelle "fredde" non lo saranno mai completamente. Ciò significa che svolgere un compito di Stroop con parole ad alto contenuto emotivo è comunque un compito che viene svolto anche con le funzioni di controllo, mentre svolgere un compito di Stroop puramente costruito con colori e parole che indicano colori non è esclusivo di "freddo" controllo, ma interviene comunque una carica di attivazione emotiva se il soggetto viene misurato e osservato.

Non ci si libera facilmente del sistema emotivo di sottofondo. Anderson et al. (2010) titolano un paragrafo "funzioni esecutive calde"; tuttavia, il taglio del lavoro sembra essere indirizzato prevalentemente verso l'aspetto socio-affettivo. Viene delineato lo sviluppo che fa emergere nell'infante, parallelamente alla capacità di interpretare sti-

---

[18] Sintetizzando, si può dire che Cowan teorizza la memoria di lavoro come una porzione di memoria a lungo termine, circoscritta e isolata da un fuoco attentivo a capacità limitata e soggetto a decadimento temporale e a interferenza. In tale ambiente delimitato, il sistema esecutivo può manipolare e rielaborare l'informazione.

moli affettivi non verbali, quella di comprendere il senso dello humor. Tali autori discutono soprattutto sull'affermarsi del senso della moralità e del brusco cambiamento che porta, intorno ai 4 anni, alla capacità di "resistere" alle false credenze per stabilire i presupposti della teoria della mente (mettersi nei panni dell'altro).

E già in questo punto si nota come vi siano sistemi cognitivi ed emotivi interagenti e indissolubilmente legati. Anche questa volta torniamo all'idea del continuum che esclude i sistemi dicotomici "tutto o niente". Diversi compiti possono provocare differenti gradi di attivazione emotiva, quindi si conviene che un compito può essere più *hot* di un altro; è difficile, tuttavia, stabilire se una prova costruita con materiale emotivo sia più "calda" di un'altra prettamente cognitiva, ma che incalza e amplifica l'ansia di prestazione[19].

Potremmo terminare rimarcando, con Lewis e Tood, come ogni funzione cognitiva sia inevitabilmente "colorata" da un sistema emotivo sempre presente nei tratti e negli stati degli individui. Solo in particolari situazioni, derivanti da esiti lesionali, può occasionalmente avvenire questa disgiunzione. Pensiamo, ad esempio, al linguaggio che si esprime sempre con un carico variabile di emotività e di enfasi comunicante, pragmatica e contestualizzante, definita "prosodia". Qualora si verifichino lesioni spesso circoscritte all'area di Broca (corrispondente) dell'emisfero destro (area 44 di Brodmann), sovente i soggetti perdono l'aspetto prosodico in produzione e questo è invalidante per la comunicazione fine. Come a dire che sarebbero guai seri se una funzione cognitiva fosse solo *cool* (fredda); dobbiamo sperare di avere il giusto grado di *hot* (caldo) sempre collegato.

Evidenze neurofisiologiche dell'attenzione e delle funzioni esecutive

Le cortecce prefrontali dorsolaterali (CPFDL), le cortecce prefrontali ventromediali (CPFVM), la corteccia cingolata anteriore (ACC), i gangli della base, la corteccia temporo-parietale posteriore, il cervelletto sono siti che, qualora lesionati, possono mettere in evidenza disturbi a determinate funzioni esecutive e attentive.

Il sistema della CPFDL (soprattutto area 46 di Brodmann) apparentemente sembra delegato agli aspetti più prettamente cognitivi; è fortemente collegato con la corteccia parietale posteriore (attivazioni concomitanti) e con l'ippocampo (importante area per la codifica e il recupero nei sistemi di memoria). Le connessioni con i centri emotivi non mancano, tanto che, in caso di lesione della CPFDL, si manifesta apatia (*a*-privativo e *pathos*, emozione), oltre che difficoltà nel sistema di controllo (del pensiero e dell'azione) e nell'avvio.

Lo *shift di compito* (flessibilità, cambiamento di compito) che contiene la funzione d'avvio, sembra essere supportato anch'esso dalla CPFDL, soprattutto di destra.

---

[19] Nei nostri laboratori potremmo misurare in ogni momento gli indici di attivazione emotiva (aumento del ritmo cardiaco e respiratorio, della pressione sanguigna, della velocità elettrodermica) durante lo svolgimento di prove prettamente cognitive.

Sempre la CPFDL si attiva durante i compiti di riaggiornamento in memoria di lavoro (Postle e D'Esposito, 2000), come lo è l'*alfa span*[20].

Il sistema delle CPFVM sembra, invece, delegato ad aspetti più "socio-affettivi". Riceve afferenze soprattutto dal sistema emozionale limbico, dall'amigdala (importante centro emotivo) e dall'area tegmentale ventrale (ricca di neuroni dopaminergici). Lesioni in tale area portano a diminuire la sensibilità verso la conseguenza delle azioni.

Soprattutto individui con lesioni alla parte di corteccia orbitofrontale mostrano difficoltà ad apprendere le relazioni tra stimoli e ricompense e, una volta appresa una contingenza stimolo-risposta, hanno difficoltà a invertirla[21].

È la stessa osservazione che Sagvolden et al. (2004) fanno, delineando uno dei tre tipi "dopaminergici"[22] del disturbo da deficit di attenzione (*Attention Deficit Hyperactivity Disorder*, ADHD) che avrebbe problemi, in questo caso, alla via meso-limbica (area tegmentale ventrale → nucleo accumbens → CPFVM). Tali bambini avrebbero difficoltà nell'apprendere nuovi comportamenti anche se seguiti da premi e, nello stesso tempo, a estinguere comportamenti disadattivi.

Tuttavia, il sistema delle CPFVM non è prettamente "socio-affettivo"; come abbiamo visto, è implicato in alcuni tipi di compito di *shifting* (Wisconsin); inoltre, in caso di lesione, come sostengono Purves e colleghi (2010) vi è la perdita di un certo tipo di "controllo" e si formano comportamenti da disinibizione (il soggetto non è più in grado di contrastare impulsi e pensieri), comportamento di utilizzazione (il soggetto viene spinto a usare strumenti e oggetti, anche non di sua pertinenza, che trova accessibili), sindrome da dipendenza ambientale (in modo simile il soggetto si fa condizionare dall'ambiente comportandosi in modo da aderire totalmente al contesto).

Come si può rilevare, entrambi i sistemi (quello ventrale e quello dorsolaterale), anche se con prevalenze diverse, contengono funzioni sia emotivo-socioaffettive che cognitive; inoltre, confluiscono nel giro del cingolo anteriore che sembra delegato alla sintesi delle informazioni computate nelle due vie. Il giro del cingolo anteriore nella parte ventrale sarebbe specializzato nelle informazioni di tipo emotivo e, nella parte dorsale, in quelle di tipo cognitivo.

Tale area sembra lavorare in sinergia con entrambe le cortecce prefrontali per monitorare e verificare, richiedendo poi, soprattutto alla CPFDL, la risoluzione dei conflitti (ad esempio nei compiti tipo Stroop o Flanker[23]).

---

[20] L'*alfa span* misura lo *span* di riaggiornamento in memoria di lavoro. La prova funziona all'incirca nel seguente modo. Il soggetto sente: "cane", "rana", "birra", "luna" e deve dapprima ripeterli nello stesso ordine con cui li ha sentiti, poi ripeterli secondo l'ordine alfabetico (riaggiornamento in memoria di lavoro).

[21] È quanto abbiamo sostenuto in precedenza sul tipo di "perseverazione" prodotta da test come il Wisconsin.

[22] Le tre vie dopaminergiche implicate nell'ADHD sono la mesolimbica, la mesocorticale, la nigro striata (Sagvolden et al., 2004).

[23] Il test introdotto da Eriksen ed Eriksen nel 1974, detto Flanker, crea conflitto con compiti di questo tipo: "premi il tasto più velocemente possibile verso la direzione indicata dalla freccia in centro: → ← →".

Il rilevamento e la successiva risoluzione del conflitto sono anatomicamente dissociati dall'attenzione selettiva, che opera soprattutto in input. La selezione delle informazioni rilevanti sembra dipendere dalle cortecce parietali superiori, dalla corteccia frontale superiore destra e dal cervelletto (Casey et al., 2000).

L'orientamento spaziale volontario dell'attenzione dipende dai collegamenti diretti tra i campi oculari frontali (*frontal eye fields*, FEF; nell'area 8 di Brodmann, implicati nel movimento oculare) con l'area premotoria e supplementare motoria. I FEF sono, a loro volta, interconnessi con l'area intraparietale laterale (LIP) implicata, anch'essa, in diverse attività attentive. Tale area attinge alle informazioni di tipo visivo ed è anch'essa interessata nel movimento oculare e attentivo, nel senso di valutare il contesto per orientare l'attenzione verso lo spazio più consono all'azione che sarà svolta.

La localizzazione cerebrale delle aree implicate nell'*allerta* (attesa, con intensa concentrazione, di un evento dopo che un indizio ne preannuncia l'arrivo; come nella situazione del "via" che segue un "pronti") e degli aspetti spaziali relativi all'orientamento automatico dell'attenzione (quelli *bottom-up*, guidati dagli stimoli esterni) è stata delineata soprattutto da Corbetta e Shulman (2002). Essi descrivono, a tal proposito, un circuito che si dirama dal tronco dell'encefalo (*locus coeruleus*) e risale prevalentemente verso l'emisfero di destra, passando per la giunzione temporo-parietale e arrivando fino al lobo frontale ventrale.

Lesioni a tale circuito (che coincide con le proiezioni dei neuroni noradrenergici) portano a ritardi nell'attivazione dopo un avviso (mancanza dell'effetto allerta) e a fenomeni di disattenzione verso l'emicampo (per lo più sinistro) controlaterale alla lesione (per lo più destra), quindi a situazioni di emi-inattenzione spaziale (*neglect*).

Infine, le vie sottocorticali sembrano coinvolte negli spostamenti attentivi e nell'ancoraggio del fuoco dell'attenzione e, rispettivamente: i collicoli superiori del mesencefalo e il pulvinar del talamo. L'attenzione focalizzata, inoltre, attiva le aree sensoriali secondarie nelle modalità chiamate in causa dal tipo di compito.

Infine, è bene aggiungere che la via dopaminergica che arriva ai gangli della base è importante per filtrare stimoli ininfluenti, che possono creare interferenze in memoria di lavoro (Horowitz et al., 2006; McNab e Klingberg, 2008).

Riassumendo, sono state indicate aree cerebrali di supporto di alcune funzioni esecutive di base come: l'avvio, l'*inhibition*, lo *shifting* e il riaggiornamento in memoria di lavoro.

Sono state isolate le sedi anatomiche che in caso di lesione portano alla "sindrome disesecutiva", nella quale è implicata la CPFDL, la quale svolge un ruolo anche nei fenomeni di apatia); alla "sindrome da disinibizione" dove invece è implicata la CPFVM che, tuttavia, ha un importante ruolo anche nell'apprendimento per rinforzo.

In entrambi questi sistemi, come si può notare, si interfacciano aspetti più tendenzialmente cognitivi con altri più socioaffettivi-emotivi.

L'attenzione ha trovato anch'essa una sua collocazione a livello di particolari circuiti neuronali; sono state isolate alcune aree di supporto dei filtri in memoria di lavoro, dell'orientamento volontario, di quello automatico, dell'allerta, della focalizzazione e della selezione. Tutto ciò è valso a giustificare ulteriormente le scelte fatte nell'elencazione delle funzioni esecutive e dei fenomeni attentivi collegati.

SAS come coordinatore centrale

Il SAS, in base alle informazioni che riceve, avrebbe il compito di promuovere sequenze di schemi, temporizzare il loro inserimento e agire sui filtri attentivi periferici e centrali (Baddeley, 1986; 2002; v. di seguito).

Un altro aspetto di cui deve farsi carico il SAS (oltre che "penetrare" nei moduli per svilupparli prima, e sostenerli e controllarli poi) sarebbe quello di coordinare i diversi processi in atto in modo che acquistino "coerenza". Una volta delegata l'organizzazione dei comportamenti routinari alla "selezione competitiva" (Shallice, 1988) che si è modularizzata nel tempo dello sviluppo, vi è sempre la possibilità di un intervento di sostegno e di controllo.

Per fare ciò il SAS deve ricevere informazioni sia dalle uscite dei diversi sistemi specializzati, sia dalle elaborazioni di livello più elevato, come lo sono le "ridescrizioni rappresentazionali" (come direbbe Kalmiloff-Smith); nel senso che si raggiunge la coerenza attraverso l'integrazione delle prime rappresentazioni in uscita dai moduli e delle ridescrizioni che emergono, anche in base al confronto con le conoscenze acquisite.

Il SAS può, in tal modo, come sostiene Shallice, essere arbitro e anche "temporizzatore" nella selezione degli schemi di pensiero e di azione, in funzione dell'integrazione delle informazioni che arrivano dal contesto esterno e interno.

Lo stesso Baddeley, descrivendo le funzioni del sistema esecutivo, inserisce la funzione di coordinazione dell'informazione che il SAS dovrebbe avere.

Per Baddeley (1986; 2002) il sistema esecutivo avrebbe soprattutto quattro funzioni: la prima sarebbe quella fornita dall'attenzione selettiva, che necessita della capacità di gestire i distrattori e di mantenere uno scopo (implicitamente vi sono indicati controllo esecutivo/*inhibition*, attenzione sostenuta)[24]; la seconda, consisterebbe nello spostare l'attenzione (flessibilità). Le ultime due funzioni sono invece inerenti a quanto si sta valutando sulla coerenza; vi è infatti per Baddeley nel SAS un sistema di coordinazione dei compiti concorrenti (volto a distribuire puntualmente e a tempo le risorse) e, infine, l'abilità di saper selettivamente attivare rappresentazioni temporanee dalla memoria a lungo termine, per adattarle alle richieste ambientali del momento (*match* tra le informazioni in input e la conoscenza acquisita).

La stessa cosa è valida, ed è perfettamente applicabile, per le architetture funzionali delle prassie descritte nei prossimi paragrafi, che avranno bisogno di un "coordinatore" considerando l'insieme di diversi sistemi di input sensoriali, di analizzatori e di memorie che le compongono. Un gesto, infatti, può essere iniziato per imitazione,

---

[24] Ricordiamo che Casey et al. (2000), come descritto nel paragrafo delle "evidenze neurofisiologiche", tuttavia separano anche anatomicamente l'attenzione selettiva (che viene definita come un sistema di input sensoriale) dal rilevamento e risoluzione del conflitto.

per rispondere a richieste verbali, perché si è visto un utensile o per indizi derivati dal contesto. In questo caso, è assolutamente necessario un sistema coerente che filtri e organizzi adattando allo scopo, altrimenti, in ambienti specializzati (cucine, segherie, cantieri), non si riuscirebbe né a conversare su argomenti diversi, né a muoversi in modo finalizzato, essendo continuamente catturati da stimoli elicitanti. Come affermano Rizzolatti e Sinigaglia (2006) è necessario un sistema di controllo in continua relazione con il sistema fornito dai neuroni specchio per evitare le possibili catture. Secondo tale teoria, molto importanti sono lo scopo e l'intenzione del momento, che un buon SAS può mantenere attivi nelle memorie prospettiche e nei passaggi temporanei in memoria di lavoro, evitando (il più possibile) errori di cattura, *slip* (errori attentivi) e lapsus (errori di memoria).

Tutto ciò definisce altresì la rilevanza dei sistemi di input sensoriali, delle memorie e, pertanto, dei sistemi di filtraggio e di orientamento visuo-spaziale (anche a livello di rappresentazione interna) per l'apprendimento motorio e la realizzazione dei gesti.

Quanto siano importanti i sistemi sensoriali di input per la motricità lo sosteneva già Luria (1976), quando definiva "aprassia afferente" le difficoltà di motricità fine per lesioni alle aree sensoriali cinestesiche della corteccia postcentrale. Pertanto, diventa fondamentale l'"ingerenza" del SAS sugli schemi (Shallice, 1988) quando li ordina o quando "compenetra" nel sistema computante di livello molto modulare dei processi sensoriali percettivi (forse vengono esclusi da questo attento controllo i moduli di primo tipo[25], ma solo in parte; la neurofisiologia insegna come possano essere contenuti e modificati anche i riflessi motori dai sistemi di controllo *top-down*[26]).

Sistemi gerarchici modulari di Moscovitch–Umiltà

Il concetto di automaticità contrapposto a quello di controllo non è una dicotomia "tutto o niente", come certi cognitivisti "ingenui" lasciano intendere.

Vi sono dei sistemi molto semplici nei quali l'automatismo si esprime (quasi) al massimo grado (es. riflessi) e sistemi più complessi che richiedono una ripetizione costante per mantenere un certo grado di automatismo (es. suonare il pianoforte). In quest'ultimo caso, si dimostra che l'automatismo perfetto non esiste e il soggetto che sospende anche per pochi giorni l'allenamento si rende conto che la prestazione è più difficoltosa.

Tali distinzioni si possono fare in psicologia cognitiva distinguendo i tipi di schemi automatizzabili. L'atto del "frenare" è più automatizzato dello schema "guidare l'automobile" (Shallice, 1988, quando distingue tra schemi componenti e schemi sorgente). Questi aspetti non sono irrilevanti perché influenzano anche le tassonomie cliniche, come vedremo nel seguito del capitolo.

---

[25] Vedere il modello modulare di Moscovitch e Umiltà (1990) per una tassonomia modulare.
[26] Ad esempio la risposta immediata al dolore, che provoca la contrazione dell'arto colpito per allontanarlo dalla sorgente che causa danno, può essere controllata dall'individuo adulto, che valuta la pericolosità del riflesso nel contesto in cui si trova (ad esempio, afferrare una pentola che brucia con bambini piccoli nei dintorni; Purves et al., 2010).

I sistemi specifici (o moduli) come il linguaggio, la percezione, la lettura, il calcolo, gli apprendimenti motori, non saranno mai totalmente autonomi e incapsulati l'uno rispetto all'altro e non saranno mai totalmente indipendenti dai processi *top-down*.

Pertanto, diventa rilevante sapere che un'operazione linguistica come lo scambio di lettere tra due parole (spoonerismo, v. di seguito) spiega più l'attività del sistema esecutivo e la rielaborazione in memoria di lavoro anche visuospaziale che il linguaggio, di cui, comunque, tale prova è rappresentativa.

La semplice dicotomia tra sistemi specifici e sistemi centrali sostenuta da Fodor (1983) è fuorviante e per nulla funzionale per gli scopi della neuropsicologia[27].

Una suddivisione interessante tra sistemi specifici automatizzabili la introducono Moscovitch e Umiltà (1990), distinguendo tre tipi di moduli a valore di automatismo decrescente:

1. i moduli *di primo tipo* sarebbero quelli innati e poco influenzabili dall'apprendimento (schemi motori, riflessi, ricezione di configurazioni semplici, frequenze visive e uditive);

2. i moduli *di secondo tipo* sarebbero quelli che emergono dall'assemblamento di moduli semplici. Tale processo si sviluppa in modo implicito e inconsapevole, utilizzando le risorse attentive "dedicate" da un processore centrale (si affermano così le abilità linguistiche e di riconoscimento degli oggetti). Ciò avviene nelle fasi che Karmiloff-Smith (1992) definirebbe "implicite"; pertanto, utilizzano risorse di un sistema attentivo solido, ma non ancora molto consapevole. Le risorse attentive implicite e specifiche sarebbero una sorta di "processore dedicato" al modulo che una volta sviluppato (automatizzato) usufruirà di queste stesse risorse per le applicazioni autonome routinarie;

3. al livello più alto di complessità si collocano i moduli *di terzo tipo* (apprendimenti motori complessi, lettura), che sono il frutto di un assemblamento di moduli di secondo tipo che coinvolge e lascia attivo il processore centrale anche in seguito. Tali apprendimenti si svolgono in una fase esplicita, volitiva e consapevole dell'individuo.

Esclusi i moduli di primo tipo, si attua un processo di modularizzazione (Karmiloff-Smith, 1992), mai completamente compiuto nei sistemi specifici più complessi. In altri termini, il grado di automaticità è sempre meno completo nella misura in cui aumenta la complessità del sistema.

Il fatto che le abilità motorie complesse siano indicate come moduli di terzo tipo porta a riflettere su diverse opportunità abilitative delle funzioni centrali. L'esercizio consapevole e la motricità complessa sono utili strumenti per sollecitare l'intervento di diversi tipi di funzioni attentive ed esecutive e possono promuovere l'abitudine al reclutamento di una certa quantità di risorse.

---

[27] Ancora più fuorvianti sono quelli che Fodor definisce moduli (sistemi percettivi di input e linguaggio) se inseriti nelle caratteristiche di modularità da lui enucleate: specificità di dominio, automatismo mandatario, non assemblabilità, incapsulamento. Tali caratteristiche sono condivisibili, ma solo per alcuni moduli, non certamente per quelli elencati da Fodor. Per critiche molto puntuali alla teoria di Fodor vedere Shallice (1988).

Inoltre, è bene distinguere un modulo motorio come il "camminare", che si apprende nella "fase implicita" (Karmiloff-Smith, 1992) con l'aiuto del processore dedicato, dal "danzare" che può essere appreso solo nella "fase esplicita", con l'apporto di risorse consapevoli e volitive del SAS.

In altri termini, se abbiniamo il principio di modularizzazione della Karmiloff-Smith, la teoria gerarchica modulare di Moscovitch e Umiltà e l'architettura funzionale delle prassie di Rothi, Ochipa e Heilman (1991) che vedremo dopo, possiamo rileggere anche diversi aspetti delle aprassie e delle disprassie.

Sistema motorio, sviluppo delle funzioni esecutive e dell'attenzione

I sistemi motori e le prassie nell'adulto

Le architetture funzionali "adulte" delle varie abilità sono da tenere bene in mente essendo il punto di arrivo dell'età dello sviluppo. Per quanto riguarda le architetture funzionali del movimento, seguendo quanto definito da Rothi e colleghi (1991), si identificano, come nella lettura e nel linguaggio, le due vie. La prima via sarebbe quella "non lessicale" nella quale, dall'analisi del movimento, si passa direttamente alla trasduzione, attraverso il buffer dei pattern di innervazione motoria (ciò permette di imitare gesti senza senso). La seconda via è quella "lessicale" con un sistema di input e di output della memoria dei gesti (è simile al sistema degli "engrammi motori" teorizzato da Liepmann nel 1900) che si va a collegare alla fine anch'esso al buffer dei pattern di innervazione[28].

La via lessicale del gesto (o "input prassico", come la definiscono Peigneux e collaboratori) è supportata da un "sistema semantico della conoscenza del gesto".

In questi sottosistemi specializzati delle architetture funzionali intervengono, a diversi livelli di elaborazione, anche altri sistemi di input rappresentati dai sistemi linguistici, uditivi, visivi, di sensibilità tattile e di riconoscimento degli oggetti. In tal modo, si può suggerire un gesto attraverso diversi domini: imitazione, richiesta verbale ed esplicita su cosa fare, far vedere un utensile reale o disegnato per programmare il gesto più consono, far sentire il rumore tipico di un particolare strumento da lavoro e richiederne la pantomima e altro.

Il tutto sarà (specialmente nelle fasi di sviluppo e apprendimento) coordinato da un processore centrale (SAS) sia in situazione molto precoce (fase implicita), sia in situazioni più avanzate dello sviluppo (fasi esplicite).

Per quanto concerne le aprassie dell'adulto, lo stadio più grave sarà dato dalle cadute nei compiti più basilari che, con Rothi et al. (1991), potremmo assimilare alle *apras-*

---

[28] Un più recente lavoro di Peigneux et al. (2004), dimostrerebbe l'esistenza di un solo sistema di lessico dei gesti. Tuttavia, rimangono sempre attuali le convincenti argomentazioni di Shallice (1988) sulla separabilità dei lessici di input e di output.

sie ideative, come potrebbero essere, ad esempio, l'utilizzo di strumenti o, peggio ancora, i semplici gesti preparatori di prensione fine o meno fine. Uno stadio più lieve di compromissione sarà valutato da difficoltà nei compiti più complessi, come le sequenze di movimenti (azioni) organizzati dal SAS (che potremmo assimilare nell'adulto alle *aprassie ideomotorie*).

Secondo Rothi e colleghi (1991), le difficoltà evidenziate dagli *aprassici ideativi* ("che cosa devo fare?") possono essere ragionevolmente confinate ai processi di accesso al sistema semantico della conoscenza del gesto o al deterioramento del sistema stesso, in quanto si perderebbe la cognizione più elementare dell'utilizzo dell'utensile e della sua funzione (lavarsi i denti con un pettine o pettinarsi con lo spazzolino). Ciò è in sintonia con quanto sostenevano De Renzi e Lucchelli (1988), che descrivevano l'aprassia ideativa come un disturbo della rievocazione in memoria semantica degli attributi d'uso di un oggetto.

Questi "atti motori" sarebbero moduli più semplici (di secondo tipo), come quelli che si affermano nelle fasi più precoci dello sviluppo; una loro compromissione non offre la necessaria "padronanza comportamentale" per un armonico sviluppo motorio. Se vi sono difficoltà a camminare non si apprenderà facilmente a danzare. La parola "semplice", tuttavia, collima con un alto indice di gravità, in caso di disfunzionamento, che si rifletterebbe sul sistema semantico del gesto.

L'*aprassia ideomotoria* indicherebbe, invece, le difficoltà nel modo con cui si combinano le sequenze gestuali ("come?"); essa si manifesta con diverse tipologie in base al sottosistema lesionato nella via lessicale del gesto descritta da Rothi et al. (1991).

In questo caso il livello di apprendimento è più complesso perché lo sviluppo e il coordinamento esplicito del SAS diviene essenziale e indispensabile.

Per comprendere la forza esplicativa di queste architetture funzionali prendiamo ad esempio l'apprendimento motorio per imitazione, che è un processo a diversi gradi di complessità (Rizzolatti e Sinigaglia, 2006). Il livello di imitazione più basso è quello senza richiesta di apprendimento e ricordo del gesto imitato. Esso può essere sbrigato attraverso la via non lessicale, analizzando il gesto e producendolo pedissequamente (analisi visiva → consapevolezza corporea → sistema di innervazione motoria). È il caso di chi, dopo una "svogliata" lezione di danza, non ricorda i passi e si posiziona ogni volta in fondo al gruppo per continuare a copiare. Tuttavia, nonostante l'apparente semplicità dell'imitazione senza apprendimento, sono sempre necessari i sistemi di controllo esecutivo (Rizzolatti e Sinigaglia, 2006). La scelta di un determinato gesto è sempre una selezione competitiva con altri atti motori che potrebbero essere elicitati dall'ambiente e vanno contenuti da un sistema esecutivo efficiente. Nella vita di tutti i giorni è sconveniente imitare irragionevolmente comportamenti altrui. Nell'adulto lesionato nelle aree frontali mesiali (dove è implicata l'area 46 di Brodmann, già delineata più sopra) si può instaurare l'*ecoprassia*, cioè l'impossibilità a non imitare[29].

---

[29] Va rilevato, tuttavia, che il "comportamento imitativo" derivante dalla "sindrome da dipendenza ambientale" identificata da Lhermitte, Pillon e Serdaru (1986) prende in considerazione, oltre alla parte anteriore e mesiale del lobo frontale, anche la ventromediale (32 di Brodmann).

Anche i teorici dei sistemi dei neuroni *mirror* vedono la necessità a inserire comunque un sistema di controllo esecutivo. Ma l'aspetto più "intrigante", in questo caso, è il fatto che il SAS verrebbe comunque coinvolto anche nei processi meno impegnativi come l'imitazione di un semplicissimo gesto (senza doverlo comprendere o apprendere).

Vi sono, invece, livelli di imitazione più alti e complessi che si esprimono, appunto, attraverso la via lessicale del gesto, dove tuttavia l'area 46 o CPFDL è sempre strettamente e "più ragionevolmente" coinvolta.

Le difficoltà che si possono riscontrare nei soggetti aprassici ideomotori, secondo Rothi et al. (1991), possono essere dovute a disturbi relativi ai lessici dei gesti (all'input prassico).

Tali lessici sono le memorie del gesto che si sono sedimentate nel tempo e che utilizziamo come base di partenza per innestare nuovi atti motori. Avere una base di partenza su cui fondare i nuovi apprendimenti è spesso utile, ma per apprendere discipline motorie nuove può essere anche interferente e catturante avere una tendenza iperappresa che non coincide con atti motori del tutto diversi. Anche in questo caso il sistema di controllo esecutivo diventa di fondamentale importanza.

L'imitazione è comunque un utile strumento di indagine per valutare le componenti dell'architettura del gesto lesionate nel paziente aprassico ideomotorio.

I diversi lessici del gesto sembrano congiunti informazionalmente attraverso collegamenti e ricorsioni al sistema semantico della conoscenza del gesto (come avviene per la lettura nel *logogen* di Morton, 1979); ciò permette, durante l'apprendimento, l'integrazione supervisionata dal SAS delle diverse conoscenze necessarie al miglior movimento con uno dato oggetto nel particolare contesto.

Dalle aprassie alle disprassie

Possiamo osservare che, secondo Rothi et al. (1991), le difficoltà motorie di utilizzo o di produzione di semplici gesti ricadrebbero sotto le aprassie ideative (sistema semantico), mentre le difficoltà di imitazione o di produzione su comando verbale di sequenze ordinate rimanderebbero alle aprassie ideomotorie, che sembrano essere dovute a disturbi dei sistemi lessicali del gesto in input e/o in output. In età dello sviluppo, questi ultimi sistemi avranno difficoltà a formarsi appieno conseguentemente a disturbi sensoriali, visuo-spaziali e cinestesici.

Il SAS sarà impegnato nei processi di formazione dei singoli sistemi dell'architettura funzionale e, oltre a dover fornire risorse, dovrà coordinare le diverse sequenze fino all'ultimo passaggio del processo, quando nel buffer dei sistemi motori verrà isolato il modello di innervazione per procedere al gesto. L'impegno diminuirà nella misura in cui il sistema comincerà ad automatizzarsi, attraverso l'apprendimento dei gesti che utilizzano le diverse memorie a breve e a lungo termine, segnalate nell'architettura (rispettivamente, buffer e lessici).

Il SAS dovrà essere, anche dopo l'apprendimento, il supervisore chiamato a risolvere gli eventuali conflitti o a controllare qualora fosse sollecitato da conflitti nella selezione o dallo stesso sistema emotivo. Funzionerà, pertanto, come un sistema di coordinazione, in coerenza con l'intenzione del momento, come una sorta di filtro *top-down* che dirige l'attenzione e mantiene lo scopo dell'azione. Ciò al fine di non esporre eccessivamente il processo motorio formato, o che si va modularizzando, a stimolazioni incoerenti e disturbanti, che comunque possono coesistere nell'ambiente ed essere recepite dagli organi sensoriali.

Tutto questo viene confermato dai teorici dei neuroni *mirror*, i quali sostengono che la visione di un utensile può attivare le aree motorie del gesto attinente. Come sostengono Rizzolatti e Sinigaglia (2006), si attiva il sistema di neuroni specchio e poi il sistema di controllo esecutivo, che valuta quando e se produrre il movimento.

A tal proposito, le architetture funzionali della neuropsicologia (compresa questa descritta di Rothi et al., 1991), dovrebbero essere considerate meno verticali (modulari) e meno incapsulate, prevedendo tuttavia, come dicevamo sopra, filtri opportuni per mantenere attivo l'intento e stati temporanei di modularità più o meno autonomi dai controlli centrali.

Una riflessione sintetizzante porta a sostenere che nell'architettura delle prassie, il punto di arrivo e di convergenza delle due vie (prassica e non lessicale) è dato dalla parte più periferica di innervazione motoria del gesto. Nel caso di malfunzionamento del buffer di innervazione in uscita, si avrà, pertanto, un disturbo degli "schemi motori" che sarebbe molto periferico, ma molto invalidante per la posizione di passaggio obbligato. Invece, tutto quello che compete gli apprendimenti motori, gli engrammi mnestici dei movimenti, la produzione e coordinazione di gesti complessi, e l'associazione con le funzioni sensoriali che elicitano particolari gestualità, farebbe parte delle prassie: praticamente, quasi l'intera architettura.

Questo aspetto, se trasferito in età evolutiva, porta a proporre che tutti i malfunzionamenti che non siano imputabili agli "schemi motori" siano da classificare come derivanti da problematiche prassiche. Inoltre, come già accennato e come argomenteremo nel paragrafo che seguirà, il termine "coordinazione motoria" fa pensare all'ineludibile intervento del SAS prima (nella formazione del modulo) o dopo nel controllo del sistema specifico e delle sequenze modulari finalizzate a uno scopo. Ciò porterebbe ad accettare una forma di equivalenza per i termini "disprassia" e "disturbo della coordinazione motoria".

Sistemi di sviluppo, di controllo e di coordinazione dei moduli

A questo punto, partendo dai modelli considerati e dalle argomentazioni che fino ad ora ne sono scaturite, si può sostenere con cognizione di causa quanto delineato puntualmente in questo volume da Letizia Sabbadini sugli aspetti delle disprassie.

Diversi modelli teorici che partono da punti di vista differenti convergono verso delle conclusioni condivise delle quali indicherò quelle più rilevanti per le ricadute immediate che possono avere.

La sempre maggiore evidenza della teoria dei sistemi dei neuroni specchio nell'uomo porta a valutare un concetto di modularità meno marcata, come viene riferito nei diversi paragrafi di questo capitolo (la pseudomodularità autorganizzata computazionalmente che, tuttavia, non è totalmente incapsulata ed è controllabile e penetrabile dai sistemi centrali).

Gallese (2007) afferma: "L'immagine del linguaggio che i risultati di queste ricerche ci consegnano è molto diversa da quella, ancora dominante, di un sistema linguistico modulare chiuso, indipendente e disincarnato, che manipola rappresentazioni simboliche amodali". Questa considerazione viene "compresa" logicamente anche dalle considerazioni di Benso (2007; 2010) sulla incompleta automaticità di un modulo complesso e, soprattutto, dall'ipotesi di un *continuum* di interazioni tra sistemi centrali e specifici. Lungo tale collegamento i sistemi si esprimono in forma più modulare o più centrale, in base alle richieste del contesto. Questo aspetto ha la sua rilevanza perché pur ammettendo la non totale indipendenza del modulo dai sistemi centrali (come sempre più si sta affermando nella recente letteratura) si salva comunque il principio di (pseudo)modularità e pertanto la coerenza della neuropsicologia che su tale principio si fonda.

Ad esempio, il linguaggio è definito modulo di secondo tipo, fino a che si esprime o riceve materiale di routine a basso carico attentivo (ripetere una filastrocca imparata a memoria o ascoltare "frasi fatte" con significato "scontato"); tuttavia, si comporta come un modulo di terzo tipo quando deve operare con esercizi che implicano la consapevolezza fonologica e vi è quindi un sovraccarico nella memoria di lavoro, con richiesta di risorse per il controllo esecutivo (come negli spoonerismi[30]). Tuttavia, bisogna sottolineare che quando si utilizzano prove di spoonerismo su soggetti alfabetizzati, il linguaggio perde la sua prevalenza, in quanto emergono abilità di controllo esecutivo, di *shifting* e di riaggiornamento in memoria di lavoro, soprattutto visuo-spaziale, dove i soggetti operano gli scambi di lettere su parole che si rappresentano in memoria nella loro forma visiva.

Lo stesso identico discorso vale per i sistemi visuopercettivi-costruttivi, dove il vertice che richiama il massimo impegno dei sistemi centrali esecutivi, è rappresentato dalla copia di figure complesse, come lo stesso Luria (1976) già suggeriva.

L'architettura funzionale di Rothi et al. (1991), che nasce sulla scia delle diverse osservazioni neuropsicologiche di qualche decennio precedente, armonizza con la teoria dei neuroni specchio quando porta a considerare (anche se con una rigidità modulare più marcata, tipica delle architetture della neuropsicologia) un'interazione accentuata dei sistemi percettivi, linguistici e cinestesici con quelli motori. Essa distingue oltre i due classici tipi di aprassie (ideatoria e ideomotoria) anche il diverso coinvolgimento dei sistemi centrali nell'atto motorio (la via non lessicale e quella lessicale del gesto).

Questo aspetto è simile alle considerazioni appena esposte con l'esempio del linguaggio. L'abilità nel camminare può essere spostata lungo il continuum che parte da

---

[30] I soggetti sentono le parole "luna – dente" devono modificarle invertendo le prime lettere in "**duna – lente**".

una modularità e un'automaticità abbastanza forte per arrivare a impegni del SAS molto rilevanti, come camminare su una passerella instabile o apprendere a danzare.

Questo aspetto si riconferma con l'esempio dei diversi tipi di imitazione illustrati più sopra. Anche in questo caso ci si muove lungo un *continuum*; tuttavia, come sostengono anche Rizzolatti e Sinigaglia (2006), già al livello più basso (imitare senza apprendere) è necessario un coinvolgimento del sistema di controllo (area prefrontale dorsolaterale 46 di Brodmann e giro del cingolo anteriore) per evitare le "ecoprassie", ossia l'impossibilità a controllare le catture che provengono dal vedere il gesto dell'altro, che attiva il sistema dei neuroni *mirror*.

Il SAS delineato e descritto in questo capitolo rivela diverse funzioni (da non trascurare) nei confronti dei moduli: ne favorisce lo sviluppo, li coordina tra loro, li compenetra, li controlla (pseudo-modularità e pseudo-automaticità).

Pertanto, un altro aspetto da considerare, è la diversità di intervento del SAS quando sostiene e controlla in funzione dell'apprendimento motorio (sviluppo o modifica del modulo), rispetto a quando *coordina* la selezione competitiva dei moduli formati essendo l'apprendimento avvenuto. Il SAS che coordina può favorire assemblamenti tra moduli, permette di passare dagli schemi motori, agli atti motori, alle azioni (Rizzolatti e Sinigaglia, 2006).

Ciò comporta che tutto quello che viene definito "prassia" sarebbe il risultato di un *assemblamento* tra moduli e implichi l'intervento dei sistemi centrali.

Pertanto non meraviglia, come delinea Letizia Sabbadini, che in letteratura vi siano delle tendenze a considerare equivalente il termine disprassia e disturbo della coordinazione motoria. Il termine "coordinazione" sottintende pienamente l'idea dell'intervento del SAS.

La classificazione del sistema motorio che l'autrice delinea, citando autorevoli lavori soprattutto dei teorici dei sistemi dei neuroni specchio, è perfettamente in linea con la teoria gerarchica modulare di Moscovitch e Umiltà e con le considerazioni fatte dopo la descrizione dell'architettura funzionale delle aprassie di Rothi et al. (1991).

Una tassonomia del sistema motorio

Qui integreremo con il modello di Moscovitch e Umiltà (1990) la divisione che Rizzolatti e Sinigaglia (2006) fanno del sistema motorio, proponendone tre livelli.
- il *primo livello* è dato dai movimenti, che sono semplici schemi motori (es. flessione di un dito); equivale ai moduli di primo tipo (Moscovitch e Umiltà, 1990);
- il *secondo livello* è rappresentato dall'atto motorio, che è un insieme di movimenti con uno scopo motorio (ad esempio portare il cibo alla bocca); equivale ai moduli di secondo tipo (assemblamento di due moduli di primo tipo attraverso le risorse implicite del processore dedicato);
- al *terzo livello* vi è l'azione, che è un insieme di atti motori in sequenza finalizzati a uno scopo sovraordinato (ad esempio mangiare); equivale ai moduli di terzo tipo

(assemblamento di due moduli di secondo tipo attraverso le risorse esplicite del processore centrale direttamente coinvolto).

Emergono in questa tassonomia i tre tipi di moduli di Moscovitch e Umiltà (1990) e, tenendo conto che quelli di secondo tipo possono esprimere in alcuni casi un'automaticità molto marcata, è in questo punto (che conveniamo essere leggermente sfocato) che potrebbe inserirsi il *cut-off* (il confine) che distingue i deficit degli schemi motori (strettamente modulari o innati), dalle disprassie (atti motori e azioni, coordinati, sorretti e assemblati dal processore dedicato e dal SAS).

Con questo punto di vista si giustificano le incertezze che vi sono in letteratura nel distinguere in età dello sviluppo le disprassie dai deficit degli schemi motori ma, nello stesso tempo, si pensa di fornire, grazie anche all'insieme delle osservazioni portate da Letizia Sabbadini, un criterio di classificazione diagnostica.

Un disturbo dello schema motorio interessa i moduli di primo tipo e alcuni di secondo tipo, quelli indistinguibili dai primi per la loro elevata automaticità (lo storico problema del *cut-off*).

Ai livelli superiori troviamo il disturbo della coordinazione motoria o disprassia (che può dividersi ulteriormente anche in ideativa per i moduli di secondo tipo e ideomotoria se si considerano moduli di terzo tipo).

Si può concludere questo paragrafo con un'ultima, ma non trascurabile osservazione. Utilizzando adeguati strumenti di misura (e questo è fondamentale per quanto scritto fino ad ora) si possono isolare anche le disfunzioni a livello del SAS nei soggetti con disprassia (Rigoli et al., 2012) mentre, nel caso dei deficit degli schemi motori, il problema sarà soprattutto a livello della periferia modulare, lungo il *continuum* (Benso, 2007) che abbiamo delineato più sopra.

Dopo questa serie di considerazioni si analizzerà il problema dei filtri, per comprendere come gli stili percettivi possano influire sui processi centrali e sugli output motori.

I filtri nei sistemi di input

Abbiamo valutato come siano fondamentali l'autoregolazione, il controllo e il sistema di filtraggio a livello di sistemi di "input". Gli "stili di filtraggio" dell'informazione all'ingresso sono aspetti molto importanti nel corso dello sviluppo. Alcuni aspetti disadattivi possono indurre a riconoscere anche i sintomi di determinate patologie. Abbiamo già evidenziato l'importanza dell'autoregolazione, un ulteriore aspetto che porta al disadattamento può dipendere dallo stile di filtraggio dell'attenzione selettiva che definisce in partenza il modo con cui viene processata l'informazione. Il problema della selezione dell'informazione "precoce o tardiva" ha impegnato i teorici dell'attenzione dagli anni '50 fino a che, in un'importante meta-analisi, Lavie e Tsall (1994) hanno individuato che le prove ad alto carico percettivo selezionano precocemente per esaurimento di risorse gli stimoli ininfluenti, mentre le prove a basso carico percettivo filtrano a un livello più tradivo gli stimoli che inevitabilmente vengono processati.

Il filtro percettivo, periferico e precoce può escludere passivamente il materiale non influente se il compito è ad alto carico percettivo. In tal caso, le risorse del sistema sono tutte concentrate sul difficoltoso compito di discriminazione dello stimolo e ciò impedisce l'elaborazione degli eventuali distrattori che vengono eliminati passivamente (senza bisogno di far intervenire l'*inhibition*, vista la capacità limitata delle risorse).

Il secondo sistema di filtraggio si collocherebbe a un livello più centrale (filtro tardivo, cognitivo) e sarebbe utile per gestire quegli stimoli ininfluenti e contrastanti che vengono comunque elaborati e passano attraverso il primo filtro "percettivo", proprio come avviene nell'effetto Stroop (essendo questi a basso carico percettivo). Tale filtro, che dipende direttamente dal sistema di controllo, porta a contrastare la risposta elicitata dal distrattore o, se si preferisce, a far convogliare più risorse sul compito principale. In entrambi i casi, se vi è *inhibition*, questa si afferma in modo passivo e indiretto, come credo debba essere affinché il materiale da scartare non prenda la scena e diventi più rilevante del "bersaglio" ("se vuoi trasformare il piombo in oro, non pensare mai all'orso bianco"; Benso, 2004).

In determinati "diversi funzionamenti", se le informazioni che passano dalle computazioni degli apparati percettivi sono poche e dettagliate (perché troppo filtrate da un sistema attentivo periferico rigido) tenderebbero a rimanere separate tra loro e dal contesto. Di conseguenza, la difficoltà di integrazione può portare a manifestare difficoltà nell'interpretazione dell'intero evento. Le ridescrizioni interne saranno indebolite e mancherà la possibilità di astrarre analogie, significati sovraordinati, sottointesi e metaforici. Il sistema, in tal caso, sarà analitico, poco sintetico e poco incline alla generalizzazione e all'astrazione.

Tuttavia, all'altro estremo, se i filtri attentivi dimostrano un'inclinazione verso una focalizzazione attentiva più distribuita e quindi meno selettiva, le informazioni in ingresso saranno troppe e mal filtrate. Di conseguenza, il sistema sentirà troppa interferenza; ciò impedirà, anche in questo caso, l'integrazione ottimale e si arriverà a esprimere generalizzazioni indebite, astrazioni non centrate; mancherà, infine, un'analisi esaustiva dei particolari. Tuttavia, le cose potrebbero essere più complicate proprio perché vi sarebbero due tipi di filtri (precoce e tardivo) e quello che non svolge la periferia può essere compensato (esageratamente) dai sistemi centrali. Pertanto, qualora si verificasse un filtraggio poco accurato come appena descritto sopra, il soggetto come reazione a un disfunzionamento dell'apparato periferico di selezione dell'informazione, per proteggersi dall'eccessiva stimolazione, potrebbe riconfigurarsi *top-down* verso una focalizzazione più rigida, ricalcando le caratteristiche dello stile analitico sopra descritte.

Abbiamo questo sospetto perché vi sono lavori che inducono a pensarlo. McNab e Klingberg (2008) valutano che i gangli della base (nuclei sottocorticali con diverse funzioni motorie e cognitive) possono essere elementi essenziali per filtrare l'informazione in memoria di lavoro. Tali studi dimostrano che l'attività nella corteccia prefrontale e nei gangli della base precede la selezione delle informazioni irrilevanti. Awh e Vogel (2008) paragonano il filtro prodotto dai gangli della base al "buttafuori dentro il cervello" (così titolano il loro articolo). Lee et al. (2010) confermano che i pazienti con malattia di Parkinson sono soggetti inefficaci nel filtrare i distrattori e che i gangli della base sarebbero utili per il controllo dell'accesso nella memoria di lavoro. Nostri recenti studi (Benso et al., in preparazione) suggeriscono come i pazienti parkinsoniani siano portati a utilizzare, forse per compensare come dicevamo sopra, uno stile di focalizzazione sostanzialmente ristretto. Inoltre, nella ricerca visiva i soggetti parkinsoniani sembrano privilegiare impostazioni *top-down*, nel senso che se implementano prima un *template* (l'insieme degli attributi della configurazione da cercare) riescono meglio, piuttosto che quando cercano di captare le differenze significative dettate esclusivamente dall'ambiente esterno. Se vi è un oggetto diverso che salta all'occhio, i soggetti parkinsoniani sono più abili a rilevarlo se hanno in mente prima le sue caratteristiche (Horowitz et al., 2006), cioè se sanno prima cosa cercare. Come vedremo in seguito e come la teoria dei neuroni *mirror* suggerisce, i confini tra "cognitivo" e "motorio" praticamente svaniscono.

Diverse patologie oltre alla malattia di Parkinson, potrebbero essere inquadrate dai modelli di funzionamento sopra descritti; in questa sede ci limiteremo ad accennare, perché cade a proposito, alla "teoria del deficit della coerenza centrale" riferita ai soggetti autistici ad alto funzionamento e ad alcuni tipi di Asperger (Frith, 1989).

Nel caso dell'autismo si è cercato di fornire spiegazioni di diverse caratteristiche e di peculiari funzionamenti rifacendosi alla teoria del "deficit di coerenza centrale". Tale teoria si fonda sugli stili percettivi dei soggetti autistici, che sarebbero tendenzialmente analitici e localizzati sul dettaglio. Ciò, come si delineava prima, li porterebbe inevitabilmente a perdere la sintesi e la possibilità di dedurre il senso generale. Anche in questo caso, sarebbe carente la capacità di integrare informazioni differenti a diversi livelli, non verrebbe data priorità alla comprensione del significato[31].

Alcuni dubbi e incertezze che lascia tale teoria sono citati in nota; tuttavia, la difficoltà di integrazione caratterizza diverse altre patologie anche in modo più settoriale e/o combinato. Ad esempio, potrebbero emergere difficoltà di integrazione sensoriale a diversi livelli anche nel modello delle prassie e ciò può colpire sia il movimento[32] che il linguaggio (disprassia verbale). Tale aspetto deve far riflettere, perché tali sintomi comuni a diverse patologie, potrebbero indurre a diversi falsi positivi nelle clas-

---

[31] Sulla teoria della coerenza centrale vi sono diversi studi che propendono per una parziale conferma. Plaisted et al. (2003) sostengono che i soggetti autistici siano molto superiori nei compiti che richiedono ricerche visive di particolari, ma non a detrimento dei processi globali. In questo senso, salvano il processo di integrazione e sostengono che siano i processi percettivi nell'autismo a essere anormali. Hadjikhani et al. (2004) invece, riferiscono attraverso studi svolti con RMI che le capacità visive dei soggetti con autismo deriverebbero da processi di ordine superiore *top-down*. Mottron et al. (2009) introducono per i soggetti autistici ad alto funzionamento il concetto di *enhanced perceptual functioning* (EPF). Tali soggetti sarebbero caratterizzati da buone capacità percettive di basso livello, rigorosamente orientate secondo schemi rigidamente strutturati. Nelle operazioni linguistiche, di ragionamento, di ricordo, di applicazioni del pensiero intelligente, le aree visuo-percettive continuano a essere fortemente attivate. Ciò porterebbe a pensare a difficoltà di coerenza causata dell'interferenza portata da filtri percettivi sempre aperti.
[32] L'influenza che lo stile percettivo ha sulla coordinazione motoria è nota, e ciò può avere ricadute teoriche anche a livello dei disturbi prassici motori riscontrati nell'età dello sviluppo.

sificazioni dei disturbi cognitivi e di quelli pervasivi dello sviluppo in sede diagnostica (vedere anche seguito).

Un individuo che integra le varie informazioni sensoriali riesce poi a comportarsi adeguatamente nell'ambiente dove capta le diverse sfumature, sfruttando il confronto tra le diverse informazioni che integra. Tuttavia, ciò avviene sempre lungo un *continuum* dimensionale dove, a un estremo, vi è chi tenderà a percepire in senso sintetico un'esperienza, perdendo particolari e non riuscendo a cogliere alcuni dettagli; all'altro estremo avremo un rilevamento analitico poco propenso alla sintesi.

Vi possono essere, pertanto dei casi, anche in età evolutiva, che presentano "dimensionalmente" problemi di filtraggio (nei due sensi) e che evidenziano difficoltà nelle generalizzazioni e soprattutto nelle rielaborazioni in memoria. Ciò comporta, per loro, complicazioni oggettive nell'integrazione delle informazioni, operazione che tende ad automatizzarsi, tanto che normalmente può richiedere poche risorse. Queste difficoltà possono spaziare dalle operazioni più semplici come la copia alla lavagna (dove comunque è necessario basarsi su di una rappresentazione mentale del materiale mentre si stacca per guardare il foglio) fino ad arrivare al *problem-solving* (il primo caso è più grave perché può includere il secondo). Se il problema è dovuto al sistema di filtraggio poco accurato e quindi all'interferenza, tale soggetto potrebbe svolgere bene le prove di memoria anche visuo-spaziale se nel compito non vi sono troppi distrattori. Anche un filtro rigido può essere normalmente efficiente in prove lineari di memoria; il problema, per entrambi i casi, è l'integrazione e la rielaborazione del materiale. Ciò fa pensare immediatamente al fuoco dell'attenzione rivolto verso la rappresentazione interna (come suggerisce il modello emergente sulla memoria di lavoro di Cowan già citato in precedenza), che va mantenuta e sostenuta, perché possano avvenire le rielaborazioni che, nel tempo, possono divenire più routinarie, richiedendo sempre meno risorse.

È ormai largamente condiviso come il riaggiornamento e processi di rielaborazione in memoria di lavoro correlino con le abilità di comprensione del testo e di *problem-solving*. Tutto ciò, oltre che dai sistemi centrali, può dipendere anche dalle fasi più precoci del processo percettivo, non dimenticando, tuttavia, che il controllo dell'attenzione periferica (e quindi dei filtri) dipende sempre dalle risorse del SAS e dagli stili sviluppati (come nel caso dei pazienti parkinsoniani descritti prima). Tali risorse dovrebbero arrivare ad essere poco impiegate dopo lo sviluppo dei sistemi modulari percettivi; tuttavia, in questi casi di "diverso funzionamento", quello che dovrebbe essere automatizzato continua a richiede sostegno sottraendo energia ai passaggi più complessi che portano al *problem-solving*. Normalmente, se si affronta un problema lineare (un diagramma di flusso unico), dopo che si legge il testo si può prevedere la domanda nel senso che nasce anche implicitamente[33]. Avviene una sorta di elaborazione integran-

---

[33] Viene bene qui un esempio riferito dalla Dott.ssa Carla Mogentale (comunicazione personale) che, per spiegare tali processamenti, produce una frase di questo genere: "In una botte che contiene 100 litri si versano 10 litri di liquido...punto...". Come dice la dottoressa, dopo una serie di immediati passaggi che attraversano quasi "a costo zero" diverse stratificazioni, "aleggia" immediatamente qualche cosa che ha a che fare con il "90"!

te che attraversa quasi automaticamente diversi livelli di complessità. Coloro che non sono in grado di farlo si dimostrano deboli anche nel *problem-solving*[34].

Nell'applicazione dei processi cognitivi si formano nel tempo diversi livelli di astrazione e, chi li pratica, sa lavorare immediatamente al grado più alto, senza dover ogni volta guadagnarselo ripartendo dai principii. In matematica, quando si affronta un problema, si applica immediatamente la formula dimostrata in precedenza, senza ogni volta dover ripetere i diversi passaggi (ciò che invece viene fatto tendenzialmente dai soggetti "analitici"). Questa integrazione, che diviene nel tempo "quasi" immediata, se ripercorsa ogni volta, invece che applicata direttamente, richiede di impiegare preziose risorse, esaurendo di conseguenza le fasi successive che non potranno affermarsi, essendo diverse le stratificazioni da guadagnare per arrivare a rendere integrate e coerenti le informazioni in ingresso. Potremmo elencare alcuni dei diversi gradi del processo (non forzatamente successivi): filtrare per percepire in funzione di..., focalizzare in memoria di lavoro e quindi crearsi una prima rappresentazione, filtrare cognitivamente (Lavie, 2000), ridescrivendo (Karmiloff-Smith, 1992). A livello successivo, ciò porterà a integrare, rielaborare, contestualizzare, confrontare, comprendere, verificare (controllo esecutivo, flessibilità, *updating* compresi). Pertanto, quei soggetti che non integrano immediatamente, non producono "a basso costo", e le risorse "a capacità limitata" si disperdono nel tentativo di elaborare livelli che per altri sono molto automatizzati. Tali soggetti non sempre saranno dei "ritardati cognitivi", ma potrebbero avere problemi inerenti i filtri attentivi e ai sistemi di integrazione, conseguentemente ai test che vorrebbero valutare il QI possono ottenere risultati molto scadenti.

Ovviamente, gli stessi meccanismi sono applicabili agli apprendimenti e agli assemblamenti di atti motori. I disturbi della coordinazione motoria, pertanto, possono essere fatti risalire, come si sosteneva prima, anche alle difficoltà nei sistemi di input percettivi. Difficoltà nella ridescrizione rappresentazionale del gesto portano alla disprassia. La motricità complessa è un *problem-solving* molto complicato. Il fatto che i gangli della base abbiano sia il compito di scegliere e avviare l'atto motorio attraverso la liberazione dall'inibizione continua tonica della via "pallido-talamica"[35], sia quello di filtrare con meccanismi analoghi il materiale cognitivo nelle memorie di lavoro, accomuna fortemente gli apprendimenti motori a quelli cognitivi. Non è difficile accettare che l'apprendimento motorio complesso sia un tipo di *problem-solving* tra i più complicati. Vi è chi porta obiezioni a questo punto di vista, sostenendo che è diverso

---

[34] Non a caso il metodo di recupero del *problem-solving* di Levi Rahmani prende in considerazione molto seriamente questa abilità.

[35] Questa "inibizione dell'inibizione tonica" della via pallido-talamica non è un gioco di parole ma, oltre che la descrizione di un meccanismo ben preciso, anche uno dei termini più appropriati per descrivere la vera inibizione: quella sinaptica. In questo caso, la via che dal globo pallido va al talamo blocca, attraverso l'Acido Gamma Ammino Butirrico (GABA), principale neurotrasmettitore inibitore a livello di sistema nervoso centrale, la trasmissione di impulsi che avvierebbero l'atto motorio. Solo quando viene inibita questa inibizione (meno GABA) tramite impulsi che arrivano da altri nuclei sottocorticali, vi può essere l'avvio per l'atto motorio selezionato (dai gangli della base che, anche in questo caso, agiscono nella loro funzione di filtro).

svolgere compiti come la Torre di Londra rispetto a un atto motorio, perché nel primo caso il soggetto deve abilmente ignorare posizioni che poi risultano poco efficaci per la soluzione (ma questa non è l'*inhibition* che trovano Miyake et. al., 2000 come più importante costrutto che satura la Torre di Hanoi?). Si può tranquillamente ribattere che nell'apprendimento dell'atto motorio complesso sono implicate tutte le funzioni esecutive e attentive, comprese quelle superiori, come l'astrazione, la generalizzazione l'organizzazione e la pianificazione (che sono alla base dello sviluppo intellettivo). Se ciò non bastasse, si può ancora far notare che quando si apprende un gesto, gli schemi automatizzati, non coerenti con il compito, interferiscono. Come nella Torre di Londra bisogna evitare posizioni poco funzionali, ma catturanti, così è lo sciatore che non vuole perdere quota, deve spostare il peso "a valle" anche se istintivamente si orienterebbe con il peso "a monte". Per il principiante è un problema enorme che può superare solo provando su dolci declivi, affrontando gradualmente le asperità, nel frattempo che il processo si automatizza attraverso l'iperapprendimento. Tuttavia, vi sono, sia nello sci, sia in altre attività artistiche sportive, apprendimenti ben più complessi che lo spostamento del peso "a valle o a monte".

A questo punto, considerando la già citata "ipotesi del *continuum*" (modulo e sistema esecutivo attentivo collegati) è bene non dimenticare come specifici training che utilizzano l'apprendimento motorio sempre più complesso, possano favorire lo sviluppo dei sistemi attentivi e delle funzioni esecutive stesse. Quest'ultimo aspetto, se collegato con quanto pazientemente argomentato "passo passo" in questo scritto, indirizza verso molteplici riflessioni, ma ci si limiterà a un'ultima affermazione. L'apprendimento motorio complesso sviluppa le funzioni attentive ed esecutive e, pertanto, incide anche sullo sviluppo cognitivo. Questo lo si deduce da quanto appare dai diversi lavori già citati, seguendo un'argomentazione lineare: se lo sviluppo delle funzioni attentive ed esecutive più basilari conduce, attraverso la "padronanza comportamentale" (Karmiloff-Smith, 1992), dagli stadi inferiori a raggiungere le abilità di anticipazione mentale degli eventi, di simulazione, di astrazione (ridescrizione rappresentazionale) e, pertanto, di pianificazione organizzata e autoregolata, allora qualsiasi attività che si occupi di valorizzare e rinforzare gli aspetti anche più elementari delle funzioni attentive esecutive favorisce lo sviluppo cognitivo.

Sono stati descritti, fino ad ora, i meccanismi e i sottosistemi e, quindi, lo sviluppo delle funzioni esecutive attentive. Ora ci occuperemo di un altro tipo di sviluppo, quello riferito alle età e questo è un campo ancora molto incerto, che solo in questi ultimissimi anni ha trovato più convergenze e assestamenti, visti i limiti (spesso trascurati) degli strumenti di misura che abbiamo delineato più sopra.

Lo sviluppo delle funzioni esecutive dall'infanzia all'età adulta

Uno dei primi approcci longitudinali per studiare lo sviluppo delle funzioni esecutive è stato effettuato da Welsh et al. (1991); essi isolano tre fattori: velocità nelle risposte, controllo degli impulsi, abilità di pianificazione. Lavori diversi isolano altri fattori ancora (Levin, 1991) dove, tuttavia, si trova che la flessibilità e il controllo degli impulsi a 12 anni raggiunge il livello dei soggetti adulti[36].

Più recentemente (Rueda et al., 2004) si è valutato che i lattanti di un mese di età hanno difficoltà a staccarsi dagli stimoli che hanno catturato la loro attenzione. Entro i 3 o 4 mesi divengono capaci di movimenti anticipatori (ciò perché nel frattempo hanno reso sempre più fluido l'inseguimento visivo). Verso l'anno riescono a orientare, indagare ed esplorare il mondo circostante, nasce la capacità di utilizzare l'attenzione selettiva. Tutto ciò sembra dipendere dallo sviluppo, verso i 6 mesi, della corteccia parietale posteriore e dei campi oculari frontali, aree note per l'orientamento volontario dell'attenzione (Corbetta e Shulman, 2002).

Questo passaggio dalle fasi implicite a quelle esplicite dei diversi aspetti dell'attenzione lo si può definire come preparatorio o delle "protofunzioni esecutive".

È un momento fondante per l'ulteriore evoluzione. Segnali dell'affermarsi del sistema di controllo si trovano già nei primi mesi di vita. Bambini sopra i 12 mesi sono in grado di affrancarsi da un condizionamento che crea un'abitudine andando a cercare un giocattolo dove vedono che viene posto, piuttosto che nel luogo abituale dove viene collocato; bambini di età inferiore non riescono in tale compito. Oltre l'anno di vita, l'infante dimostra l'esordio dell'abilità di risolvere i conflitti e le catture, esplorando oltre la linea dello sguardo durante la ricerca visiva di un oggetto, mentre a 9 mesi la linea dello sguardo è dominante (Diamond, 1991).

Sembra che i tre anni siano una tappa importante per il differenziarsi delle funzioni esecutive di base (*inhibition, shifting*) che, comunque, come ora sappiamo avranno sempre qualche cosa in comune, dal momento che non si può essere flessibili se non si è anche controllati.

In età precoci, la funzione del controllo esecutivo, da molti definita *inhibition*, si può ragionevolmente valutare con l'effetto di "compatibilità spaziale". Tale effetto, connaturato nell'uomo, indica anche nell'adulto la maggiore facilità a rispondere con la mano che si trova nello stesso emispazio dello stimolo; questa abilità di vincere i "conflitti spaziali" inizia ad essere consolidata dai 24 ai 48 mesi.

Nei compiti di "conflitto spaziale" (stimolo che appare nello spazio controlaterale all'effettore di risposta) i bambini di 24 mesi tendono a perseverare nella risposta, solo dopo i 36 mesi si afferma la possibilità di controllo.

È interessante rilevare che i bambini che rispondono meglio a questo tipo di prove sono descritti dai genitori come più abili a concentrarsi e a staccarsi dagli stimoli, sono meno impulsivi e meno inclini a reazioni di frustrazione (Rueda et al., 2004).

Lo stesso tipo di compito proposto ad adulti (valutando, in questo caso, i tempi di reazione) conferma il fatto che coloro che evidenziano una prestazione bassa sono quelli che risultano più ansiosi e meno portati all'autoregolazione (Derryberry e Reed, 1998).

---

[36] Quest'ultima ipotesi è poco condivisibile: il fatto di non rilevare più differenze significative tra adulti e dodicenni in uno specifico test non può portare alla conclusione che si esaurisce lo sviluppo di una FE (vedere dopo).

I piccoli che a 30 mesi cominciano a risolvere il "conflitto spaziale" sono anche quelli che ricordano meglio sequenze che possono diventare ambigue: tre monitor si attivano con dei visi in successione ripetuta, prima coerente e poi con regole di apparizione sempre più complesse. È necessario giungere almeno all'età di 24 mesi per risolvere il compito di ricordo di sequenze non lineari complesse (Rothbart et al., 2003). Questo aspetto mette in luce come la funzione di controllo sia un necessario sostegno anche per la memoria in genere. Tra l'altro, è stato rilevato che i bambini che hanno più difficoltà in questo compito sono anche quelli che dimostrano un vocabolario linguistico a rischio e molto povero (Clohessy et al., 2001).

Posner e Di Girolamo (2000) affermano a tal proposito che "lo sviluppo del Sistema Attentivo Supervisore è importante per l'apprendimento di strutture complesse e per il controllo del linguaggio durante il secondo anno di vita". Per nostra esperienza, tali bambini sono quelli che, valutati a 4 o a 5 anni, cadono nelle prove di denominazione veloce[37] e in quelle che valutano le funzioni attentive esecutive; essi possono essere ad alto rischio nei futuri apprendimenti della letto-scrittura e del calcolo.

Vi sono a disposizione dei clinici diverse altre prove tratte dalla letteratura che vorrebbero indagare le funzioni esecutive, ma che comportano elementi di confusione e incertezza, soprattutto a causa di istruzioni ad alto carico linguistico. È per questo che si suggerisce di prediligere compiti basati su effetti meno sovrastrutturati e meno equivocabili, come lo sono quelli somministrati anche dalla "psicologia animale", piuttosto che test che comportano particolari istruzioni e carichi linguistici che rendono dubbia la prova. Il già citato effetto di compatibilità spaziale è facilmente somministrabile con pochissime istruzioni verbali e tutto avviene senza forzature, perché l'effetto si verifica di per sé naturalmente, senza che il soggetto debba sapere ciò che avviene.

Un'altra prova che ha queste caratteristiche, utile a valutare il conflitto esecutivo, è quella che mette in gioco l'effetto *flanker*. Si può costruire tale compito in tanti modi diversi; nel nostro caso illustreremo il suggerimento fornito da Rueda e collaboratori (2004). Un pesciolino che appare al centro dello schermo (orientato verso destra o verso sinistra) deve essere "alimentato" dalla parte della bocca, il soggetto ha a disposizione due tasti posizionati agli estremi della tastiera, appena vede lo stimolo sullo schermo dovrà premere più velocemente possibile il tasto che si trova dalla parte della bocca del pesciolino. Altri pesciolini affiancano (fiancheggiano) il pesciolino centrale. Possono essere orientati nella stessa direzione (condizione congrua) o in direzione opposta (condizione incongrua). Nei bambini di pochi anni viene valutata l'accuratezza, poi in seguito (verso i 5–6 anni) si possono prendere in considerazione i tempi di reazione. Rueda et al. (2004) valutano cadute prestazionali nei bambini più emotivi e in balia alle emozioni negative, con questo test che crea nelle pro-

---

[37] Una sorta di memoria associativa che porta all'accesso lessicale per nominare colori, numeri, o oggetti. Per i meccanismi sottostanti ai compiti di *naming* vedere Wolf e Bowers (1999) e Benso (2010) per una breve rassegna.

ve incongrue l'esigenza di gestire il "conflitto cognitivo". Inoltre, gli autori sosten-gono che tali risorse sono allenabili e trovano correlazioni con l'area prefrontale late-rale e il giro del cingolo anteriore, i siti cerebrali che forniscono risorse per l'auto-regolazione.

Dai 5 ai 16 anni viene dimostrata una correlazione significativa tra il volume del-l'area del giro del cingolo anteriore destro e l'abilità di svolgere compiti che richiedo-no concentrazione di attenzione (Casey et al., 1997).

Per quanto riguarda lo sviluppo dell'abilità di *shifting*, è importante osservare che, secondo Zelazo et al. (2003), all'età di due anni i bambini sono capaci di classificare gli oggetti seguendo una regola, ma hanno difficoltà a farlo seguendo due regole con-temporaneamente. È una sorta di perseverazione obbligata, non può ancora svilup-parsi lo *switch* (deviazione).

Bunge e Zelazo (2006) espongono una descrizione dettagliata dello sviluppo del-la complessità delle regole collegandole a precise aree neuroanatomiche. Primariamente si formano associazioni tra stimoli e ricompense e questo aspetto è legato alla matu-razione della corteccia orbitofrontale (area 11 di Brodmann). Verso i due anni inizia lo sviluppo della capacità di associare a uno stimolo una specifica risposta (sempre quel-la); ciò è legato allo sviluppo delle aree prefrontali ventrolaterali (44, 45, 47 di Brodmann). Solo verso i 4–5 anni si cominciano a padroneggiare le regole bivalenti (veri e propri compiti di *switch*: se è blu allora salta, se è rosso allora striscia) e ciò dipen-de anche dalla maturazione del sistema di controllo (della corteccia prefrontale dor-solaterale; area 9, 46 di Brodmann). Subito dopo avviene lo sviluppo della corteccia prefrontale rostrolaterale (area 10 di Brodmann) che sembra supportare, oltre al ragionamento condizionale (visto in precedenza) sul cambiamento di compito (se x allora A; se y allora B), anche la possibilità di accettare la regola opposta cambiando il contesto (se x allora B; se y allora A).

Riassumendo, dalle "protofunzioni esecutive", rappresentate soprattutto dai siste-mi attentivi che si sviluppano, emergono le funzioni esecutive di base solo parzialmente separate. Per primo sembrerebbe emergere il controllo (identificato in molta lettera-tura con l'*inhibition*) che appare, ma in modo ancora incerto, verso i 12 mesi e che comincia ad affermarsi in modo più deciso verso i 24 mesi; da esso seguono la flessi-bilità, l'avvio, l'attenzione sostenuta e l'*updating*. Tuttavia, non è facile sostenere for-temente questo punto di vista, in quanto ogni funzione sembra contenere parte del-le altre. Ad esempio, per riaggiornare la memoria di lavoro (che sembra la più com-plessa tra quelle appena elencate) bisogna possedere il *controllo*, la *flessibilità*, saper *avvia-re* il processo e *sostenere l'attenzione* sul compito.

Questi aspetti, immersi in un robusto contesto emotivo motivazionale, vanno a supportare e a configurare funzioni ancora più complesse come il monitoraggio del comportamento, la verifica, l'organizzazione e la pianificazione, che emergono dal-la capacità di simulare (il "come se" che deriva anche dai processi di condizionamento) e, pertanto, di anticipare l'evento. Interviene e contribuisce allo sviluppo di queste abilità superiori anche la funzione di allerta che, nel tempo, discrimina e generaliz-za gli stimoli portando all'abilità di astrazione. L'ambiente viene pertanto compreso e contestualizzato e gli scopi vengono mantenuti attraverso l'autoregolazione che sviluppa la gestione della frustrazione e la capacità di dilazionare il premio[38].

Il completamento dello sviluppo delle funzioni esecutive

Il termine dello sviluppo delle funzioni esecutive è incerto e poco condiviso da settori scientifici diversi. Alcuni affermano che è completato nell'adolescenza (Kleinberg, 2001; Zelazo e Muller, 2002; Rueda et al., 2004; Davidson et al., 2007). Il limite applicato non convince per dubbi di diverso tipo. Spesso la credenza della fine dello sviluppo si basa sul fatto che non vi è più differenza significativa tra i test che vorrebbero rappresentare le funzioni esecutive tra ragazzi e adulti. Anche in questo caso, le prove psicometriche utilizzate potrebbero non essere totalmente rappresentative delle funzioni esecutive che dicono di misurare. Inoltre, bisogna rilevare che la "non significatività" statistica tra il gruppo di adolescenti e adulti, come vuole la metodologia, non permette di trarre alcuna conclusione. Questo limite, comunque, è stato notevolmente superato da studi più recenti.

In questi anni è rimasta (per fortuna) sempre forte l'indicazione di Luria (1976) il quale, in base ai suoi studi, sostiene che lo sviluppo dei lobi frontali continua fino verso i 21 anni.

Sowell (1999), attraverso studi neuroanatomici, porta a confermare ulteriori sviluppi dei lobi frontali ancora tra i 25 e i 30 anni. Se poi consideriamo gli aspetti "autoregolativi" ci si convince che il sistema di controllo ha bisogno di rafforzarsi ulteriormente per far fronte alle "tempeste" ormono-emozionali dell'adolescenza e allo sviluppo dell'amigdala (noto nucleo cerebrale, sottocorticale "emotivo") che avviene almeno fino ai 19 anni (Mills et al., 2004); pertanto, si pensa che una fase di ulteriore sviluppo e consolidamento delle funzioni esecutive sia assolutamente necessaria.

Anderson (2010) indica numerosi studi molto recenti, dove si riscontra che la memoria di lavoro incrementa gradualmente nell'infanzia, per avere dei picchi attorno agli 11 anni e, ancora, tra i 15 e i 19. La flessibilità ha degli aumenti graduali dai 7 anni all'adolescenza, per avere un salto dopo i 19 anni. Così, la capacità di controllo attentivo ha un notevole incremento dopo i 15 anni.

Lo sviluppo degli apprendimenti più complessi

Lavori come quelli di Bolter e colleghi (2006) nell'ambito della *theory of constructive operators* (TCO, Pascual-Leone, 1987) confermano quanto affermato sull'inestricabi-

---

[38] La capacità di gestire la frustrazione e di dilazionare il premio sono due funzioni complesse, ma fondamentali. I lavori di Mischel et al. (1972; 1989) dimostrano con studi longitudinali come queste abilità siano basilari per prevedere le future competenze cognitive e sociali. Ciò non va trascurato anche nei protocolli riabilitativi che spesso sono troppo "compiacenti" nel cercare di evitare la possibile frustrazione che temono di indurre nel soggetto. Tutto va graduato e conquistato passo dopo passo, anche la possibilità di gestire sempre di più la frustrazione sui compiti e la dilazione del premio.

le interazione tra i diversi livelli attentivi esecutivi e moduli; in tal caso valutano il linguaggio. Essi sostengono che la capacità mentale (*mental capacity*, descrivibile come la quantità di risorse impiegate) può predire le successive competenze linguistiche. Tali autori misurano la capacità mentale attentiva, l'interruzione (inibizione) e le funzioni esecutive di *shifting* e di *updating*[39]. I risultati rivelano che i bambini con DSL dimostrano poca forza di inibizione e difficoltà nell'*updating* in memoria di lavoro, le prove di *shifting* vengono superate. La ricerca supporta la premessa che l'attenzione mentale predice le competenze linguistiche, e questa relazione è mediata parzialmente dall'*updating* (per i test utilizzati per rappresentare le funzioni, come è giusto riferire, v. nota 37).

Esauriti i moduli di secondo tipo rappresentati in questo caso dal linguaggio, verranno ora delineati gli studi che descrivono le influenze dirette delle funzioni esecutive sugli apprendimenti di livello superiore (moduli di terzo tipo). Possiamo ricordare Blair e Razza (2007), che identificano nell'*inhibition* un'importante componente per l'apprendimento della matematica, del vocabolario e di altre competenze linguistiche. Riscrivendo per quanto detto su tale confondente abitudine, possiamo dire che gli autori definiscono come prerequisito importante per l'apprendimento l'efficienza autoregolativa e utilizzano, per isolare tale costrutto (*inhibition*), il *peg-tapping* già descritto sopra come compito rappresentante più abilità. Pertanto, si può convenire che la totalità delle funzioni esecutive siano implicate negli sviluppi cognitivi elencati dagli autori. Espy et al. (2004) sostengono che le prime abilità matematiche vengono spiegate dal 12% della varianza a carico del controllo "inibitorio"[40]. Passolunghi et al. (2007) valutano l'importanza dello sviluppo delle funzioni esecutive nella scuola dell'infanzia per un buon approccio alle abilità matematiche nella prima primaria (Usai e Viterbori, 2008).

Sempre per quanto riguarda i moduli di terzo tipo anche nella lettura è stato dimostrato che l'apporto delle funzioni esecutive è fondamentale. Reiter et al. (2005), confrontando soggetti dislessici e un gruppo di controllo con prove che valutano le funzioni esecutive, trovano differenze significative; così Brosnan et al. (2002) con soggetti dislessici adulti e bambini. Benso, Clavarezza, Caria e Chiorri (2013) hanno valutato cadute singole o variabilmente sovrapposte nelle diverse componenti del modello di

---

[39] La teoria del TCO di Pascual-Leone prevede che la *mental capacity* e l'*inhibition* siano funzioni cognitive e non esecutive. In questa ricerca, viene misurata la *mental capacity* con prove che contengono materiale visivo (figure sovrapposte da isolare come aree con dei puntini) o uditivo (istruzioni da rispettare con dei gettoni colorati diversi come forma, colore, grandezza; ricordo di lettere *sopraspan* con diversi gradi di interferenza). Per l'interruzione (inibizione) utilizzano compiti di "antisaccade" (se appare uno stimolo, sposta gli occhi dalla parte opposta); per lo *shifting* è stato utilizzato un *Children's Trail Making Test* e un compito di *set-shifting*; per l'*updating*, un compito di N-Back da 0 a 2 (rispondi allo stimolo quando è preceduto dallo stesso oppure, nel 2 Back, quando lo stesso stimolo appare due posizioni prima nella sequenza).

[40] Tali autori utilizzano i seguenti test per valutare la componente inibizione: *commission response* (CPT, le risposte date agli stimoli a cui non bisogna rispondere); *delayed response* (risposte da ritardare), *self control* (aspettare a toccare e a scartare un regalo), *statue* (rimanere fermi e ad occhi chiusi nonostante le sollecitazioni distraenti dell'operatore).

Moscovitch e Umiltà (1990) in soggetti dislessici italiani (percezione visiva, linguaggio, attenzione, funzioni esecutive; vedere anche Benso et al., 2005).

Un recentissimo studio svolto da Sun e collaboratori (2011) con la *near-infrared spectroscopy* (NIRS) porta a valutare come le aree prefrontali dorsolaterali (note per il loro forte contributo alla risoluzione del conflitto; vedi sopra) siano poco attivate nei soggetti dislessici durante l'esecuzione di un compito di Stroop. Ciò porta gli autori a concludere che la corteccia prefrontale è disfunzionale nei soggetti cinesi dislessici. Tale ricerca è perfettamente in linea con quanto sostenuto fino ad ora[41].

Il modulo di terzo tipo "apprendimento motorio complesso", come si è descritto nei paragrafi precedenti, è controllato dal SAS sia nelle fasi di formazione del modulo, sia dopo l'automatizzazione, quando vi è la necessità di controllare, coordinare, selezionare il gesto o quando si vuole migliorare l'azione in funzione di cambiamenti più adattivi. Si trovano in letteratura diversi lavori che scoprono forti correlazioni tra la coordinazione motoria e le funzioni esecutive (Rigoli et al., 2012). Il ruolo del SAS come coordinatore è stato abbondantemente delineato da Baddeley (1986; 2002). L'influenza del SAS sui processi motori è pertanto molteplice e questo ha portato all'ipotesi (rafforzata da studi come quello di Rigoli, 2012) che nei disturbi prassici o della coordinazione motoria, se si utilizzano gli strumenti adatti, si potranno far emergere sostanziali debolezze delle funzioni esecutive attentive. Questo aspetto è molto importante in funzione della stesura di un protocollo abilitativo.

Ringraziamenti

L'autore desidera ringraziare il Professor Massimo Turatto del Dipartimento di Scienze Cognitive dell'Università di Trento per le importanti puntualizzazioni e la Dottoressa Alessandra Giacobbe per le utili revisioni.

---

[41] Il test di Stroop è costruito con ideogrammi e la lettura viene valutata anche con notazione fonetica e traslitterazione in scrittura latina (*pinyin*).

Capitolo 5
Disturbi specifici del linguaggio

Definizione di DSL

I disturbi specifici di linguaggio (DSL) rappresentano un insieme eterogeneo di quadri sindromici caratterizzati da un disordine in uno o più ambiti dello sviluppo linguistico. La definizione *specific language impairment* (SLI) in inglese, DSL in italiano,
viene utilizzata per quei disturbi di linguaggio ai quali non deve essere associato un
deficit cognitivo (QI non <80), né altre patologie evolutive sindromiche.

Inoltre tale definizione, per convenzione, implica che non siano presenti deficit sensoriali, motori, affettivi e importanti carenze socio-ambientali. La diagnosi viene così
definita per "esclusione", rispetto alle suddette manifestazioni cliniche.

I bambini con disturbi specifici di linguaggio presentano difficoltà di vario grado
nella comprensione, nella produzione, nell'uso del linguaggio, sia in una o in tutte le
componenti formali linguistiche (fonetica, fonologia, semantica, morfologia, sintassi), sia negli aspetti funzionali (funzione pragmatica, dialogica, discorsiva, narrativa),
con un'evoluzione nel tempo che varia in rapporto alla gravità e alla persistenza del
disturbo linguistico.

Fasi critiche

Come per tutti i disturbi dello sviluppo, per i DSL vanno considerate quattro fasi cruciali (Fabrizi et al., 2006):
- la *fase di emergenza*, che oscilla tra i 18 e i 36 mesi, quando lo sviluppo specifico
  atteso non si verifica o si verifica con modalità da subito atipiche;
- la *fase di strutturazione*, che va dai 36 mesi ai 5 anni, quando i DSL si stabilizzano
  in disturbi differenziati;
- la *fase di trasformazione* verso i disturbi neuropsicologici e psicopatologici secon-
  dari, che può evidenziarsi a partire dai 4–5 anni;
- la *fase di strutturazione* del disturbo secondario, che riguarda il successivo sviluppo del bambino fino all'adolescenza e comporta la predominanza del disturbo di
  apprendimento e/o del disturbo psicopatologico sul disturbo di linguaggio.

L. Sabbadini, *Disturbi specifici del linguaggio, disprassie e funzioni esecutive*
DOI: 10.1007/978-88-470-5349-6_5, © Springer-Verlag Italia 2013

Quando fare diagnosi: indici predittivi

Di norma, i bambini con DSL vengono individuati e diagnosticati dopo i 3 anni, ossia in concomitanza con l'ingresso alla scuola materna, ma in realtà la fascia d'età che va dai 2 ai 3 anni rappresenta un momento cruciale per l'identificazione di eventuali disturbi "specifici" del linguaggio. Vanno messe in evidenza, comunque, due tipologie di DSL nei primi due-tre anni di vita: i cosiddetti *late bloomers* che, pur presentando inizialmente un notevole ritardo nell'acquisizione del linguaggio, recuperano entro un anno quel gap che li disallinea dalla norma, rientrando quindi, nel tempo, nel profilo linguistico dei loro coetanei; e i *late talkers*, che si discostano dai dati normativi previsti per la stessa età, sia rispetto all'ambito linguistico in senso stretto (comprensione-produzione; aspetti formali e funzionali), sia rispetto alle correlazioni con altri indici di sviluppo non linguistici, ma intimamente legati allo sviluppo del linguaggio; su questi ultimi un intervento precoce è di fondamentale importanza.

Per fare diagnosi di DSL, quindi, va utilizzato un doppio parametro, ossia la verifica della compresenza di due condizioni: un QI nella norma e un punteggio globale di valutazione delle competenze linguistiche a 1 o 2 deviazioni standard sotto la media e, inoltre, la valutazione di alcuni indici predittivi non linguistici a cui fare riferimento, che correlano positivamente con difficoltà specifiche nel successivo sviluppo del linguaggio (Volterra e Bates, 1995; Bates, 2002). Esse sono:

- assenza della lallazione, prima vocalica poi consonantica, dai 5 ai 10 mesi;
- assenza di utilizzazione dei gesti, sia deittici che referenziali, a 12–14 mesi;
- mancata acquisizione di schemi d'azione con gli oggetti a 12 mesi;
- vocabolario ridotto (≤20 parole a 18 mesi; ≤50 parole a 24 mesi);
- assenza o ridotta presenza di gioco simbolico a 24–30 mesi;
- ridotta presenza di sequenze di gioco simbolico tra i 30 e i 40 mesi;
- ritardo nella comprensione di ordini non contestuali e che implicano una decodifica linguistica a 24–30 mesi;
- persistenza di idiosincrasie dai 30 mesi in poi.

In importanti ricerche su campioni di bambini italiani viene inoltre sottolineata la stretta correlazione tra deficit fonologico e deficit morfosintattico rispetto soprattutto ai tratti morfologici sia della morfologia legata che della morfologia libera, che in italiano hanno una "bassa salienza percettiva", ovvero non vengono marcati dall'accento (es. la flessione dei verbi, i pronomi clitici e l'uso degli articoli e delle preposizioni; Leonard et al., 1992; Leonard e Bortolini, 1998).

Un dato ulteriore da tenere in conto è la riflessione secondo la quale la condizione essenziale per un corretto sviluppo linguistico prevede un simultaneo sviluppo di parole, gesti e abilità manuali.

In alcuni lavori clinici, ovvero rispetto allo sviluppo atipico, viene evidenziato che il ritardo di acquisizione del linguaggio può essere predetto dalla scarsa produzione gestuale (Thal et al., 1991; Evans et al., 2001). Bates e Dick (2002) affermano categoricamente che il linguaggio e i gesti fanno parte di una *close family*, avente alla base un comune sistema neurale.

Tabella 5.1. Tappe linguistiche e gestuali (Bates, 2002)

Età (mesi)	Tappe linguistiche	Correlati gestuali
6–8	Lallazione canonica	Movimenti ritmici della mano accompagnano la lallazione
8–10	Comprensione di parole	Gesti deittici, *gestural routines*, inizia l'uso di strumenti
11–13	Produzione di parole (dare nomi)	Gesti simbolici
18–20	Combinazione di parole	Combinazioni gesto-parola e gesto-gesto
24–36	Sviluppo della grammatica	Sequenza ordinata di 3–5 azioni di gioco simbolico

Una ricerca di Mansson (2003) conferma tali ipotesi ribadendo che nei casi di DSL si determina un rallentamento dello sviluppo della gestualità iconica e della competenza lessicale, soprattutto nel processo di recupero dei vocaboli.

Qualsiasi deficit nel processo di produzione della parola ha dunque un effetto sul gesto, e viceversa (Tabella 5.1).

Eziopatogenesi

Sulle cause del DSL si dibatte ancora moltissimo, soprattutto per l'assenza di un'ipotesi validamente verificata.

Un dato fortemente predittivo è stato rintracciato nella *familiarità*: negli ultimi anni gli studi sulle cause dei DSL sono orientati verso la scoperta di un correlato genetico che sia determinante per il quadro linguistico. In letteratura si parla, infatti, di "disordine genetico" (Bishop, 2002b; 2006); tuttavia, non è ancora esattamente stabilito quali tipologie di DSL siano da considerarsi su base genetica, pur riconoscendo che l'esistenza di un'analogia tra corredo genetico e abilità linguistica sia fondata, senza dimenticare però l'importanza di considerare la complessa interazione tra fattori genetici e fattori di rischio ambientali.

In uno studio del genoma di 98 famiglie con ricorrente DSL (SLI Consortium-Monaco, 2007) sono stati evidenziati due tratti, sui cromosomi 16q e 19q implicati nei disturbi del linguaggio. Interessante il dato rilevato dalla ricerca su questi casi di DSL su base genetica, rispetto al deficit di ripetizione di non parole, che potrebbe essere un indicatore importante rispetto al disturbo specifico espressivo e anche rispetto a ricadute sul linguaggio scritto.

In uno studio su un campione di 180 bambini con DSL dai 3 anni e 6 mesi ai 6 anni (Chilosi et al., 2002) viene evidenziata un'alta incidenza del fattore familiarità nei casi DSL con disturbo fonologico isolato, nel ritardo specifico espressivo e nel disturbo specifico espressivo; minore frequenza del fattore familiarità nel disturbo specifico recettivo-espressivo a probabile genesi multifattoriale. Inoltre, viene sottolineata l'incidenza di anomalie nell'EEG nei casi più gravi (Chilosi et al., 2010; Levy-Rueff et al., 2012).

Rispetto al disordine fonologico e, soprattutto, rispetto al deficit di programmazione fonologica sembra che la presenza di otiti ricorrenti e fluttuanti tra il primo e il secondo anno di vita possa costituire causa di un impedimento per la corretta discriminazione dei suoni della lingua, determinando in un'epoca successiva un'inadeguata acquisizione delle regole della lingua stessa.

Molto considerata è, inoltre, l'ipotesi di una disfunzione nel *processing* verbale che costituisce un indice di rischio notevole, così come viene ipotizzata scarsa attenzione selettiva al target acustico, difficoltà di processamento di stimoli in rapida successione (Tallal e Percy, 1975; Tallal et al., 1996).

Rispetto a seri problemi di produzione verbale e, in particolare, nei casi di disprassia verbale, si ipotizza che la prematurità o l'immaturità e il basso peso costituiscano una seria variabile, così come problemi di sofferenza pre- o perinatale, spesso non sufficientemente messi in evidenza al momento della nascita.

Ricerche cliniche tendono a dimostrare, inoltre, che i bambini con disturbi dell'articolazione in genere hanno più problemi di coordinazione motoria e segni neurologici soft, rispetto ai bambini le cui competenze del linguaggio seguono una via di sviluppo normale.

Classificazione: rassegna storica

Il problema della classificazione resta tuttora molto dibattuto con posizioni talora contrapposte tra diverse correnti di studio e ricerca, a seconda dell'impostazione metodologica e teorica.

Il dibattito si incentra, inoltre, sulla specificità o meno della natura dei problemi linguistici che i bambini con DSL incontrano (Aram, 1991; Tomblin, 1991). Sull'altro fronte, vari autori tentano di individuare sottogruppi di bambini con DSL per focalizzare l'attenzione sull'eterogeneità e definire meglio i diversi casi clinici, soprattutto in funzione di una corretta diagnosi.

Va ricordato, comunque, che nella clinica, all'interno della stessa categoria diagnostica si trovano spesso sfumature diverse di uno stesso problema e difficoltà attribuibili agli aspetti linguistici di tipo formale, funzionale o di entrambi i tipi.

In particolare, i correnti sistemi di classificazione internazionali (ICD-10) definiscono il DSL come "una condizione in cui l'acquisizione delle normali abilità linguistiche è disturbata sin dai primi stadi dello sviluppo; il disturbo linguistico non deve essere direttamente attribuibile ad alterazioni neurologiche o ad anomalie di meccanismi fisiologici dell'eloquio, a compromissioni del sensorio, a ritardo mentale o a fattori ambientali. È spesso seguito da problemi associati quali difficoltà nella lettura e nella scrittura, anomalie nelle relazioni interpersonali e disturbi emotivi e comportamentali".

In base alle caratteristiche sintomatologiche (espresse in termini di deviazione dalle peculiarità attese in base all'età) tre sono i sottogruppi individuati all'interno di questo disturbo: disturbo dell'articolazione dell'eloquio, disturbo del linguaggio espressivo, disturbo della comprensione del linguaggio (Tabella 5.2).

Tabella 5.2. Classificazione DSL secondo ICD-10 (World Health Organization, 1992)

ICD-10
Disturbo specifico dell'articolazione
Disturbo del linguaggio espressivo
Disturbo del linguaggio recettivo
Afasia acquisita con epilessia (Sindrome di Landau-Kleffner)

Tabella 5.3. Classificazione DSL secondo DSM-IV (American Psychiatric Association, 1994) e DSM-IV-R (American Psychiatric Association, 2000)

DSM-IV e DSM-IV-R
Disturbo della fonazione
Disturbo dell'espressione del linguaggio
Disturbo misto dell'espressione e della recezione del linguaggio

Nel DSM-IV la suddivisione si basa sulla distinzione tra il disturbo della fonazione e disturbi di tipo più specifico: il disturbo dell'espressione del linguaggio e il disturbo misto dell'espressione e della recezione. Un dato da sottolineare in questa classificazione è la presenza della definizione di "disturbo misto" perché evidenzia efficacemente una compromissione più totale del linguaggio, rispetto alle altre forme di DSL finora previste (Tabella 5.3).

Improntata su principi differenti, invece, è la classificazione dei disturbi del linguaggio detta "a due vie" di Bishop e Rosenbloom (1987). Questa suddivisione, infatti, non differenzia immediatamente le diverse tipologie in cui può manifestarsi il disturbo, ma mette in correlazione le possibili cause (*medical factors*) con i diversi tipi di alterazione della funzione linguistica. Le diverse tipologie di disturbo linguistico, così, non vengono contrapposte in maniera diretta ma si autodefiniscono per contrasto.

In tale classificazione va sottolineata la novità apportata da Bishop nel menzionare una nuova tipologia di disturbo specifico di linguaggio: il disturbo semantico-pragmatico. Tale inquadramento nosografico, tuttavia, viene analizzato e messo in luce in maniera più significativa in classificazioni successive.

In particolare Rapin e Allen (1983; 1998) e Bishop (1987; 2000) analizzano, all'interno dei DSL espressivi, le differenze tra i disturbi espressivi fonologici-sintattici e i disturbi semantico-pragmatici (Tabella 5.4).

Riteniamo che tale modello di classificazione, nonostante sia non troppo recente, abbia ancora una sua validità e che da questo si possano ancora dedurre delle linee di valutazione e di intervento riferite a tipologie che ritroviamo a tutt'oggi nella clinica e all'interno dei DSL.

Da questa analisi sono scaturite le nostre riflessioni rispetto alla classificazione dei diversi casi di DSL.

Tabella 5.4. Classificazione DSL secondo Rapin e Allen (1983; 1998)

Disturbi misti recettivi/espressivi	Disturbi espressivi	Disturbi da deficit dei processi di integrazione centrale
Agnosia uditivo-verbale Forma puramente recettiva con incapacità a comprendere il linguaggio attraverso il canale acustico; linguaggio espressivo assente o fortemente disfluente	**Disprassia verbale** Dissociazione tra una competenza linguistica adeguata o poco compromessa e una produzione difettosa per difficoltà a programmare la corretta sequenza dei suoni all'interno della parola, con errori di sostituzione fonemica "erratici"	**Sindrome da deficit lessicale -sintattico** Sono presenti difficoltà narrative e spesso anomia, ovvero difficoltà di recupero dell'etichetta nominale quando necessario pur avendo conoscenza del nome
Sindrome da deficit fonologico-sintattico (in italiano fonologico morfo-sintattico, vista la complessità della morfologia della lingua italiana). È la forma più comune, caratterizzata da unlinguaggio poco fluente, disorganizzato sia fonologicamente sia sintatticamente. Il grado di gravità è variabile fino a casi di vero agrammatismo. Alcuni autori segnalano difficoltà fonologiche e sintattiche in comprensione e in produzione	**Deficit di programmazione fonologica** Buona fluenza verbale con realizzazioni fonologiche spesso poco intelligibili; errori fonemici "stabili", prognosi benigna; forte analogia con il ritardo semplice di linguaggio	**Sindrome da deficit semantico-pragmatico** Disturbo prevalente dell'uso e del contenuto del linguaggio malgrado una produzione fonologica e sintattica poco compromessa

Nuovi orientamenti: ricerche cliniche

Giunti a questo punto, è infatti necessario fare una considerazione di rilevante importanza: finora, per definire le diverse tipologie nelle quali può manifestarsi un disturbo specifico di linguaggio si è fatto continuamente riferimento, seppur in maniera diversa, alle diverse componenti di cui il linguaggio stesso è composto (fonologia, sintassi, morfologia, semantica, pragmatica), prendendo in considerazione la variabile di input (comprensione) o di output (produzione). Questo criterio di classificazione, tuttavia, nel tempo non si è più dimostrato sufficientemente esaustivo.

Da molti studi negli ultimi dieci anni, infatti, è emerso che la definizione di DSL, per essere compresa nella sua globalità e interezza, non può tenere conto delle sole difficoltà linguistiche intese in senso stretto; ci si interroga, infatti, sulla natura eterogenea dei DSL e sull'utilità di definire tale disturbo prettamente "specifico".

In una rassegna di Kaplan e colleghi (2006) vengono riportati lavori e opinioni di diversi ricercatori per sottolineare che "l'unica certezza è che il problema dei bambini SLI non è specifico del linguaggio".

Bishop definisce il disturbo specifico di linguaggio come una sindrome: "un caso in cui più di un processo cognitivo è disturbato", sottolineando quindi che "i geni che mettono a rischio le abilità di comunicazione hanno anche un effetto sulle abilità motorie; questa associazione diviene maggiormente evidente soprattutto quando è la produzione linguistica ad essere colpita" (Bishop, 2006).

Viene riconosciuta, inoltre, nei casi di SLI una stretta correlazione tra capacità metacognitive (funzioni esecutive) e capacità linguistiche, comorbidità con DCD, disturbi prassici e della gestualità (Hill et al., 1998) e deficit nel controllo motorio (Bishop, 2002a; Heiser et al., 2003; Visscher, 2007).

Da Hill, Bishop e Nimmo-Smith (1998) viene ipotizzato che, nei bambini con SLI, gli errori compiuti sul piano verbale, sia su comando che su imitazione, possano essere ragionevolmente interpretabili come una difficile interiorizzazione dell'organizzazione dei movimenti sequenziali.

Già nel 1973 Denckla sosteneva che un deficit d'apprendimento dei movimenti sequenziali delle dita della mano poteva risultare legato a un problema di *feed-back* anticipatorio motorio, uditivo e, pertanto, articolatorio, con conseguente difficoltà nell'espressione fonemica seriale e deficit anche nella comprensione linguistica in ambito semantico, oltre che nella comunicazione pragmatica.

Altri studi, più tardi, osservano come bambini con SLI dimostrino notevoli difficoltà nelle prove di equilibrio, nella motricità grossolana e, soprattutto, in quella fine.

In un lavoro di Webster et al. (2005) è stato verificato, a seguito del monitoraggio di un gruppo di bambini con diagnosi SLI in età prescolare, che sugli stessi bambini, durante il ciclo delle elementari, è poi emersa una diagnosi di disprassia.

Gaines e Missiuna (2007), in una ricerca condotta nella scuola d'infanzia per evidenziare eventuali bambini a rischio di DCD su un campione di 40 bambini già diagnosticati come con SLI, hanno a posteriori evidenziato ben 12 casi (raggiungendo, così, una percentuale del 30%!).

Ricerche cliniche, sempre rispetto ai casi di SLI, mettono in luce problemi nell'ambito dei meccanismi di controllo, quali:
- scarsa capacità di prestare attenzione (Noterdaeme et al., 2001);
- deficit della memoria procedurale (Marton e Schwartz, 2003; Ullman e Pierpont, 2005).

Vengono inoltre riconosciuti in questi casi alcuni peculiari deficit ed errori (Marton, 2009):
- deficit cinestesico;
- posizioni rigide, goffe e sequenze non coordinate in compiti di imitazione grosso-motoria e nel controllo motorio generale;
- capacità molto bassa nella *working memory* e nell'elaborazione visuo-spaziale;
- errori di perseverazione;
- impulsività;
- maggiore possibilità di errori se è maggiore la complessità del compito.

Inoltre, dati ottenuti su bambini SLI con DCD nei test di memoria di lavoro testimoniano un'ampia difficoltà nei processi di controllo (Alloway e Archibald, 2008) e viene di nuovo ribadita l'ipotesi di una più generale difficoltà nell'organizzazione sequenziale.

Bishop e Norbury (2005), in questo senso, hanno dimostrato che bambini con DSL, valutati con prove relative al funzionamento delle FE, hanno delle cadute specifiche nel dominio "inibizione", denotando una difficoltà a usare il linguaggio come strumento di regolazione del pensiero.

Un aspetto molto dibattuto, inoltre, è la riflessione in merito alla capacità spesso limitata di processare le informazioni. Ciò su cui ci si interroga è se tale deficit sia una caratteristica che amplifica le difficoltà del disturbo specifico di linguaggio.

Nella letteratura sugli SLI, il termine "processamento" è usato in maniera piuttosto confusa. Da una parte, per processamento si intende quel limite temporale necessario per la percezione e l'elaborazione dei fonemi, delle sillabe e delle parole (Tallal e Piercy, 1973; 1975). Dall'altra parte, il termine "processamento" è usato quando si parla delle associazioni linguistiche e di network correlati, uniti insieme al fine di trovare il significato del materiale linguistico in entrata (Fazio, 1997).

Lahey e Bloom (1994) suggeriscono che le risorse di processamento vengono richieste per costruire e mantenere in memoria "modelli mentali" in maniera consapevole. Questi modelli mentali sono essenzialmente rappresentazioni di idee sulle quali il sistema linguistico opera le proprie computazioni, integrando tra loro conoscenze di memoria a lungo termine ed esperienza corrente. Le differenze individuali nelle abilità di processamento del linguaggio si riscontrano sia nell'ammontare delle risorse richieste per costruire e mantenere un particolare modello mentale (influenzato da caratteristiche quali la familiarità dello stimolo e dalla forma sintattica), sia dall'efficienza dei processi sottostanti (per esempio l'accesso lessicale). In ogni caso, un aspetto condiviso nella ricerca e in letteratura è che il processamento del linguaggio è più lento nei bambini con deficit specifici di linguaggio (Miller et al., 2001).

In particolare, viene messo in evidenza che tale deficit influenza la velocità di elaborazione delle informazioni ed è direttamente connesso e dipendente dalla variabile tempo. Se paragonati ai bambini con normale sviluppo del linguaggio, infatti, i bambini con SLI mostrano evidenti cadute nella registrazione e nell'interpretazione dei dettagli dei messaggi linguistici in entrata.

Non a caso, una lenta elaborazione delle informazioni può impoverire le risorse necessarie a completare le fasi indispensabili per la formulazione di una risposta. C'è da tenere conto, in questo senso, che un discorso normale prevede dei turni di conversazione che richiedono risposte rapide, solitamente inferiori ai 2 secondi.

La difficoltà, poi, si amplifica in compiti maggiormente complessi. Gillam et al. (1998) evidenziano nei SLI difficoltà nel ritenere o nell'usare codici fonologici durante compiti che richiedono operazioni mentali multiple.

Alcune teorie amplificano lo spettro di influenza di tali limitazioni e sostengono che deficit di processamento coinvolgono tutte le componenti della produzione linguistica, quindi non solo gli aspetti fonologici ma anche quelli di costruzione sintattica e semantica (Speidel e Herreshoff, 1989).

I lavori citati, seppur non recentissimi, interpretano le difficoltà di comprensione come risultato delle difficoltà di "processamento" dell'input e output verbale. Questo aspetto ci sembra di fondamentale importanza rispetto all'intervento nei DSL e va considerato attentamente, soprattutto nei casi più seriamente compromessi (ovvero i DSL con deficit fonologico-morfosintattico e le disprassie verbali).

Vale la pena citare ancora una ricerca, questa volta su casi diagnosticati come DCD, in cui si riscontrano disturbi nell'area linguistica. In un interessante lavoro rispetto al confronto delle abilità linguistiche tra un gruppo di SLI e un gruppo di DCD, Alloway e Archibald (2008) evidenziano dei profili pressoché sovrapponibili: le difficoltà riscontrate risultano negli ambiti del racconto di una storia (abilità narrative), del richiamo di materiale verbale, nella rievocazione di nomi (dato che attesta ancora una volta un deficit di tipo procedurale), e nella ripetizione di non parole.

In sintesi, gli autori concordano nell'affermare che *"Language impairment is a common co-occuring condition in DCD".*

Contributi dalle neuroscienze

Negli ultimi anni, un grande contributo rispetto alla stretta correlazione tra linguaggio e abilità motorie è venuto soprattutto da lavori e ricerche nell'ambito delle neuroscienze; ormai da alcuni decenni viene infatti dimostrato che alcune funzioni linguistiche e motorie manifestano sottostanti e nascosti meccanismi cerebrali univoci:

* regioni deputate a compiti motori (corteccia motoria, area premotoria, cervelletto), sono coinvolte in compiti linguistici ed esistono forti connessioni tra il cervelletto e le aree classiche del linguaggio, come l'area di Broca (Petersen et al., 1989);
* porzioni dell'area di Broca sono a loro volta attivate in compiti motori e soprattutto in compiti che implicano movimenti della mano e delle dita delle mani. Anche solo il pensare di muovere le dita delle mani è sufficiente per attivare una porzione dell'area di Broca (Krams et al., 1998);
* elevata attività nella corteccia premotoria sinistra viene evidenziata, tramite PET, nel compito di recupero lessicale di parole appartenenti alla categoria strumenti (Grabowski et al., 1998);
* esiste una partecipazione del cervelletto alla funzione linguistica in un compito di associazione di parole, evidenziando delle forti connessioni tra questo e le aree classiche del linguaggio, quali l'area di Broca.

Per quanto riguarda l'azione e la gestualità, viene ribadita l'importanza dell'attenzione condivisa e il dare significato all'azione, al gesto e ai movimenti degli arti e delle mani:

* l'attivazione dell'area di Broca è, infatti, evidente quando si usano gesti transitivi diretti a uno scopo, soprattutto quando si ha l'interazione della mano con un oggetto significativo o anche si osserva tale interazione (Fadiga et al., 2009);

Ruolo dell'area di Broca	**Linguaggio**: produzione e comprensione verbale **Azione** (attivazione della mano in stretta connessione con gli occhi AIP F5: connessione parieto-frontale: capacità di osservare per potere rifare) **Gestualità** **Imitazione** **Sequenze ritmiche**

Fig. 5.1. Ruolo dell'area di Broca

- azioni, gesti transitivi sia in atto che osservati correlano con vocalizzazioni (Bernardis et al., 2008);
- gesti eseguiti durante l'espressione verbale (*co-speech gestures*) sono strettamente connessi al sistema linguistico (Willems e Hagoort, 2007; Gentilucci e Dalla Volta, 2008);
- il suono associato al movimento (suono-azione, uso del gioco sonoro e vocalizzazione) attiva le stesse strutture necessarie per la produzione di quei suoni utilizzati (Fadiga et al., 2009).

È inoltre riconosciuta l'esistenza di un network che coinvolge regioni cerebrali, in particolare l'area di Broca, che attiverebbe sequenze ritmiche, melodiche, gestuali, nonché quelle relative al linguaggio (Berkowitz e Ansari, 2008); infatti, rispetto alla generazione di nuove sequenze motorie sia ritmiche che melodiche, viene messo in luce il fatto che viene attivata una rete neurale che comprende la zona cingolata rostrale della corteccia anteriore cingolata, il giro frontale inferiore, la corteccia premotoria ventrale e la dorsale.

La comune partecipazione di queste aree (che corrispondono all'area di Broca) suggerisce l'*attivazione* dei neuroni specchio (presenti in quella sede) in compiti di trasformazione e produzione di sequenze motorie, siano esse musicali linguistiche o gestuali. Si può così riassumere l'influenza dell'area di Broca in numerosi settori, come indicato in Figura 5.1.

Questi dati risultano particolarmente interessanti in relazione alla metodologia dell'intervento terapeutico nei casi dei DSL che affronteremo più dettagliatamente nei capitoli successivi.

In sintesi, ci sembra dunque che, come viene documentato da un'ampia letteratura, continuiamo a definire per comodità "specifici" quei disturbi che è stato dimostrato ampiamente che così "specifici" non sono.

Definizioni dei DSL in ambito nazionale e metodologia di classificazione

Finora sono state riportate ricerche e classificazioni dei DSL che sono state pubblicate e si sono affermate a livello internazionale; in Italia l'inquadramento clinico dei DSL è a tutt'oggi poco chiaro e definito.

Al fine di un'interpretazione delle diverse tipologie dei DSL, alcuni recenti lavori di Levi meritano un'attenta riflessione, soprattutto rispetto all'affermazione che vada considerato quanto un'atipia può interferire con un'altra atipia, soprattutto in uno stadio successivo di sviluppo.

Nella maggior parte dei casi di DSL esistono dei ritardi di sviluppo per una o più competenze linguistiche; questi singoli ritardi tendono a determinare delle eterocronie nello sviluppo delle altre competenze linguistiche convergenti, che possono determinare vere e proprie dissociazioni funzionali (Levi et al., 2007; Levi, 2009; Levi et al., 2012).

Inoltre, citando i classici lavori di Luria, che considerava le prime produzioni di parole *simprassiche*, Levi sottolinea che "i primi pezzi di linguaggio sono insiemi fonologici, lessicali che si inseriscono all'interno di azioni-interazioni": il bambino costruisce prima le frasi (azioni + parole) poi le parole (parole senza azioni), e poi i fonemi (unità di una struttura).

Viene sottolineato che la presenza di una comprensione buona è un indicatore prognostico positivo ed è interessante quanto viene ribadito, ovvero che il criterio più sicuro per valutare la comprensione verbale rimane quello del numero e del tipo di azioni e di scelte che il bambino riesce ad effettuare, in sequenza, in base a una richiesta verbale.

Da quanto detto ci sembra che, rispetto ai criteri di valutazione e classificazione dei DSL, venga marcatamente messo in evidenza il rapporto tra azione, quindi abilità prassiche, e produzione verbale, anche se nella classificazione (Levi et al., 2009) non vengono riportate tali correlazioni.

Vengono infatti riconosciute 4 tipologie di DSL:
1. ritardo semplice del linguaggio (RSL);
2. ritardo specifico del linguaggio (RSPL);
3. disfasia evolutiva (DE);
4. disfasia di utilizzazione (DU) o disturbo semantico-pragmatico.

Oltre che riprendere le definizioni classiche dividendo in quattro gruppi i DSL, viene utilizzata una modalità di analisi e valutazione che si basa sull'individuazione nei DSL dei cluster neurolinguistici, per definire le associazioni e i movimenti evolutivi che si possono riscontrare nella pratica clinica, evidenziando il rapporto tra produzione e comprensione, in base a un'analisi neurolinguistica (Tabella 5.5).

Tabella 5.5. Classificazione dei DSL secondo Levi

Classificazione secondo Levi
Disturbi di integrazione pragmatica: difficoltà di comprensione (CV), bloccano la produzione (PV)
Disturbi prevalentemente fonologici (deficit prevalentemente di produzione, PV)
Disturbi prevalentemente lessicali (integrazione dissociata tra CV versus PV)
Disturbi prevalentemente sintattici (difficoltà di integrazione PV/CV)
Difficoltà metalinguistiche (difficoltà PV/CV = deficit pensiero verbale)

Tabella 5.6. Classificazione DSL secondo Chilosi et al. (2010)

Disturbo fonologico isolato
Familiarità per disturbi del linguaggio e/o dell'apprendimento in circa 2/3 dei casi
Bassa incidenza di ritardo nello sviluppo motorio (4%)
Assenza di anomalie EEG
Ritardo specifico espressivo
Familiarità per disturbi del linguaggio e/o dell'apprendimento in oltre la metà dei soggetti
Incidenza di ritardo nello sviluppo motorio e di anomalie EEG nel 25% dei casi
Disturbo specifico espressivo
Familiarità per i disturbi del linguaggio e dell'apprendimento in circa 2/3 dei casi
Maggiore incidenza di ritardo nello sviluppo motorio e di anomalie EEG
Disturbo specifico recettivo-espressivo
Minore familiarità per i disturbi del linguaggio e/o dell'apprendimento
Riscontro frequente di ritardo nello sviluppo motorio e di segni di immaturità nella motricità fine
Massima incidenza rispetto agli altri sottotipi di DSL di anomalie EEG

Un'altra interessante modalità di classificazione è quella proposta da Chilosi et al. (2010), frutto di una ricerca su un campione di bambini con disturbi specifici del linguaggio (Chilosi et al. 2002), dove viene anche messa in evidenza, in alcune specifiche tipologie di DSL, la correlazione tra deficit linguistici e deficit motori. Se ne riporta di seguito un'esemplificazione (Tabella 5.6).

Nella suddetta ricerca viene sottolineata l'importanza di condurre approfondite indagini elettrofisiologiche nei casi di DSL con deficit persistente, a probabile genesi multifattoriale e con disturbi di decodifica verbale, ovvero soprattutto nel disturbo specifico espressivo e nel disturbo recettivo-espressivo, che rappresenta la forma più grave di DSL.

Alla luce dei lavori clinici e delle ricerche a livello internazionale e quindi dei nuovi orientamenti nell'ambito dei disturbi specifici del linguaggio, ma anche e soprattutto alla luce di anni di esperienza clinica, viene proposta una classificazione che distingue le tipologie del DSL, secondo tipiche caratteristiche e su base multifattoriale: fattori linguistici, componenti motorie e funzioni neuropsicologiche superiori.

Rispetto ai fattori linguistici si è ripartiti dagli assunti impliciti nella classificazione della Rapin sopra riportata, riconoscendo comunque la comorbilità con altri fattori non linguistici.

Riportiamo, infine, la classificazione delle diverse tipologie dei DSL secondo Sabbadini (Fig. 5.2):

*   *DSL fonologico "puro" (deficit di programmazione fonologica)*: deficit in produzione con comprensione adeguata, ma spesso deficit di attenzione (anche se in forma lieve). Rispetto al profilo all'APCM risultano peculiari, ma moderate, cadute sia nel settore degli schemi di movimento (movimenti coordinati mani e dita) sia nel settore funzioni adattive/prassie (gestualità e manualità);
*   *DSL fonetico-fonologico-morfosintattico con DSM, DCM e componenti disprattiche (con deficit delle FE)*: oltre che deficit fonologico deviante, deficit fonetico-articolatorio e deficit morfologico, si riscontrano cadute anche in comprensione molto

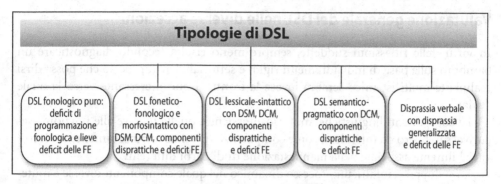

Fig. 5.2. Classificazione DSL secondo Sabbadini L. et al. (2012)

variabili e profili caratteristici con deficit sia nella coordinazione motoria che nelle abilità prassiche, di diversa entità. È presente deficit marcato delle FE; è il disturbo che si presenta più frequentemente nella clinica e che viene quindi di solito affrontato in terapia logopedica;

- *deficit lessicale sintattico con DSM, DCM e componenti disprattiche (con deficit delle FE)*: sono presenti difficoltà narrative e spesso anomia, ovvero difficoltà di recupero dell'etichetta nominale quando necessario, pur avendo conoscenza del nome. Spesso è conseguente al DSL con DCM e componenti disprattiche, non trattato sufficientemente;

- *deficit semantico-pragmatico (con deficit delle FE)*: disturbo prevalente dell'uso e del contenuto del linguaggio malgrado una produzione fonologica e sintattica poco compromessa; è inoltre presente marcato deficit delle FE, oltre a deficit di comprensione lessicale e sintattica e deficit prassico;

- *disprassia verbale con disprassia generalizzata (con deficit delle FE)*: sono presenti seri deficit in produzione e percezione, soprattutto deficit di coarticolazione, spesso con assenza di produzione verbale, nei casi in cui si associa un serio deficit motorio dell'apparato fonatorio, o grave e deviante disordine fonologico; il profilo APCM mette in evidenza cadute specifiche marcate in più ambiti, sia rispetto alla coordinazione del movimento che in ambito prassico.

In questo lavoro si prenderà in considerazione, in particolare, il DSL fonetico-fonologico-morfosintattico con DSM, DCM e componenti disprattiche, la disprassia verbale e il disturbo semantico-pragmatico. Non saranno messi in evidenza, nell'esemplificazione dei casi clinici, casi di DSL con deficit della programmazione fonologica, in quanto vi è una bassa incidenza di ritardo nella coordinazione motoria e non si evidenzia una seria componente disprattica.

Valutazione generale dei DSL nelle diverse accezioni

In virtù delle riflessioni suddette, sempre meno risulta fecondo diagnosticare un bambino sulla base di inquadramenti rigidi e settoriali. Un approccio che possa dirsi realmente multisistemico sembra invece la frontiera più interessante verso la quale avviarsi.

Le componenti linguistiche, motorio-prassiche e quelle relative alle funzioni esecutive, sarebbero da intendersi come competenze correlate intrinsecamente tra loro e variabilmente associate nella manifestazione di disturbi differenti.

Lo sviluppo è, infatti, un processo dinamico nel quale componenti diverse e mutevoli si interfacciano tra loro, creando una rete di interdipendenza tra le parti (Fig. 5.3).

Va ricordato che ogni bambino è l'insieme di un complesso sistema di risorse ed esperienze che si modifica molto velocemente nel tempo. Innumerevoli sono le variabili in grado di influenzare la crescita di un individuo e ognuna, senza esclusione alcuna, va tenuta in considerazione nella modalità di approccio al bambino: un'osservazione ristretta a poche caratteristiche ritenute peculiari risulterebbe infatti priva di significato; non si ricaverebbe nessun dato di realtà né di evidenza patognomonica.

L'angolazione attraverso la quale guardare al bambino esige pertanto una veduta ad ampio raggio. È necessario un metodo di studio che affronti l'analisi delle competenze del bambino da una prospettiva multisistemica e integrata, aderente, cioè, a tutte le abilità che l'individuo può esercitare in quel preciso momento evolutivo, non trascurando l'ampio margine di variabilità interindividuale, legato all'età e, soprattutto, al contesto, ovvero all'ambiente in cui vive.

Rispetto al bambino con problemi, molto spesso l'adesione alle regole dettate dall'utilizzo di un dato strumento di valutazione in condizioni poco ecologiche di osservazione, rischiano di restituire alla famiglia un'immagine dello stesso non perfettamente rispondente a quelle che sono le sue reali condizioni.

È indispensabile, per questo, tenere conto di tutte le possibili correlazioni tra sviluppo linguistico e altre competenze di ordine evolutivo, quali lo sviluppo cognitivo in senso lato, i processi di controllo, lo sviluppo della coordinazione motoria e pras-

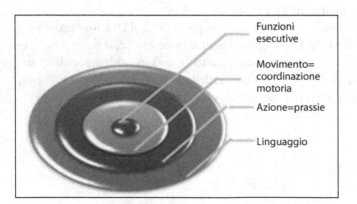

Funzioni
esecutive

Movimento=
coordinazione
motoria

Azione=prassie

Linguaggio

Fig. 5.3. Relazioni tra le varie aree di sviluppo

sica, non trascurando tutti quei fattori e variabili intervenienti (su base neurologica e neuropsicologica) che possono disallineare un dato profilo dalla norma.

La raccolta dei dati anamnestici deve essere esauriente e accurata: può essere usato il questionario accluso al test APCM (Sabbadini L. et al., 2005).

Riteniamo che la valutazione cognitiva del bambino con DSL vada fatta solo quando abbia acquisito familiarità con l'esaminatore: la scelta del test cognitivo dovrebbe tener conto del livello di capacità di espressione verbale del bambino, quindi preferibilmente test nei quali non sia utilizzato un QI verbale, che andrebbe a inficiare il risultato del QI totale.

Nella valutazione del bambino con DSL sin dai primi anni di vita, va posta attenzione da un punto di vista linguistico soprattutto alle capacità di comprensione, oltre che di comunicazione e produzione.

Sono ormai disponibili diversi strumenti di valutazione validati per la popolazione di lingua italiana, ma oltre ai test specifici formali va ricordata l'importanza della valutazione del linguaggio spontaneo o della comunicazione spontanea.

Inoltre, è importante, soprattutto nella prima fascia d'età (fino ai tre-quattro anni e per il bambino che non parla anche dopo), utilizzare questionari per i genitori sia per la raccolta del vocabolario, sia per avere un'idea del livello di comprensione e comunicazione, in ambiente familiare al bambino (Caselli e Casadio, 1995). L'ampiezza del lessico anche in età prescolare va però anche valutata con strumenti mirati sia in comprensione che in produzione.

Estremamente utile la videoregistrazione dell'eloquio spontaneo del bambino o con giocattoli scelti in modo mirato, sì da elicitare una più ampia campionatura di linguaggio, eventualmente con uso di giochi in miniatura o Playmobil. Per i bambini più piccoli si può chiedere al genitore di registrare momenti di gioco insieme, dopo aver loro spiegato cosa è utile programmare e come utilizzare le varie proposte.

La valutazione della lunghezza media degli enunciati (LME) che in italiano si calcola tenendo conto di tutte le "parole" (sono considerate parole anche gli articoli, le preposizioni, i pronomi, oltre ai verbi e ai nomi) va fatta su almeno 50 enunciati ed è utile per verificare la modificabilità nel tempo della produzione linguistica del bambino nel passaggio dal linguaggio telegrafico al linguaggio organizzato in strutture morfologiche sempre più adeguate e complesse; questo fattore è importante anche ai fini prognostici.

Le videoregistrazioni saranno poi analizzate per verificare l'ampiezza del repertorio fonetico e, rispetto all'ambito fonologico, l'analisi dei processi ritardati, insoliti o devianti che il bambino usa (prove per la valutazione fonologica del linguaggio infantile, PFLI; Bortolini, 1995a), oltre all'ambito morfosintattico.

L'osservazione del gioco, sia spontaneo che elicitato, è un altro elemento indispensabile per la valutazione delle capacità simboliche del bambino DSL, strettamente correlate alle funzioni linguistiche e, dopo i due anni, diventa importante monitorare la capacità di imitare il gioco simbolico in sequenza, in quanto risulta molto frequentemente deficitario nei casi di DSL.

Valutare la qualità della gestualità è importante quanto la valutazione della produzione verbale. Ormai da molti anni (Bates et al., 1979) e, successivamente, in vari lavori, viene sottolineato che il gesto accompagna la produzione linguistica del bambino con sviluppo tipico a partire dagli inizi dello sviluppo linguistico, anzi precede e stimola tale competenza. Una ricca e vasta letteratura nell'ambito della ricerca sullo sviluppo tipico sembra unanime nell'inquadrare il gesto come un elemento precursore e un fattore compartecipante del linguaggio stesso.

Si sottolinea che, non a caso, gli elementi tipici del repertorio primitivo gestuale dei bambini vengono successivamente rintracciati nel loro lessico verbale (Goldin-Meadow, 2008) e, inoltre, che il repertorio di azioni e gesti in bambini tra 8 e 18 mesi ha stretti rapporti con la comprensione e produzione delle prime parole (Caselli et al., 2009).

Già in precedenti studi (McNeill, 1992) veniva evidenziato che "il gesto e la parola formano un singolo sistema di comunicazione basato su un comune sottostante processo di pensiero".

Secondo McNeill i gesti, in particolare quelli iconici, riflettono l'attivazione di programmatori (visuo-manuali e acustico-articolatori) associati con gli oggetti e gli eventi rappresentati in uno spazio semantico-concettuale che parole e gesti condividono. Importante sottolineare che McNeill (2000) propone un modello "neurogestuale" che vede l'area di Broca come una sorta di "direttore d'orchestra" delle azioni, il luogo in cui le azioni (articolatorie e manuali) si organizzano, si orchestrano in immagini gestuali.

Gesti e linguaggio hanno dunque in comune un'unica sintetica proprietà di natura semeiotica, per cui il movimento, ovvero il gesto, assume una funzione anticipatoria e sembra essere l'elemento attivatore della competenza semantica e, più in generale, linguistica (Capirci et al., 2005).

Alla luce di queste riflessioni, quindi, i gesti e la produzione verbale, ovvero i due processi di apprendimento, della competenza espressivo-verbale e dello sviluppo dell'atto motorio, si manifestano intimamente connessi (Iverson e Goldin-Meadow, 1998; 2005; Gentilucci et al., 2004; Gentilucci e Dalla Volta, 2008; Caselli et al., 2009; Stefanini et al., 2009) e vanno quindi considerati e valutati in parallelo.

Un dato da aggiungere, tuttavia, è la modalità con cui essi sembrano entrare in relazione tra loro. Cooper (2006) identifica tale mediazione nella competenza imitativa (Fig. 5.4).

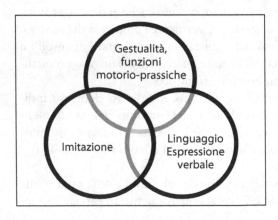

Fig. 5.4. Relazione tra gestualità, linguaggio e imitazione

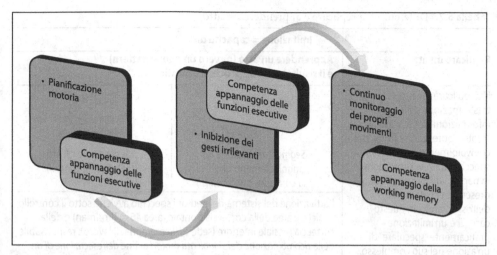

Fig. 5.5. Capacità imitativa (Bolter et al., 2006; Marton, 2009)

L'importanza dell'imitazione viene ulteriormente ribadita in recenti ricerche e lavori in ambito neuropsicologico e neuroscientifico.

Alcuni studi compiuti su bambini a sviluppo tipico rilevano che l'osservazione di azioni compiute dall'adulto con gli arti superiori e con le mani, oltre che l'azione poi imitata dal bambino, facilitano l'apprendimento dello *speech*, ovvero della produzione verbale (Gentilucci et al., 2004).

Questi dati emergenti mettono in luce, quindi, come nell'interazione tra linguaggio e azione in maniera imprescindibile entrino in gioco numerosi altri fattori.

L'imitazione, però, non può e non deve essere considerata solo come un semplice meccanismo di *matching*, ma è un'abilità che richiede le competenze indicate in Figura 5.5.

Infatti, rispetto alla capacità di imitare vanno distinti due livelli:
1. imitazione come capacità di replicare un atto;
2. imitazione per apprendere un atto (Tabella 5.7).

Questo vale, in generale, per potenziare lo sviluppo e l'apprendimento e per tutto ciò che riguarda le competenze gestuali; competenze che si realizzano nelle prassie transitive e intransitive attraverso quattro caratteristiche fondamentali: intenzionalità, coordinazione, sequenzialità e scopo. Verificare quindi la capacità di imitazione, sia rispetto alla gestualità (imitazione di gesti), sia rispetto alla capacità verbale (ripetizione di parole e frasi) e, inoltre, rispetto alla capacità di riprodurre e imitare sequenze di gioco simbolico, diventa un momento fondamentale dell'osservazione e della valutazione.

Secondo la nostra metodologia è indispensabile, nei diversi casi di DSL, verificare le capacità di coordinazione motoria e soprattutto le abilità prassiche ovvero le funzioni adattive, tramite protocolli di valutazione che investano su entrambi gli ambiti dello sviluppo (motorio e prassico).

Una prassia, così come la costruzione di una frase, esige una precisa sequenza di elementi in un preciso ordine; non solo, la forma di questi elementi deve essere neces-

Tabella 5.7. Differenza tra replicare e apprendere un atto

	Imitazione = capacità di	
Replicare un atto	Apprendere un atto (ovvero un nuovo pattern) è il risultato di due processi distinti:	
Nel replicare un atto, la trasformazione delle informazioni visive in atti "motori potenziali" è frutto del coinvolgimento dei neuroni specchio tramite l'imitazione, in particolare, di quegli atti già presenti nel patrimonio dell'osservatore. In questo caso, vi è un'imitazione praticamente "speculare" di un'azione nel suo complesso. Più un atto motorio assomiglia a uno già presente nel patrimonio motorio (esperienziale) dell'individuo che osserva, più viene indotta e facilitata l'esecuzione (compatibilità ideomotoria)	*Segmentare* l'azione nei singoli elementi che la compongono (*analisi*)	*Sequenziare* gli atti selezionati (*sintesi*)
	L'attivazione del sistema dei neuroni specchio avviene sotto il controllo di alcune aree della corteccia frontale (area 46 di Brodman) e della corteccia mesiale inferiore (sede della memoria di lavoro), responsabile della *ricombinazione dei singoli atti motori* al fine *dell'esecuzione di un nuovo pattern d'azione*. Ma non basta un sistema motorio ricco, né la presenza di neuroni specchio per giungere a un'imitazione che diventi apprendimento: è necessaria l'*attivazione di un sistema di controllo* che deve essere facilitatorio e inibitorio allo stesso tempo, ovvero in grado di controllare l'azione: prima di dare inizio all'azione (*feed-forward*); durante il compito imitativo (*feed-back*) e, infine, come controllo a verifica del risultato. Inoltre, tale sistema deve essere capace di bloccare tutte le informazioni non utili all'azione potenziale in atto. Interessante notare che durante l'imitazione l'azione viene codificata secondo congruenza spaziale (Mdx/Msn)	

sariamente corretta, altrimenti anche il risultato finale si dimostrerà solo parzialmente giusto. Per questo difficoltà in una di queste aree producono necessariamente delle conseguenze nell'altra.

Il protocollo APCM (Sabbadini et al., 2005) dà utili informazioni in questo senso, così come il test ABC (Henderson e Sugden, 1992) o, per la fascia 0–42 mesi, la Scala Bayley suddivisa in tre settori o ambiti dello sviluppo: cognitivo-motorio-sociale.

Un'osservazione importante va fatta rispetto all'uso dei test standardizzati per le diverse fasce d'età, sia rispetto alle prove di produzione sia per l'ambito della comprensione morfosintattica e lessicale, che servono per quantificare e avere un'idea del livello di comprensione del bambino, ma che allo stesso tempo dobbiamo più volte verificare, tenendo conto che i risultati possono essere sfalsati da scarsa attenzione o anche da scarsa collaborazione da parte del bambino, o da difficoltà di scanning visivo ed esplorazione visiva; a volte i bambini dimostrano impulsività nella risposta o possono tendere a indicare lo stimolo più vicino alla loro mano dominante, o può essere a volte presente difficoltà nella memoria di lavoro (MBT).

Per quanto riguarda le competenze morfosintattiche in produzione, nei bambini con DSL più grandi, verso i quattro-cinque anni, può essere significativo valutare la presenza di morfemi liberi e/o legati, l'uso o l'assenza delle preposizioni, della copula, degli articoli e di clitici, tenendo conto che questi tratti sono per lo più deficitari nei DSL e strettamente correlati a deficit fonologici (Leonard et al., 1992; Leonard e Bortolini, 1998).

Per quanto riguarda le FE va considerato, come già ampiamente descritto, che le competenze linguistiche sono a queste intrinsecamente correlate: se un bambino desidera esprimere un concetto è necessario che esso sappia distaccarsi dal piano concreto degli oggetti per riuscire a configurarsi una rappresentazione mentale astratta, deve essere in grado di pianificare un discorso a livello mentale, deve riuscire a inibire tutti gli stimoli non necessari e, da ultimo, deve sapere organizzare concretamente nella produzione verbale il suo pensiero secondo una corretta struttura sintattica, che implica utilizzazione delle regole della lingua e, contemporaneamente, capacità di coarticolazione (attività motoria complessa); quindi, il tutto è frutto della possibilità del soggetto di integrare più capacità e funzioni, ed è di pertinenza delle funzioni esecutive.

Un collegamento tra l'acquisizione del linguaggio, la capacità di pianificazione e il *problem-solving* si ha quando il linguaggio internalizzato facilita la creazione di piani di regole.

Infatti, pian piano, con l'internalizzazione del linguaggio stesso, il comportamento del bambino si distacca dal mero campo sensoriale-motorio e fa piuttosto ricorso a informazioni rappresentate internamente in forma di regole verbali. L'assenza, al contrario, di uno spazio mentale dedicato alle rappresentazioni innesca nel bambino una serie di difficoltà che non gli consentono di utilizzare regole interne per il controllo delle proprie azioni. Le risposte non adatte, quindi, non vengono inibite, scatenando reazioni non desiderate.

Rapporto tra linguaggio e funzioni mnestiche

Un altro aspetto inerente le FE riguarda il rapporto tra linguaggio e memoria.

Una memoria funzionale (intesa nelle sue componenti a lungo termine, breve termine e di lavoro) è una parte essenziale per il processamento delle informazioni. La memoria, infatti, mantiene nella mente, per tutto il tempo necessario, le informazioni indispensabili all'elaborazione di determinati stimoli. Lo span della memoria è stato dimostrato essere più efficace per le parole conosciute piuttosto che per quelle sconosciute, il che suggerisce che la memoria fonologica (a breve termine) non è isolata da quella a lungo termine come spesso è stato previsto (Adams e Gathercole, 2000).

Si reputa, inoltre, che la memoria a breve termine sia in grado di mantenere attive le rappresentazioni mentali (Gathercole e Martin, 1996) e che tale mantenimento possa essere relativo al circuito fonologico della *working memory*. Sempre più, infatti, modelli relativi alla memoria descrivono la memoria seriale (il ricordare la sequenza degli item) come una conseguenza dei processi della memoria a breve termine. Questo sembra essere il processo che permette il crescente accesso di un limitato numero di item di informazioni attraverso una cosciente consapevolezza.

Nel processamento del linguaggio, la memoria a breve termine mantiene alla mente il materiale linguistico in entrata, mentre il significato implicito viene ritrovato nel magazzino semantico per dare senso alla sequenza delle parole, per risolvere problemi o per processare le informazioni fuori o dentro la memoria a lungo termine. Bambini con disturbi del linguaggio in età evolutiva hanno dimostrato avere difficoltà nella memoria a breve termine e scarse abilità di memoria fonologica (Gathercole e Baddley, 1990; Botting e Conti-Ramsed, 2001). Particolari difficoltà sono state dimostrate in compiti di richiamo immediato.

Tuttavia, una diversa scuola di pensiero sostiene che, piuttosto che essere la memoria a influenzare lo sviluppo linguistico, è l'abilità linguistica stessa a dettare il conseguimento dei compiti di memoria fonologica (Adams e Gathercole, 2000). Essi ritengono, infatti, che un deterioramento della memoria verbale a breve termine può essere interpretata come una conseguenza piuttosto che come una causa delle difficoltà linguistiche. In ogni caso, l'associazione tra linguaggio e memoria sembra non esaurirsi qui: sempre più, infatti, questa sembra essere rintracciabile anche negli aspetti della memoria a breve termine visiva e nelle competenze delle funzioni esecutive.

Rapporto tra linguaggio e capacità attentive

Qualsiasi apprendimento sappiamo che necessita di risorse attentive per realizzarsi (Moscovitch e Umiltà, 1990). Un'attenzione limitata si ritrova comunemente in comorbidità nei bambini con DSL. Love e Thompson (1988) sostengono che la forte associazione tra disturbi di linguaggio e deficit attentivi lasciano immaginare un possibile comune processo a monte di entrambi i disturbi, rintracciabile forse in una caratteristica neurologica, forse in una componente relativa al temperamento (iperattività, impulsività), forse ancora imputabile a un ridotto *span* attentivo.

Tuttavia, sono stati presentati dati che invece dichiarano che siano i disturbi del linguaggio a predire un deficit di attenzione (Cantwell e Baker, 1980).

Carte et al. (1996) suggeriscono che le abilità linguistiche, rappresentate nel lobo frontale, sono intrinsecamente correlate alle funzioni esecutive provviste del medesimo correlato neurale (in speciale modo l'autocontrollo e la pianificazione) e che i deficit di elaborazione linguistica possono essere quindi una parte integrale dell'ADHD.

Non si può, infine, dimenticare o non tenere in considerazione l'aspetto emotivo; ma le emozioni non vanno intese solamente come quell'insieme di stimoli che possono generarsi nel corpo in virtù di determinate circostanze.

Damasio (1995) definisce secondarie le emozioni che vengono apprese nel corso della vita come associazioni tra emozioni primarie (quelle di cui si fa normalmente esperienza) e significato di determinati eventi. Esse sarebbero alla base di quella che viene definita "intelligenza sociale". Queste sono necessarie per i compiti immediati di giudizio o rispetto a decisioni che si presentano frequentemente nella routine quotidiana.

Sono dei marcatori per le rappresentazioni dell'azione o dell'operazione da effettuare; l'intensità di questo marker può favorire uno schema di comportamento o di pensiero piuttosto che un altro (Benso, 2007). Le emozioni, tuttavia, possono scuotere l'autonoma attività modulare delle funzioni esecutive per richiedere un loro intervento immediato: un imprevisto suscita un'immediata reazione emotiva che innesca l'intervento del processore esecutivo. Non sempre, però, l'emozione produce un circolo virtuoso, perché talvolta essa è tanto violenta da inserire o disinserire a sproposito l'esecutivo stesso.

Dice LeDoux (1996) che le connessioni che vanno dalle aree cerebrali emotive verso i lobi frontali sono maggiori di quelle che fanno il cammino inverso, perciò l'emozione è destinata a vincere sulla cognizione. In ogni caso, questo interscambio tra sistema cognitivo e sistema emozionale non deve essere interpretato come in perenne conflitto; per l'uomo, invece, è un'importante opportunità, in quanto succede spesso che i due sistemi non solo collaborino, ma addirittura si interscambino funzioni, ottenendo sempre maggiore efficienza.

La valutazione di tutte queste funzioni richiederebbe un'attenta analisi con prove specifiche che, al momento, non ci sembrano esaustive. Infatti, rispetto all'uso di test standardizzati per le FE nelle diverse fasce d'età, ancora c'è ambiguità nell'interpretazione dei dati ricavati dai pochi strumenti al momento disponibili, quindi vanno esaminati attentamente i risultati, correlandoli con le osservazioni fatte durante la somministrazione delle altre prove usate in valutazione.

Attualmente, possiamo usufruire di alcune batterie di valutazione su base neuropsicologica (Stievano et al., 2006; Valeri e Stievano, 2007; Stievano et al., 2008); alcuni strumenti sono in fase di validazione (Benso), quindi nei capitoli sia riguardo alla valutazione sia rispetto alla terapia, non sono sempre riportati i dati dei test che stiamo utilizzando ancora a livello sperimentale.

Per quanto riguarda, comunque, la metodologia di intervento, in ogni caso deve venir riconosciuta l'importanza di un approccio basato sul controllo da parte del bambino di quanto sta facendo e quindi sull'autoregolazione e monitoraggio dell'azione al fine di giungere ad apprendimento stabile e generalizzabile (*feed-forward*), tramite esperienze ripetute e obiettivi raggiunti positivamente sotto il proprio controllo (*feed-back*).

Fin qui i principi generali che sottendono la valutazione delle diverse tipologie dei DSL nelle varie eccezioni, in quanto sono principi applicabili a tutti i casi di disturbi specifici del linguaggio.

Per quanto riguarda gli aspetti particolari delle tre tipologie che in questo lavoro abbiamo scelto di descrivere, cioè, il DSL con DSM, DCM e componenti dispratiche, la disprassia verbale e il disturbo semantico pragmatico, verranno messe in evidenza alcune caratteristiche peculiari per ciascuna casistica.

Capitolo 6
Il DSL con DSM, DCM, disprassia e deficit delle FE

Definizione e metodologia di valutazione

Alla luce di quanto proposto in riferimento alla classificazione dei DSL, il deficit fono-
logico-sintattico, presente nella classificazione della Rapin, casistica più frequente dei
DSL seri e persistenti, può essere identificato nella casistica italiana con il termine DSL
fonetico-fonologico-morfosintattico con DSM, DCM e componenti disprattiche a cui
si associa deficit delle FE (Sabbadini L., 2005; 2010). Questi bambini si presentano con
un linguaggio poco comprensibile e telegrafico. Va comunque sottolineato che nei casi
di DSL con DCM[1], al contrario di quanto vedremo nella disprassia verbale (DVE), non
troviamo gravi deficit dell'apparato fonatorio ma, eventualmente, lievi difficoltà nelle prassie orali e nei movimenti della lingua.

In ambito fonologico, si riscontrano difficoltà sia in produzione che in percezione;
dall'analisi si evidenzia un repertorio fonetico ridotto e processi fonologici spesso insoliti e devianti: possono essere presenti idiosincrasie e omofonie e si evidenzia un'estrema variabilità progressiva o regressiva, a seconda dell'entità del disordine. Anche se inizialmente c'è un repertorio fonetico (RF) ristretto, si riesce a ottenere di ampliare il numero di fonemi con terapia mirata in tempi più brevi rispetto ai casi di DVE. Comunque,
anche con un RF quasi completo ci sarà difficoltà nell'adeguato uso delle regole fonologiche, quindi si potrà avere difficoltà nel riconoscere contrastivamente i fonemi sia
per deficit percettivo, sia a causa di difficoltà articolatorie. Nella produzione verbale saranno quindi presenti processi di semplificazione di sistema o di struttura: non ci sono però
mai delle difficoltà importanti nella coarticolazione.

La comprensione a livello contestuale è adeguata ma, a un'analisi più specifica, risulta deficitaria, anche se non quanto la capacità di produzione. Questo dato è molto significativo rispetto all'evoluzione del disturbo, sia per la diagnosi che per la prognosi. Anche
a livello lessicale si evidenziano carenze in produzione e in comprensione. Spesso il
deficit lessicale emerge ancor più marcatamente in un secondo tempo, quando sem-

---

[1] Adopereremo questa sigla per semplificare la definizione data sopra.

L. Sabbadini, *Disturbi specifici del linguaggio, disprassie e funzioni esecutive*
DOI: 10.1007/978-88-470-5349-6_6, © Springer-Verlag Italia 2013

bra risolto il problema di produzione verbale da un punto di vista fonologico-morfo-sinttatico; al tempo stesso emergono anche problemi funzionali linguistici nelle abilità narrative, oltre a un problema di recupero di nomi, seppur conosciuti, definibile come deficit anomico.

Per quanto riguarda l'ambito comunicativo-gestuale il bambino DSL con DCM e componenti disprattiche spesso ha un repertorio gestuale ricco con il quale tenta di supplire al deficit di produzione verbale tramite una comunicazione gestuale spesso propria e particolare.

Va comunque sottolineato che si notano in questa casistica differenti livelli di difficoltà motoria (DSM) e prassica, in analogia con i dati riportati da Chilosi (2009) rispetto al disturbo specifico espressivo e, inoltre, in analogia con il termine SLI con DCD (Bishop, 2002a; Hill, 2001; Heiser et al., 2003; Visscher, 2007).

Dall'analisi dei dati del protocollo APCM si evidenziano spesso, infatti, deficit a livello dell'equilibrio statico e dinamico e, in particolare, cadute evidenti nell'opposizione e separazione delle dita delle mani, nel *pianotages* e *tapping* (sempre rispetto alle capacità di uso delle singole dita in sequenza) e, inoltre, nelle abilità manuali (gesti transitivi) e gestualità simbolica (gesti intransitivi). Spesso sono anche presenti cadute specifiche nella sequenzialità e nelle prassie costruttive.

Si riscontra, inoltre, sempre un evidente deficit dell'attenzione (sia come durata sia come capacità di concentrazione su compiti proposti dagli adulti di riferimento) e un generale deficit delle FE. Tale problema si evidenzia soprattutto in questi casi nella fascia prescolare e scolare ma, pur avendo ancora pochi dati riferibili alla valutazione dei casi suddetti, abbiamo verificato una compromissione diversa a livello dei meccanismi di controllo: particolarmente deficitaria risulta la funzione inibitoria, la pianificazione e la capacità di autoregolazione; comunque, nella nostra esperienza clinica questi ambiti risultano modificabili con terapia mirata.

In sintesi, quali caratteristiche quindi vanno considerate e analizzate nei casi di DSL con DCM e componenti disprattiche? (Fig. 6.1, Tabella 6.1)

Alla nostra osservazione, abbiamo rilevato spesso un continuum tra il disturbo DSL con DCM e componenti disprattiche e il disturbo lessicale sintattico (Rapin) che, come abbiamo detto, riguarda difficoltà di tipo anomico e deficit della funzione narrativa; a volte vi può essere invece un'evoluzione verso un DSL di tipo semantico pragmatico.

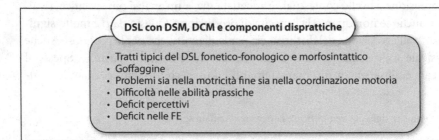

DSL con DSM, DCM e componenti disprattiche

- Tratti tipici del DSL fonetico-fonologico e morfosintattico
- Goffaggine
- Problemi sia nella motricità fine sia nella coordinazione motoria
- Difficoltà nelle abilità prassiche
- Deficit percettivi
- Deficit nelle FE

Fig. 6.1. Caratteristiche dei DSL con DSM, DCM e componenti disprattiche

Tabella 6.1. Indici predittivi e indicatori diagnostici

Dalla raccolta anamnestica	Indicatori non linguistici dei DSL con DCM e componenti disprattiche
Familiarità per DSL	Difficoltà nelle sequenze e opposizioni delle dita delle mani
Problemi pre- o perinatali	Lentezza nella diadococinesi (ddk), movimenti alternati delle mani delle dita, degli arti superiori
Reflusso gastroesofageo	Abilità manuali grossolane e carenti; ipotonia degli arti superiori
Ritardo nello sviluppo della produzione verbale	Abilità motorie e prassiche deficitarie (problemi nella motilità fine e nella coordinazione grosso-motoria) Ritardo nella deambulazione autonoma, verso o dopo i 15 mesi
Assenza della lallazione e del babbling (se presente, poco variegato)	Difficoltà di oculomozione soprattutto nell'inseguimento Deficit percettivi e neurosensoriali Difficoltà nell'organizzazione del gioco, in particolare rispetto a sequenze di gioco simbolico Difficoltà a eseguire lunghe istruzioni verbali Comorbidità con disturbi dell'attenzione (deficit dei meccanismi di controllo)

Ipotesi rispetto alla definizione del disturbo

Da quanto detto, per quanto riguarda le tipologie dei DSL che abbiamo deciso di trattare nel presente lavoro, riteniamo che si potrebbe ipotizzare l'esistenza di una specifica entità nosologica nella quale convergono tutti gli aspetti sopra analizzati: deficit linguistico espressivo-recettivo, deficit motorio, deficit delle funzioni esecutive. Va però considerata una diversa compromissione in ognuno dei tre sistemi e quindi un peso diverso nel rapporto tra questi, rispetto alla gravità del deficit stesso e, pertanto, alla definizione del disturbo del linguaggio e della comunicazione.

L'ipotesi che quindi avanziamo rispetto alla casistica dei DSL che abbiamo preso in esame è che non solo sono deficitarie singole abilità nello specifico, ma che il deficit investe la difficoltà di integrazione delle tre aree (linguistica, motoria e delle FE).

Il deficit linguistico, in questi casi, potrebbe essere rintracciabile in un disturbo che viaggia su un canale multifattoriale, quindi espressione del deficit del sistema di coesione, termine usato in analogia con il termine sistema attentivo esecutivo (Posner, 2000).

La denominazione "sistema di coesione" fa riferimento alla difficoltà di funzionamento del modulo di integrazione delle diverse funzioni neuropsicologiche, soprattutto nei casi in cui già ognuna di per sé risulta deficitaria.

Si intende, quindi, riconoscere l'importanza della funzionalità di un sistema, capace di sintetizzare, in un insieme di conoscenza unitaria e compatta, le molteplici esperienze che investono i sensi. Singole funzioni neuropsicologiche, attraverso tale componente, vengono analizzate e interpolate tra loro in maniera così sinergica che il risultato di quest'elaborazione risulta di molto maggiore della semplice somma dei singoli elementi. Un deficit nel sistema di coesione, quindi, sarebbe in grado di spiegare la mancata integrazione e le eterocronie presenti tra le diverse aree di sviluppo in un bambino che presenta cadute significative nel suo percorso evolutivo comunicativo-linguistico.

DSL con DSM, DCM, disprassia e deficit delle FE

Alla luce di queste considerazioni, per quanto riguarda il DSL con DSM, DCM e componenti disprattiche il problema potrebbe essere spiegato nei seguenti termini (Fig. 6.2). Nello schema in Figura viene messo in evidenza il ruolo del sistema di coesione, deputato all'integrazione delle tre funzioni neuropsicologiche fondamentali ai fini dell'espressione verbale: FE, competenza linguistica in produzione e comprensione, e abilità motorie.

In questi casi, il deficit di produzione investe l'ambito fonetico-articolatorio e fonologico, con deficit lessicale e morfosintattico; rispetto alle abilità motorie troviamo deficit della coordinazione negli schemi di movimento, mentre rispetto alle funzioni adattive (prassie) risultano carenti le abilità grafomotorie (disegno libero e geometrico) oltre a deficit delle abilità manuali: rispetto alle FE sono presenti deficit nei processi di inibizione, *shifting*, *working memory* e soprattutto pianificazione, in relazione al defi-

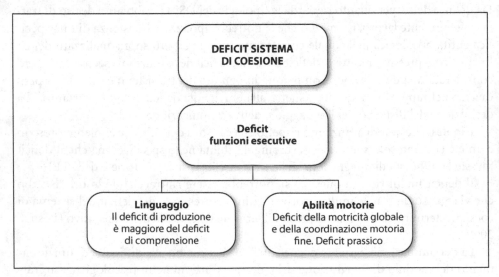

Fig. 6.2. DSL con DSM, DCM, disprassia e deficit delle FE

cit marcato della sequenzialità, su tutti gli ambiti dello sviluppo.

In tale senso, è sempre bene tenere in considerazione sia le singole abilità che l'interscambio tra queste, pur ricordando che ciascuna delle aree neuropsicologiche ha un preciso e specifico ruolo. Come evidenziato dallo schema, le abilità motorio-prassiche e il linguaggio si muovono su uno stesso piano, ma le funzioni esecutive monitorano le attività di queste ultime. Si tratta, pertanto, di verificare a quale livello si manifestino le maggiori difficoltà e, in virtù di queste, comprendere le relazioni esistenti tra le diverse aree, anche se apparentemente il problema di linguaggio è quello più evidente (motivo per il quale i bambini vengono segnalati).

Secondo la nostra esperienza clinica possiamo ipotizzare la medesima disfunzione a livello del sistema di coesione soprattutto in altre due particolari tipologie di DSL: la disprassia verbale e il disturbo semantico-pragmatico.

Non è semplice, tuttavia, il percorso di definizione di queste due entità nosografiche ed è per questo che si tenterà di spiegare nei prossimi capitoli ciò che ha spinto e guidato la riflessione su questi due disturbi fino a delinearne dei profili scaturiti da una precisa impostazione metodologica.

Va considerato che, in una casistica sempre maggiore di bambini diagnosticati in prima istanza come DGS-NAS, si è rilevata una notevole difficoltà nel fare diagnosi differenziale tra i cosiddetti tratti autistici o disturbi nell'ambito dello spettro autistico e deficit marcati della produzione verbale (spesso potenzialmente evidenziabili come disprassia verbale o come marcato DSL con DSM, DCM e componenti disprattiche). Riteniamo si debba affrontare con molta determinazione e urgenza questo problema, sia per le implicazioni sul piano terapeutico, che implica una diagnosi piuttosto di un'altra, sia per quanto riguarda la possibilità di avere una prognosi più o meno negativa o positiva a seconda dei casi, con conseguenti implicazioni emotive di tutto il nucleo familiare.

Capitolo 7
La disprassia verbale

Definizioni e caratteristiche

La definizione di disprassia verbale è ancora controversa nella letteratura sui disturbi di linguaggio, nonostante il primo caso sia stato descritto più di un secolo fa (Hadden, 1891).

È ancora, infatti, molto dibattuta l'eziologia e poco definiti i criteri diagnostici; solo recentemente anche a livello internazionale viene ribadita l'importanza di definire delle linee guida per la diagnosi e stabilire quali indicatori possono essere considerati validi per una diagnosi differenziale (Royal College of Speech and Language Therapists, 2011).

Attualmente, nella letteratura straniera troviamo più frequentemente in uso le seguenti denominazioni:
- *developmental verbal dyspraxia* (DVD);
- *developmental apraxia of speech* (DAS);
- *childhood apraxia of speech* (CAS).

Tuttavia, ancora oggi la validità dell'uso del termine aprassia dello *speech* (DAS, ovvero produzione verbale che sottende l'aspetto articolatorio) o del termine DVD (inteso come serio disordine dell'espressione verbale in età evolutiva con un approccio più ampio e su base linguistica), è uno dei punti più controversi rispetto alla classificazione clinica nosologica dei disturbi del linguaggio (Shriberg et al., 1997). Il termine DVD è stato quello più usato nella letteratura negli ultimi 20 anni ma, secondo l'American Speech-Language-Hearing Association (ASHA, 2007), sarebbe preferibile usare il termine CAS, intendendo con questo termine sottolineare gravi problemi sul piano dell'espressione verbale dovuti a deficit della funzionalità dell'apparato fonatorio e dell'organizzazione dei movimenti che sottendono lo *speech*; ovvero come "un disordine su base neurologica (*soft signs*) della produzione dei suoni della lingua, in cui la precisione e la consistenza dei movimenti che sottendono l'articolazione sono deficitari, pur in assenza di deficit di natura neuromuscolare". Va comunque sottolineato il fatto che la diagnosi differenziale tra disartria e grave disprassia verbale costituisce a tutt'oggi un serio problema.

L. Sabbadini, *Disturbi specifici del linguaggio, disprassie e funzioni esecutive*
DOI: 10.1007/978-88-470-5349-6_7, © Springer-Verlag Italia 2013

Viene considerato alla base del disturbo prassico:

- deficit del controllo volontario dei movimenti articolatori, al fine dell'espressione verbale (Robin, 1992; Groenen et al., 1996; Hall et al., 2007) e un grave deficit dell'apparato fonatorio.
- disordine della pianificazione e programmazione motoria (Nijland et al., 2003; Peter e Stoel-Gammon, 2005), intesa come generazione del comando motorio e reclutamento delle unità motorie da organizzare in sequenza; non solo quindi deficit dell'esecuzione degli atti motori sottesi alla produzione verbale.

È presente, infatti, difficoltà di articolazione nella transizione tra segmento e segmento e tra sillaba e sillaba (disturbo della coarticolazione), indicante deficit nella pianificazione e programmazione dei movimenti articolatori deputati alla produzione verbale.

Spesso il bambino può produrre correttamente fonemi isolati, ma con grande difficoltà sillabe, parole e non-parole.

Inoltre, sono presenti errori erratici in consonanti e vocali anche in ripetizione di sillabe o parole.

Particolarmente interessante (soprattutto presente nei casi di DVD e CAS) è il rilevamento di errori a carico delle vocali (Davis, 2003; ASHA, 2007), con presenza di assimilazioni vocaliche, armonia vocalica, difficoltà di produzione e riduzione dei dittonghi (Pollock e Hall, 1991; Hall et al., 2007); ci sono infatti evidenze che dimostrano che le vocali hanno un processamento distinto da quello delle consonanti. Viene inoltre ribadita l'importanza di un corretto uso delle vocali ai fini della prosodia.

Vi è una migliore produzione di verbalizzazioni, più iconiche e meno semantiche, come i rumori ambientali (*vroom*, *beep*), le risposte emotive (*oh*, *uh*, ecc.), e l'apprendimento automatico di canzoni e poesie, rispetto alla quasi totale assenza di linguaggio spontaneo o su richiesta. Inoltre potrebbero esserci occasionali produzioni chiare che non possono essere ripetute; potrebbe quindi sembrare che il bambino si rifiuti di dire parole su richiesta per le quali ha già dimostrato in precedenza la capacità di poterle produrre.

È presente incostanza delle prestazioni con difficoltà a stabilizzare e anche a ricercare i punti di articolazione (*groping*, ricerca silenziosa dei punti di articolazione con lingua, labbra, mandibola). Si distinguono nei casi clinici due tipi di *groping* (ASHA, 2007):

- prevocalico o ricerca silenziosa, intesa come ricerca della posizione articolatoria senza produzione vocale;
- ricerca della corretta articolazione durante la produzione vocale, al fine di individuare la posizione articolatoria necessaria per la produzione di un determinato fonema. Quest'ultima difficoltà può spesso produrre ripetizioni, rallentamenti o interruzioni tra un'articolazione e un'altra, che a volte vengono erroneamente interpretate come tendenza a disfluenza o balbuzie.

Tratti caratteristici della DVD come l'aprosodia e gli aspetti connessi alla fonologia prosodica, ovvero deficit degli aspetti soprasegmentali del linguaggio (Shriberg et al., 2003; Hall, 2000a,b,c; Boutsen e Christman 2002; Hall et al 2007; Velleman, Shriberg 1999; Skinder-Meredith 2000).

La disprosodia è presente spesso sia nella produzione lessicale sia nell'uso dell'accento, quando vi è un tentativo di produzione frasale.

Un'altra definizione usata nell'ambito della disprassia verbale è "aprassia bucco-linguo-facciale" (Shriberg et al., 1997a; 1997b; Hall, 2000a); secondo la nostra esperienza, una forma molto grave è quella che investe oltre all'apparato bucco-facciale anche il velo, denominata disprassia labio-glosso-velare (Sabbadini G., 1995).

In relazione alla diagnosi va, però, posta attenzione alla distinzione tra disprassia verbale e disprassia orale: non sempre le due forme coincidono; possiamo avere casi di disprassia verbale senza disprassia orale (>DVD in cui il deficit investe soprattutto i processi sequenziali) e casi di deficit marcato dell'apparato fonatorio e delle prassie dell'apparato bucco-linguale, in cui il deficit di produzione verbale diventa molto marcato (>CAS con DVD).

In questo senso, possiamo considerare che la formula "aprassia dell'espressione verbale" (CAS o DAS) possa essere inclusa in alcuni casi, non in tutti, nell'etichetta diagnostica di "disprassia verbale" (DVD), così come rispetto a casi di disprassia generalizzata possiamo trovare incluso o meno un deficit della coordinazione motoria (disprassia e DCM con DSM o disprassia in cui il DSM è più sfumato).

I bambini con DVD presentano dunque spesso, ma non sempre, un'aprassia orale per i movimenti non-fonetici (Aram e Nation, 1982).

La presenza di un'aprassia dell'apparato fonatorio, cioè la differente abilità di svolgere volontariamente movimenti orali fonetici, viene comunque elencata come una delle più importanti caratteristiche per la diagnosi di disprassia verbale in età evolutiva.

Nel presente lavoro terremo presenti le tipologie sia riferite al termine DVD sia al termine CAS, cercando di evidenziare, in valutazione e terapia, la compresenza delle due tipologie di deficit o la prevalenza o assenza di una delle due problematiche. Useremo il termine DVE, corrispondente italiano del termine DVD, intendendo con il termine DVE soprattutto un deficit marcato nei processi di programmazione ed esecuzione dei movimenti fonetici articolatori in sequenze ravvicinate (coarticolazione) e, in analogia al termine CAS, adopereremo il termine deficit dell'apparato fonatorio (DAF) in cui vi è prevalenza di grave deficit a livello degli organi deputati all'articolazione (in particolare, in riferimento alla ridotta capacità di organizzazione dei movimenti della lingua, bocca, labbra e di tutto l'insieme dell'apparato fonatorio, ovvero degli organi deputati alla fonazione) e a cui si associa sempre, secondo la nostra esperienza, anche DVE (il termine CAS inglese verrà definito in italiano con il termine DAF e associata DVE).

Rimane infatti in entrambe le definizioni e in entrambe le casistiche come elemento diagnostico fondamentale il deficit di coarticolazione.

Le produzioni linguistiche (quando sono presenti) presentano gravi alterazioni a carico delle componenti fonetico-fonologiche, in concomitanza a gravi disturbi fonotattici asistematici, che determinano scarsa intelligibilità dell'eloquio. Sono presenti nella produzione errori di articolazione atipici, ovvero presenza di fonemi che nello sviluppo tipico emergono più tardi (es. presenza di fonemi fricativi e non di fonemi occlusivi). In epoca neonatale si riscontra assenza o limitata vocalizzazione (lallazione scarsa e non variegata).

È inoltre evidente una ridotta espansione del vocabolario nel secondo anno di vita, se è comparsa la produzione verbale (Maassen, 2002).

La DVD (DVE in italiano) è inclusa da alcuni (Rapin e Allen, 1983; Rapin, 1998) tra i disturbi specifici del linguaggio; viene definita come il più grave sottotipo dei disturbi espressivi del linguaggio, caratterizzata da deficit che si esprimono a diversi livelli: "eloquio ipofluente per difficoltà più o meno gravi di programmazione articolatoria, errori fonologici 'erratici', inadeguata coarticolazione e dissociazione automatico-volontaria, anche se la comprensione è abbastanza conservata" (Rapin e Allen 1983; 1998).

Se intesa nell'ambito della classificazione dei DSL, si utilizza una diagnosi per esclusione, ipotizzando che il disordine escluda problemi uditivi, anomalie della struttura oro-facciale o ritardo mentale tra le cause del disturbo stesso.

Ma secondo la nostra esperienza e secondo alcuni clinici (ASHA, 2007) la DVE può essere presente assieme ad altri disordini. Per esempio, sembra esserci un'alta incidenza di DVD e CAS tra i bambini con ritardo mentale e particolari sindromi, ad esempio in persone Down e, addirittura, in alcuni casi rari di Williams, in casi di autismo, disturbi generalizzati dello sviluppo (DGS), Asperger e anche in alcuni casi di sordità congenita.

La disprassia verbale si trova inoltre generalmente associata ad altre forme di disprassia generalizzata e all'interno dei DCD.

Dalla clinica infatti si evidenzia che:

• le difficoltà prassiche di questi bambini non sono limitate al linguaggio, ma si manifestano anche in *funzioni prassiche non verbali*; le difficoltà prassiche rappresentano un disordine della sequenzialità più generalizzato implicito nella definizione stessa di disprassia (Sabbadini G., 1995; Sabbadini L., 2005);

• può coesistere disprassia verbale e una "aprassia generalizzata o specifica" (Milloy, 1991; Stackhouse, 1992a);

• Hall (1992) suggerisce che nella clinica si dovrebbero ricercare "tratti aprassici/disprassici in generale, piuttosto che tentare di riconoscere se un bambino presenta 'disprassia verbale'"; secondo l'autore, un bambino con DVD presenta infatti deficit tipici in questi domini:

  – deficit della coordinazione motoria;
  – deficit delle funzioni motorie deputate alla produzione verbale;
  – problemi nella produzione di "suoni", sillabe e parole;
  – disturbo nella prosodia e nei tratti soprasegmentali e metalinguistici;
  – difficoltà percettive fonemiche;
  – disturbi nell'area della letto-scrittura.

Importante comunque ribadire che nella disprassia verbale è presente una marcata difficoltà nell'organizzazione e pianificazione sequenziale.

Alcuni autori descrivono la DVD, nei casi in cui è presente l'espressione verbale, come disordine linguistico severo, nel quale il parlato del bambino spesso risulta inintelligibile (Crary, 1984). Da qui la difficoltà di separare la disprassia verbale dal disordine fonologico severo e deviante. Tra il 2,5% di bambini colpiti da disordine fonologico severo in età prescolare, nel 5% dei casi viene riconosciuta la base disprattica verbale.

Nonostante la presenza di un deficit espressivo-articolatorio molto severo, che spesso impedisce quasi del tutto l'espressione verbale, il deficit di comprensione risulta ridotto e "specifico", sia rispetto al lessico che alla morfo-sintassi.

Va riconosciuto che esiste un continuum di severità all'interno di questo disturbo: alcuni bambini presentano deficit nel sequenziamento di suoni in parole polisillabiche o difficoltà nei funtori complessi; altri non riescono ad avere una produzione di semplici suoni isolati; secondo la nostra esperienza, ci sono casi in cui si riesce a ottenere un buon recupero nella produzione verbale, dove permane solo una certa lentezza esecutiva, e casi invece in cui non emerge la produzione verbale ed è necessario adottare strategie alternative di comunicazione (comunicazione aumentativa e alternativa). Se alla disprassia verbale si associa disprassia dell'apparato fonatorio e, in particolare, se associata a deficit labio-glosso-velare, la prognosi è meno positiva. Riteniamo comunque che sia determinante una tempestiva diagnosi e un intervento precoce e mirato.

In Italia ci sono a tutt'oggi poche pubblicazioni e, rispetto alla diagnosi, si usano oggi diverse etichette per farvi riferimento: *disprassia verbale*, che, come sopra abbiamo detto, sottende l'idea che prevalga una componente linguistica del disordine (Chilosi e Cerri, 2009; Bortolini, 2010); *disprassia verbale congenita* e *disprassia verbale in età evolutiva* (Sabbadini L., 2005), dove si mette in evidenza sia il deficit linguistico fonologico in percezione e produzione (coarticolazione), sia il vistoso problema fonetico-articolatorio (Sabbadini G et al., 1978; Sabbadini G, Sabbadini L., 1995; Sabbadini L. et al., 2010).

Il termine *disprassia evolutiva verbale* viene inoltre usato in recenti lavori e pubblicazioni (Podda, 2011; 2012) sul trattamento dei disordini dello *speech*, che deve necessariamente prevedere la comprensione approfondita della natura degli atti articolatori e del controllo motorio articolatorio.

Eziologia

Sul tema della disprassia verbale esistono a tutt'oggi poche pubblicazioni, sia in ambito clinico che di ricerca; pertanto, le ipotesi sulla natura del disturbo sono ancora scarse. Le cause sono tuttora sconosciute, ma in letteratura si fa riferimento a deficit di natura "neurologica". Non ci sono, tuttavia, sufficienti documentazioni in merito. In alcune ricerche cliniche sono indicate come possibili aree cerebrali implicate in casi di deficit severo della produzione verbale, la corteccia parietale posteriore, il corpo calloso e il nucleo caudato (Fisher et al., 1998).

Secondo gli ultimi dati riportati dall'ASHA (2007) spesso è associato a danni intrauterini o problemi alla nascita.

Inoltre, viene riconosciuta in molti casi familiarità per SLI (Lewis et al., 2004) che possono manifestarsi a vari livelli di gravità; quindi, un'origine genetica viene ormai tenuta in considerazione, anche se la possibilità del fattore familiarità è stata confermata solo in un piccolo sottogruppo di SLI dove i sintomi di DVD vengono considerati come conseguenza di anomalie a livello del gene FOXP2 (Belton et al., 2003). Va comunque considerato che FOXP2 viene associato a altre tipologie di disturbi del linguaggio e della produzione verbale.

Diagnosi differenziale tra DVE, disartria e disordine fonologico severo

In una disprassia "pura" si considera, soprattutto, il deficit di programmazione motoria e non ci dovrebbe essere alcuna evidenza della debolezza o della fatica di un muscolo, che sono invece le caratteristiche della disartria, intesa come difficoltà a livello *esecutivo* della produzione del parlato. Studi fisiologici recenti, tuttavia, non sono stati in grado di differenziare tra questi due problemi motori della parola, portando alcuni ricercatori a suggerire la necessità di abbandonare la dicotomia fino a quando si saprà di più sulla natura fisiologica del controllo motorio della parola (Rosenbek e McNeil, 1991). Non esistono infatti a tutt'oggi misure fisiologiche che possano discriminare tra disprassia e disartria (ASHA, 2007). Per maggiori dettagli e approfondimenti si può far riferimento al programma dell'Aprassia-KIDSSM (Casana, 2005; 2006).

Quando effettuare la diagnosi di DVE

Importante, al fine della diagnosi, iniziare una valutazione e uno specifico trattamento precocemente (sicuramente entro i due anni quando è evidente assenza di espressione verbale), partendo da un'ipotesi diagnostica e, quindi, programmando una terapia logopedica "specifica". Poiché la DVE è un disordine evolutivo, possono comunque presentarsi modificazioni rispetto alla gravità della sintomatologia.

Secondo la nostra esperienza clinica, va tenuta in seria considerazione tale impostazione ai fini di una diagnosi certa di disprassia verbale; è importante procedere con valutazioni precise e specifiche ogni sei mesi e si può, e si deve, modificare la diagnosi se dopo un periodo di 12 mesi non si riscontrano più i sintomi tipici della DVE e se i miglioramenti sono rapidi.

Infatti, a seguito di interventi mirati in tutti gli ambiti deficitari, se precocemente e adeguatamente trattato e in assenza o con ridotti sintomi di serio deficit dell'apparato fonatorio, tale disturbo può a volte mutare nel tempo ed evolvere da disprassia verbale in un DSL con DCM e componenti disprattiche, il cui percorso evolutivo sarà sovrapponibile a quanto esposto nel capitolo di riferimento, con prognosi quindi notevolmente più favorevole.

Va ribadito, dunque, che la diagnosi di disprassia verbale necessita di tempo e può rimanere un'ipotesi che deve essere periodicamente valutata. La variabile persistenza nel tempo di serie problematiche a carico del sistema fonologico con coesistente deficit fonetico articolatorio sembra costituire un fattore determinante.

Ipotesi rispetto alla natura del disturbo

In alcuni, ormai storici, lavori viene ipotizzato che alla base della DVE ci possa essere un deficit di programmazione sia a livello linguistico (fonetico-fonologico), sia a livello dell'output motorio (Aram e Nation, 1982; Edwards, 1973; 1984); viene soprattutto sottolineato il deficit a livello degli organi articolatori; ma la Edward aggiunge che il disordine potrebbe essere interpretato anche come disturbo sensori-motorio, ovvero come un deficit dell'input propriocettivo: i sintomi linguistici sarebbero effetto diretto del deficit di produzione verbale.

Quindi, anche se tradizionalmente vengono enfatizzati gli aspetti motori di articolazione e coarticolazione, non va sottovalutato l'aspetto relativo al deficit di percezione fonemica o di processamento della catena dell'eloquio, soprattutto rispetto a sequenze ravvicinate, come si evince già da alcuni lavori di Denckla (1973), che considera la disprassia verbale come deficit che riguarda l'apprendimento sequenziale, associato a un problema di *feed-back* anticipatorio sensori-motorio o uditivo-percettivo fonemico; tale difficoltà interferirebbe con la selezione e, quindi, con la produzione dei fonemi, soprattutto a livello dell'espressione seriale (coarticolazione).

Sabbadini G. e collaboratori (1977; 1978), già nei primi lavori, descrivono la disprassia verbale congenita come disturbo dell'abilità di esecuzione dei movimenti specifici degli organi articolatori ai fini dell'espressione verbale, sottolineando comunque il deficit del *feed-back* (*feed-forward*, *feed-back*, verifica) a livello dei processi associativi rispetto agli input uditivi, propriocettivi e cinestesici (Sabbadini G., 1995).

La mancata associazione audio-cinestetica implica l'assenza della verifica delle sequenze dei suoni. Tale deficit complica il deficit dell'organizzazione motoria seriale dell'articolazione dei suoni, ovvero diventa un fattore determinante; i deficit sequenziali, sia percettivo-uditivo sia motorio, diventano in realtà due aspetti dello stesso problema.

Queste ipotesi, certamente non recenti, ma scaturite dalla clinica, vengono oggi supportate da ricerche scientifiche.

Viene ribadita, infatti, l'importanza dell'informazione somatosensoriale rispetto al controllo motorio dell'articolazione verbale, in quanto l'apprendimento dei comandi *feed-forward* si deve considerare basato soprattutto sul *feed-back* uditivo correlato alle informazioni somatosensoriali ovvero cinestesiche.

In un interessante lavoro (Terband et al., 2009) viene messo in evidenza che il deficit di produzione nei casi di CAS e nei DVD può essere imputabile a deficit del processamento delle informazioni, quindi conseguenza di un povero controllo a livello del *feed-forward*.

Il sistema di controllo del *feed-forward* (corretta rappresentazione del target) stabilisce una stretta correlazione e integrazione tra quanto udito (*phonetic plan*) e il programma motorio per la produzione dello stesso (*motor program*).

Se il *feed-forward* è impreciso, i movimenti articolatori non possono essere programmati adeguatamente rispetto al target stesso, il che implica un rapporto impreciso tra *feed-back* e *feed-forward*.

Due sono le ipotesi riferite dagli autori rispetto a questo mancato rapporto, ovvero:

1. bassa sensibilità e povertà funzionale a livello della lingua e del palato (Hall et al., 2007);
2. deficit a livello recettivo, ovvero percezione sequenziale distorta rispetto all'analisi dei fonemi che costituiscono la catena fonica (trasmissione neurale, a livello uditivo, disturbata).

In sintesi, i deficit presenti nei casi di disprassia verbale e orale vengono intesi come inabilità a trasformare un codice astratto fonologico in comandi motori ai fini della produzione verbale.

Infatti, il deficit di espressione verbale sia definito come CAS (ASHA, 2007), sia come DVD, secondo un modello psicolinguistico (Ozanne, 2005), viene considerato un disturbo che comprende deficit a tre livelli:

1. *livello fonetico*, come difficoltà di programmazione ed esecuzione a livello articolatorio e della coarticolazione;
2. *livello fonologico*, come difficoltà di pianificazione fonologica e deficit nel controllo delle FE;
3. *livello motorio*, come deficit di programmazione ed esecuzione sul piano motorio.

Importante ricordare che i bambini, per apprendere a parlare, devono sia imparare ad articolare un certo numero di suoni consonantici e vocalici, sia apprendere come distinguere e combinare assieme questi suoni per produrre parole che abbiano un significato.

Movimenti piuttosto casuali (prime fasi del *babbling*) vengono usati per imparare le relazioni tra comandi motori e conseguenze sensoriali propriocettive e uditive (con attivazione dei processi di *feed-back*).

Va però sottolineato che un'inadeguata capacità di percezione incide seriamente sul disturbo di articolazione: "parlare di una distinzione netta tra disordine dell'articolazione e disordine fonologico implicherebbe che i due livelli fossero distinti, cioè che i disordini fonologici fossero mentalistici e quindi distinti dalla realtà fisica della percezione e produzione, mentre il processo cognitivo di acquisizione del linguaggio è intimamente correlato al livello fonetico dei movimenti articolatori, e agli aspetti percettivi, uditivi e visivi" (Bortolini, 1993).

Questo significa che l'attivazione di un fonema determina un comando motorio che arriva alla corteccia motoria attraverso due sottosistemi di controllo (Guenther, 1994; 2006):

• *feed-back*: fortemente coinvolto nell'apprendimento delle abilità articolatorie;
• *feed-forward*: fortemente coinvolto nell'attività articolatoria "matura".

Il sistema a *feed-back* continua ad essere utilizzato nelle fasi di apprendimento, ma solo quello a *feed-forward* riesce a garantire una produzione articolatoria fluida, sufficientemente rapida e consistente. Soprattutto, riesce a prevenire gli errori senza che il sistema debba fare affidamento su un *feed-back* eccessivamente lento, data la caratteristica velocità dell'articolazione.

Quindi, è ormai riconosciuto che c'è una forte correlazione tra percezione fonetica/fonologica e "gesto articolatorio" (che è rappresentato dal punto e modo di articolazione); ovvero, la percezione fonetica è in relazione con la percezione del "gesto"; essa viene attivata e controllata meglio in rapporto al "gesto articolatorio".

Questa ipotesi viene anche esplicata nella "Teoria motoria per la percezione del linguaggio" (Liberman et al., 1967; Liberman e Mattingly, 1985; Liberman, 1996).

Il punto centrale della teoria motoria di Liberman è costituito dal fatto che il processo di percezione è determinato non tanto dalla natura fisica dello stimolo, ma piuttosto dai processi articolatori necessari per produrre il segnale che l'ascoltatore imita, mentre ascolta, a livello interiore. In pratica, la percezione e la rappresentazione motoria dei fonemi non sono due aspetti distinti e incommensurabili, ma sono scritte nello stesso formato: per decodificare un segnale l'ascoltatore lo ripeterebbe, simulando internamente il comando motorio, ovvero i movimenti articolatori che il parlante produce in quel dato messaggio orale.

In sintesi, "i suoni linguistici vengono percepiti ugualmente a come essi vengono prodotti".

In alcuni lavori sui neuroni specchio (NS; Williams et al., 2001) viene evidenziato che la popolazione di NS attivata per la produzione o per la comprensione di un determinato suono linguistico è la stessa.

La scoperta dei neuroni specchio ha dunque contribuito a confermare la teoria motoria della percezione verbale, chiarendo quale può essere il substrato neuro-anatomico implicato in tali trasformazioni (Fadiga et al., 2002).

Il linguaggio (espressione verbale) viene visto come *azione* costituita da un insieme di "gesti fonetici" che dovranno essere compresi, decodificati e, quindi, riprodotti. Se un determinato gesto fonetico (osservato) produce l'attivazione di una precisa popolazione di neuroni, la stessa sarà attiva anche durante la riproduzione del gesto articolatorio all'interno di un meccanismo imitativo.

Come già detto, però, nel bambino con disprassia verbale è riconosciuta incostanza tra gesti articolatori e la percezione corrispondente (deficit del *feed-back* audiocinestesico e deficit dei processi di controllo) ed è proprio questo che crea grossi problemi a livello della produzione verbale, in particolare nella catena fonica.

In riferimento, inoltre, alla povertà funzionale degli organi articolatori va sottolineata l'importanza di studiare e comprendere accuratamente la capacità di controllo dell'apparato motorio, oltre alla natura degli atti articolatori; questi aspetti costituiscono la premessa indispensabile per interpretare i sintomi maggiormente disabilitanti nei casi di disprassia orale e verbale.

In un articolo di Podda (2011) che riporta importanti e recenti lavori di ricerca (Grigos e Kolenda, 2010), viene proposto di indagare e descrivere l'atto articolatorio in rapporto alle caratteristiche anatomo-funzionali del *vocal tract*, soprattutto in relazione al suo coinvolgimento e alla possibilità di regolazione del linguaggio espressivo. Viene infatti evidenziato che "è importante chiedersi come nasca e come si stabilizzi una prassia articolatoria e, soprattutto, in che cosa questa prassia si differenzia dalle altre (le cosiddette prassie orali), pur condividendo le stesse strutture anatomiche.

Tali strutture si sono evolute innanzitutto ai fini della nutrizione e i loro gradi di libertà sono principalmente funzionali rispetto ad essa. Per esempio, la mandibola può effettuare movimenti di lateralizzazione, che sono importanti ai fini della masticazione, ma del tutto inutili nei compiti articolatori. La lingua può eseguire ampi movimenti al di fuori del cavo orale per la ricerca e la raccolta del cibo, ma questi movimenti non devono essere effettuati nella produzione verbale. Mentre i movimenti connessi all'alimentazione sono tendenzialmente olistici, cioè coinvolgono tutta la catena cinetica, quelli articolatori richiedono la stabilizzazione della mandibola per poter svincolare un organo deputato all'articolazione rispetto agli altri. Se ciò non avviene si verificherà un deficit nel controllo motorio, sia rispetto ai modi che ai luoghi di articolazione; tutto il sistema risulterà quindi compromesso, potendosi basare solo su pochi suoni consonantici e su vocali neutre e centralizzate; pertanto "quando si studia la motricità degli articolatori, non è possibile disgiungere il movimento della lingua da quello dell'osso ioide e della mandibola: il movimento sul piano verticale della mandibola trascina con sé la lingua, ancora non sufficientemente indipendente dal punto di vista funzionale, consentendo la prima realizzazione di una serie di occlusive anteriori e di vocali tendenzialmente neutre, secondo una configurazione *cv-cv-cv*, rispecchiante proprio i movimenti di apertura e chiusura della mandibola. Movimenti piccoli ed agili, ben curati nelle transizioni intersegmentali e in presenza di un adeguato controllo della mandibola costituiscono sicuramente una delle chiavi di volta del trattamento dei disturbi dello *speech*. Questo è particolarmente importante per i bambini con disprassia verbale, dove uno dei problemi principali è proprio quello della transizione intersegmentale" (Grigos e Kolenda, 2010; ASHA, 2007).

"L'agilità degli articolatori, infine, è connessa alla potenza e non alla forza intesa come capacità di opporre resistenza. La potenza è a sua volta in relazione alla velocità del movimento dell'articolatore. Ne consegue che allenare in modo generico la forza può rivelarsi alquanto inutile, soprattutto se non è presente un deficit di forza, mentre intervenire sulla velocità può implicare il miglioramento del controllo motorio" (Clark, 2003; Clark et al., 2003).

Da ciò si deduce che va distinto l'aspetto riguardante le prassie orali, come trattate tradizionalmente, dagli aspetti del funzionamento degli organi deputati all'articolazione; infatti, nei casi di disprassia verbale, soprattutto se con CAS, la terapia basata sulla stimolazione delle "prassie orali" non verbali non è sempre strettamente necessaria e, comunque, non sufficiente.

Infine, secondo la nostra impostazione, in analogia a quanto prima ipotizzato per il DSL con DCM e componenti disprattiche, anche per la disprassia verbale si potrebbe fare riferimento allo stesso meccanismo o processo deficitario. Alla luce di un inadeguato funzionamento del sistema di coesione, il quadro potrebbe essere spiegato come indicato in Figura 7.1.

Anche in questi casi, la componente espressivo-linguistica estremamente deficitaria sottende deficit su altri livelli e aspetti correlati dello sviluppo.

Infatti, soprattutto deficitario sarebbe l'ambito motorio sequenziale e dell'organizzazione e pianificazione temporo-spaziale, in particolare rispetto a sequenze moto-

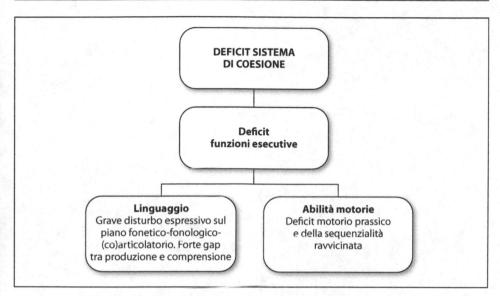

Fig. 7.1. Disprassia verbale: ipotesi rispetto alla natura del disturbo

rie complesse, a cui si associa deficit delle FE, con particolare riferimento al deficit dei tre livelli di *feed-back* (sia durante l'azione, sia come deficit del controllo a posteriori e, quindi, come assenza e marcato deficit del livello di rappresentazione, ovvero del *feed-forward*) e alle difficoltà inerenti i processi che sottendono l'inibizione, la flessibilità, la pianificazione, la memoria di lavoro (*Working Memory*).

Capitolo 8
Valutazione della disprassia verbale

Letizia Sabbadini, Letizia Michelazzo

Nei casi di disprassia verbale, rispetto alla valutazione delle competenze linguistiche cognitive e motorie, facciamo riferimento alla modalità di valutazione per le diverse fasce d'età già descritte nel capitolo precedente.

Ma quali sono le differenze a cui dobbiamo prestare maggior attenzione e, quindi, procedere con una valutazione mirata rispetto al problema specifico della DVE, soprattutto se ci troviamo di fronte anche a deficit motorio dell'apparato fonatorio?

Nell'ambito della casistica della disprassia verbale, va considerata la variabilità rispetto alla gravità del problema ed è utile tenere in considerazione due tipologie di casi:
1. il bambino con assenza di produzione verbale;
2. il bambino che presenta una produzione verbale disprosodica in cui coesiste, però, un severo e spesso deviante disturbo fonologico, con produzioni inintelligibili e idiosincratiche nella produzione spontanea (a volte come fase evolutiva del primo punto).

Osservazione e valutazione del bambino con assenza di produzione verbale

In questi casi è importante fare una valutazione della qualità della comunicazione del bambino, quindi osservare la presenza o meno di atti comunicativi, valutare la loro forma e la loro quantità.

Nei bambini con DVE è presente molto frequentemente difficoltà di sguardo e di fissazione prolungata che inficia la condivisione di sguardo, motivo per cui spesso questi bambini vengono interpretati come soggetti con gravi disturbi della comunicazione e quindi, spesso, con diagnosi di disturbo generalizzato dello sviluppo (DGS). Va considerato che anche il cosiddetto deficit di "attenzione", ovvero di "attenzione condivisa", può essere dovuto a deficit dell'oculomozione.

È quindi fondamentale capire se c'è una "specifica difficoltà" di contatto oculare e, nel caso in cui il contatto oculare sia assente, è importante osservare la funzione oculomotoria e inviare il bambino ad accurata valutazione.

L. Sabbadini, *Disturbi specifici del linguaggio, disprassie e funzioni esecutive*
DOI: 10.1007/978-88-470-5349-6_8, © Springer-Verlag Italia 2013

La condivisione di sguardo è, infatti, elemento fondamentale alla base di qualsiasi trattamento terapeutico.

Inoltre, è evidente in moltissimi casi comportamento iperattivo e grave difficoltà di fermarsi su un compito stabilito; la tendenza è a "vagare" nell'ambiente e passare da un oggetto all'altro, senza concentrarsi su nulla. Il deficit delle FE, come abbiamo già detto, è sicuramente primariamente presente e, di nuovo, motivo di confusione rispetto a una diagnosi differenziale tra DGS e disprassia verbale. Pertanto, va considerata una corretta valutazione in questo ambito e un intervento immediato di contenimento diventa indispensabile.

A volte, invece, abbiamo casi in cui il bambino ha un comportamento ipoattivo, ovvero presenta difficoltà ad agire intenzionalmente sia nel rapporto con l'altro che con gli oggetti, spesso per difficoltà di dare inizio all'azione (deficit di *starter*).

La valutazione delle capacità di utilizzazione dei movimenti dell'apparato fonatorio (e delle prassie bucco-linguali), come già è stato sottolineato, è poi l'aspetto fondamentale, in quanto in particolare risultano compromessi i movimenti di apertura e chiusura della bocca (apertura-chiusura mandibola/mascella) e delle labbra e, quindi, deficit dei movimenti della lingua.

Nei casi infatti di DVD con CAS (in italiano DAF con DVE) vi è un marcato deficit a livello della pianificazione ed esecuzione dei movimenti dell'apparato fonatorio.

Per la valutazione specifica di tali funzioni, pur tenendo conto dell'estrema variabilità individuale, utilizziamo lo schema di Hayden (Hayden, 1994; 2006; Hayden et al., 2010), che mette in evidenza l'importanza di valutare il sistema d'integrazione tra struttura e funzione dell'apparato fonatorio e include gli aspetti della prosodia e del ritmo articolatorio (*timing*; Fig. 8.1).

Nella Tabella 8.1 riportiamo i dati fondamentali da considerare secondo la suddetta impostazione.

In questi casi è inoltre importante valutare la coordinazione respiratoria, se c'è alternanza naso-bocca, se il bambino respira solo dalla bocca; soprattutto nei casi di DVD + CAS (DAF + DVE), si può notare scialorrea, dovuta sia al fatto che la bocca rimane aperta, sia alla poca mobilità della lingua, che è spesso "incollata" alla base della bocca e presenta gravi difficoltà, soprattutto nei movimenti posteriori e di innalzamento verso i denti dell'arcata superiore.

Va sottolineato che molto spesso ci troviamo di fronte a situazioni in cui l'apparato orale è stato stimolato pochissimo sin dai primi mesi di vita. Ad esempio, possiamo trovare bambini che a tre-quattro anni (a volte anche più tardi), sono alimentati ancora solo con sostanze liquide o frullate e vi è assenza di masticazione e dei movimenti di apertura e chiusura della bocca e delle labbra. Abbiamo prima specificato che vanno distinte le prassie articolatorie dalle prassie legate all'alimentazione, ma è evidente che la sollecitazione del buon funzionamento dell'apparato orale è, soprattutto nei casi di disprassia orale, di fondamentale importanza. In questi casi, riteniamo doveroso inviare il bambino a un'attenta valutazione rispetto al deficit disfagico e/o di deglutizione atipica al fine di un sollecito intervento "specifico" in questo ambito. Non è pensabile, infatti, accettare o sottovalutare il fatto che ci possano giungere in

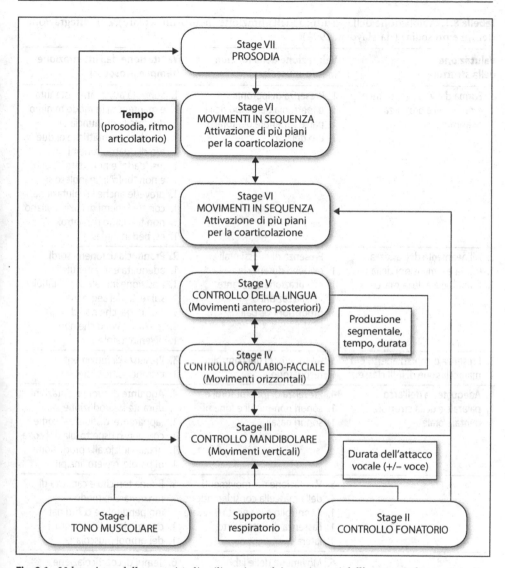

Fig. 8.1. Valutazione delle capacità di utilizzazione dei movimenti dell'apparato fonatorio: schema di Hayden (adattamento italiano; da Hayden, 1994)

valutazione per deficit di produzione verbale casi di bambini in cui persistono difficoltà gravi di alimentazione, come accade spesso di verificare nella clinica quando si raccolgono notizie anamnestiche.

Capita spesso di osservare la presenza di sincinesie sulla bocca e sulla lingua quando il bambino è impegnato con le mani e mentre gioca.

A livello di produzione linguistica, il bambino con disprassia verbale può presentare solo 4/6 foni, spesso con suoni *cliks* o vocalizzi isolati; questo può provocare comportamenti che inibiscono l'intenzionalità comunicativa.

Tabella 8.1. Valutazione della struttura, della funzione (neuro-muscolare), dell'integrazione (tempi e prosodia) (da Hayden, 1994)

Valutazione della struttura	Valutazione della funzione (neuro-muscolare)	Valutazione dell'integrazione (tempi e prosodia)
1. Forma del viso (simmetrico 1. e normale) o presenza 1. di asimmetrie	1. Presenza di ipotonia 1. o ipertonia del corpo della 1. parte superiore del torace 1. e/o del viso	1. Sonorità adeguata sostenuta 1. e mantenuta in modo minimo 1. durante la pronuncia di 1. strutture fonotattiche di due 1. e/o di quattro fonemi 1. (es. "dado" e non "dato", "bevo" 1. e non "befo"); (in inglese si 1. prevede anche la valutazione 1. con tre fonemi di cui in italiano 1. non troviamo riscontro: 1. es. bed in inglese)
2. Allineamento dell'altezza, 1. forma e dimensioni della 1. mandibola e della mascella	2. Presenza di riflessi orali 1. evidenti durante la 1. masticazione o durante 1. vocalizzazioni o 1. produzioni verbali	2. Pronuncia di fonemi sordi 1. adeguata e mantenuta in 1. posizione iniziale senza influire 1. sul resto del segmento 1. (es. "paga" che non diventa 1. "paka" e tavolo che non 1. diventa "tafolo")
3. Presenza di morso aperto e/o 1. malocclusione di II-III classe	3. Adeguatezza del controllo 1. respiratorio	3. Presenza di movimenti 1. estranei (sincinesie)
4. Adeguatezza dell'arco 1. palatale e della struttura 1. dentale/orale	4. Presenza di fonemi sordi e 1. sonori non-nasali e fonemi 1. sonori nasali	4. Aggiunte di suoni e esitazioni 1. durante la produzione 1. (apparente "disfluenza" come 1. compenso rispetto alla difficoltà 1. di dare inizio alla produzione 1. di parole, ovvero "incipit")
	5. Valutazione dei movimenti 1. della mascella considerandone 1. il controllo e la varietà (rilevare 1. l'assenza di slittamento 1. laterale)	5. Buona tonicità e capacità di 1. funzionare in modo 1. indipendente e coordinato 1. dei movimenti simmetrici 1. dei gruppi muscolari.
	6. Movimenti delle labbra: 1. valutare il contatto e la presenza 1. di movimenti indipendenti	6. Tempi di coarticolazione 1. normali, buona integrazione 1. dell'intonazione all'interno 1. della struttura fonotattica
	7. Retrazione e protrusione dei muscoli orbicolari	
	8. Movimenti della lingua: valutare 1. a presenza di tremori o 1. submovimenti in posizione di 1. riposo, l'indipendenza della lingua 1. dalla mascella e dalla mandibola 1. (nello spostamento dal piano 1. anteriore a posteriore)	

A una prima valutazione, quando il repertorio fonetico (RF) è cosi ridotto, è quindi impossibile effettuare un'analisi fonetico-fonologica.

È importante, quindi, fare un'analisi accurata della gergolalia, per capire come potenziare le future combinazioni possibili a livello articolatorio, riprendendo la regola secondo la quale le prime parole del bambino con sviluppo tipico contengono gli stessi foni, nelle stesse combinazioni dei suoi episodi di *babbling* (Locke, 1983), che rappresentano la base delle sue prime produzioni linguistiche.

Bisogna verificare la presenza del fonema affettivo[1] che, nello sviluppo tipico, compare tra gli 11 e i 13 mesi; è un fonema particolare che viene associato sempre allo stesso gesto e inaugura l'associazione indice-suono-oggetto (Aglioti e Fabbro, 2006).

Per analizzare le prime produzioni o i primi accenni di produzione fonetica è importante fare una videoregistrazione della produzione spontanea e dei momenti di gioco, monitorando l'osservazione con intervalli di una o due settimane per documentare la possibile variabilità come indicatore per i primi importanti e delicati progetti di terapia.

È fondamentale trascrivere ogni produzione, anche casuale, del bambino e ogni possibile variazione; solo così potremo seguire una gerarchia facilitante per la costruzione delle prime parole e aiutare il soggetto nella rievocazione delle stesse.

Va inoltre verificato se c'è la presenza di duplicazione sillabica. È inoltre importante registrare quante "parole" produce il bambino, se tali produzioni sono in coarticolazione, se ci sono omofoni o idiosincrasie.

Va infine ribadita l'utilità della diaria e delle videoregistrazioni per capire quali prassie siano stabili, casuali, o emergenti.

Nelle primissime fasi di valutazione è infatti molto utile registrare in video e valutare le produzioni vocaliche, quindi stabilire:

*   la presenza o assenza di dittonghi che di solito per i bambini con DVE sono difficili da produrre, in quanto indicano un cambio nella sequenza articolatoria; un eventuale uso di dittonghi può essere considerato come un segnale positivo;
*   la fluidità articolatoria con le vocalizzazioni spontanee o su *modeling* per capire da quali elementi fonetici partire nella costruzione del repertorio fonetico;
*   la struttura di sillaba *cv-vc-cvcv-cvccv* (fondamentale per i primi momenti del trattamento).

Nella DVE, i gesti articolatori sembrano "ingessati" anche nelle strutture più semplici e vi è difficoltà a generalizzarli e a usarli in strutture complesse. Quindi, seppure viene acquisita una struttura *cv* (*fa, pa, me*) isolatamente, risulta dapprima difficile passare a una struttura duplicata *cvcv* (*fafa, papa, meme*); solo con molte difficoltà i bambini con DVE riescono ad acquisire una struttura con cambio fonetico-articolatorio (*fame*).

---

[1] *Fonema affettivo*: un fonema particolare viene associato sempre alla stessa gestualità. Si inaugura l'associazione indice-suono-oggetto. La comunicazione acquista un carattere spiccatamente volitivo, legata all'oggetto e alla persona.
Fonema indicativo: il linguaggio nelle sue parti elementari acquista valore segnico, indicando un oggetto specifico. È lo sviluppo della fase precedente.

Questo implica un lungo training, soprattutto motorio oltre che percettivo; spesso nel cambio avviene un rallentamento dell'eloquio e la parola risulta spezzata per ridotta capacità di usare velocemente cambiamenti di punti e modi di articolazione da parte degli organi deputati all'articolazione (importanza della velocità articolatoria).

Nella DVE, quindi, quando si costruisce un RF, la difficoltà maggiore sarà a carico della struttura fonotattica: le "manovre articolatorie" del bambino su parole bi- o trisillabe risultano estremamente difficili, proprio per difficoltà dell'atto motorio della coarticolazione.

Le difficoltà percettive nella DVE emergono, soprattutto, nelle sequenze di fonemi; le caratteristiche in tratti vengono identificate isolatamente a livello percettivo, ma non mantenute in sequenza sia a livello recettivo sia in produzione; in compiti d'identificazione di singoli foni il bambino riesce bene; quando deve però riconoscere due foni presentati sequenzialmente, di solito seleziona il fono più marcato e non riesce a produrre la coppia di foni.

Non va dimenticata l'importanza di valutare la presenza dei tratti soprasegmentali, quindi la qualità dell'intonazione[2] quando il bambino comunica anche solo con suoni *cliks* che fanno parte della gergolalia: il bambino con DVE è per lo più aprosodico (produce utilizzando solo melopea[3]), utilizza una produzione monotona senza inflessioni e accenti usando un solo fono o una sola vocale.

Va monitorata la presenza della gestualità per registrarne la forma più stabile e per potenziarla in terapia; è importante anche valutare come i gesti vengono usati, registrarne la gamma e verificare se vengono usati in sequenza e finalizzati a uno scopo, quindi osservare e trascrivere quali gesti o atti comunicativi siano in fase emergente per attivarne l'uso.

Nella DVE notiamo una più grave difficoltà nella comunicazione gestuale, per cui i gesti, anche se presenti, possono essere approssimativi e grossolani. Si nota, infatti, una seria difficoltà sia nei gesti transitivi sia intransitivi, ovvero sia nei gesti simbolici sia nelle abilità manuali; i gesti deittici possono essere presenti, ma il *pointing* viene eseguito in maniera approssimativa, più simile al gesto di mostrare.

È quindi importante osservare le abilità manuali e, in particolare, l'uso delle dita delle mani, ad esempio nella prensione, per stabilire se l'utilizzo ridotto di gesti transitivi e intransitivi sia dovuto anche a incapacità a muovere adeguatamente e separare le dita tra loro. Pur essendoci moltissimi lavori nell'ambito della ricerca rispetto allo sviluppo e al rapporto tra gestualità e produzione verbale, non ci sono test standardizzati per valutare tale abilità. Sottolineiamo, comunque, l'importanza nei casi di DVE di potenziare sia l'aspetto gestuale sia la coordinazione dei movimenti fini delle dita delle mani; spesso, infatti, il deficit di esecuzione e programmazione di gesti è dovu-

---

[2] *Intonazione*: quando il bambino con linguaggio povero e inintelligibile usa l'intonazione per supplire al verbale usando anche solo suoni *cliks* che fanno parte della gergolalia o è aprosodico.
[3] *Melopea*: quando il bambino utilizza una produzione monotono senza inflessioni e accenti, usando un solo fono o una sola vocale.

Tabella 8.2. Tabella riassuntiva per la valutazione della DVE

Dati anamnestici significativi nella DVE	Indicatori linguistici per la DVE (dove è presente la produzione verbale anche se molto ridotta)	Indicatori non linguistici
Familiarità per DSL	Ridotto RF (spesso sviluppo atipico)	Difficoltà nelle sequenze e opposizioni delle dita delle mani
Problemi pre- o perinatali	Assenza di coarticolazione	Difficoltà di pianificazione del gesto
Reflusso gastroesofageo	Difficoltà di controllo degli organi della fonazione	Difficoltà nell'organizzazione e pianificazione di movimenti dell'apparato bucco-linguo-facciale
Prematurità o immaturità e basso peso	Difficoltà nella pianificazione e di "gesti articolatori"	Lentezza nella diadococinesi (DDK), movimenti alternati delle mani, delle dita, degli arti superiori
Ritardo nello sviluppo della produzione verbale	Difficoltà nella coordinazione respiratoria ai fini della fonazione	Deficit nel controllo motorio articolatorio; lentezza nella DDK fonetica (compiti di ripetizione veloce di sillabe in sequenza)
Marcato ritardo nello sviluppo della produzione verbale (dove presente)	Tono nasale, emissione di aria dal naso (se presente insufficienza velare come nella disprassia labio-glosso-velare)	Abilità manuali grossolane e carenti
Problemi di alimentazione e deficit nella masticazione, deglutizione (in particolare nei casi in cui si associa DVD + CAS)	Gap marcato tra produzione e comprensione	Abilità motorie e prassiche deficitarie (problemi nella motilità fine e nella coordinazione grosso-motoria)
Assenza della lallazione e del *babbling* (se presente, poco variegato)	Aprosodia	Difficoltà di oculomozione, soprattutto nell'inseguimento
Scialorrea (nei casi CAS)	Deficit morfosintattico (se presente la produzione di frasi; spesso solo dopo lunga terapia): linguaggio telegrafico	Seri problemi di oculomozione: scarsa durata della fissazione e difficoltà di inseguimento (presenza di scatti e refissazioni nei movimenti di sguardo)
Ritardo nella deambulazione autonoma, verso o dopo i 15 mesi; ipotonia degli arti superiori	Prolungamenti e ripetizioni; spesso linguaggio "scandito" per difficoltà a reperire i vari punti e modi di articolazione	Deficit percettivi e neurosensoriali; selettività alimentare
Goffagine motoria		Difficoltà nell'organizzazione del gioco, in particolare rispetto a sequenze di gioco simbolico
Marcato deficit di coordinazione motoria		Difficoltà a eseguire lunghe istruzioni verbali; comorbidità con disturbi dell'attenzione (deficit dei meccanismi di controllo)
Deficit dei movimenti della lingua		
Problemi di suzione (in particolare nei casi in cui si associa DVD + CAS)		
Deficit marcato nel controllo motorio articolatorio e nella coarticolazione		
Difficoltà fonetico-fonologica		

to a difficoltà motorie fini e deficit di sequenzialità (Tabella 8.2). Per quanto riguarda il deficit delle FE, nella disprassia verbale in particolare troviamo particolarmente deficitaria la funzione inibitoria, la pianificazione e la capacità di autoregolazione che avranno un decisivo ruolo nella terapia al fine del recupero delle funzioni linguistiche e della produzione verbale; purtroppo, la valutazione in questi ambiti è ancora particolarmente difficile, in quanto mancano strumenti precisi di analisi delle diverse FE, che sono in fase di validazione e pubblicazione.

Osservazione e valutazione del bambino con disprassia verbale: espressione verbale ridotta o inintelligibile

Quando ci troviamo a valutare un bambino con ridotta produzione linguistica o produzione pressoché inintelligibile e diagnosi di specifico DVE, dobbiamo approfondire la valutazione degli aspetti fonetici, articolatori e prosodici per calibrare l'intervento rispetto alla produzione verbale e alle competenze linguistiche.

Va ricordato come, molte volte, possiamo trovarci di fronte a casi di bambini anche di 5–6 anni che hanno una minima produzione verbale e non sono mai stati seguiti in modo specifico; in tali situazioni diventa più complessa la valutazione e, soprattutto, risulta difficile decidere se e come si possa strutturare un intervento. Riteniamo che un tentativo per potenziare la produzione verbale vada fatto (dando dei tempi limite di alcuni mesi per osservare e valutare se ci sono modificazioni).

L'intervento sul piano verbale è utile, comunque, che sia supportato da altri canali di comunicazione, quali quello gestuale sul modello della lingua italiana dei segni (LIS) o la comunicazione aumentativa e alternativa (CAA).

Per quanto riguarda, invece, la valutazione delle competenze linguistiche, bisogna valutare le possibili combinazioni che il soggetto possiede attraverso una campionatura di linguaggio spontaneo, per verificare la varietà e accuratezza fonologica (Stoel-Gammon, 1992; Paul e Jennings, 1992; Pharr et al., 2000) e, quindi, la quantità e la qualità del repertorio fonetico. Anche nella fase in cui compaiono poche parole va selezionato ogni fono che ricorre in posizione iniziale e mediana. Si può considerare acquisito e stabilizzato un fono (nella fase delle prime parole), se appare in almeno due parole diverse a prescindere dalla posizione che occupa, ottenendo così un generale inventario fonetico (IF) dei foni acquisiti.

Anche nella valutazione è importante scegliere del materiale nel cui nome siano rappresentati tutti i suoni della lingua, nelle diverse posizioni; inoltre, il logopedista deve verificare che il campione di linguaggio così raccolto sia rappresentativo, avendo stabilito a priori che deve contenere almeno il 50% delle parole segnate nelle liste lessicali compilate dal genitore con le schede del protocollo McArthur (Caselli e Casadio, 1995).

La produzione della parola viene sollecitata su presentazione di un oggetto-giocattolo rappresentante il target, procedendo in base alla categoria lessicale e semantica. Importante, inoltre, considerare rispetto alla produttività lessicale spontanea tutte le parole differenti prodotte (TYPE) e la variabilità fonetica della stessa parola (TOKEN).

Quando la campionatura di linguaggio è più vasta, l'analisi fonologica si sposterà sullo studio dei processi fonologici, per capire se la qualità degli errori segmentali è caratterizzata da processi di sistema o di struttura, se permangono processi idiosincratici o processi insoliti e devianti, soprattutto per capire quali peculiarità presenta quel bambino e perché, in funzione di una programmazione attenta rispetto all'intervento terapeutico. Spesso questi bambini presentano processi contrastanti e insoliti che hanno una grande variabilità.

Dalla nostra esperienza, quasi tutti i processi presenti nella campionatura di un bambino con DVE riguardano la fonotassi; ciò confermerebbe la difficoltà di percezione in sequenza, oltre alla difficoltà motoria-linguistica sequenziale, ovvero come difficoltà che si esplica in produzione di parole.

È inoltre fondamentale per capire l'evoluzione del problema di linguaggio e la futura qualità dell'eloquio, la valutazione dei tratti soprasegmentali e, in particolare, l'intonazione e l'intensità del tono usato solitamente dal bambino, anche di semplici vocalizzazioni. Rimane infatti spesso a lungo aprosodia, rallentamento, e voce scandita durante la produzione verbale.

Infine, soprattutto per un bambino con disprassia verbale, sarà importante verificare le abilità di coordinazione di movimenti in sequenza, sia nell'ambito di schemi di movimenti alternati e crociati che, in particolare, rispetto all'opposizione e separazione delle dita delle mani.

Sono ormai chiare le correlazioni tra questa abilità e le capacità espressive verbali; pertanto, è importante osservarle sempre in contemporanea per poterle potenziare lavorandoci in parallelo.

Capitolo 9
Metodologia di intervento nelle diverse tipologie di DSL

Letizia Sabbadini, Letizia Michelazzo

Rispetto al progetto di terapia, si inizierà ad analizzare la metodologia d'intervento sui casi di DSL con DCM e componenti disprattiche in rapporto ai casi di disprassia verbale; in un capitolo a parte verrà invece discussa e approfondita la metodologia d'intervento dei casi di DSL semantico-pragmatico, che sarà anche esplicitata nell'analisi dei casi clinici.

Vogliamo anticipare, comunque, alcune premesse essenziali.

Come abbiamo detto precedentemente, nella maggior parte dei casi di DSL abbiamo molto spesso compresenza di deficit linguistico e motorio-prassico, oltre a deficit delle FE. In questi casi, il bambino *non sa fare, non riesce a fare, non sa pianificare* quello che vorrebbe fare. In particolare, nei casi di disprassia verbale o di serio disturbo DSL con DCM, di fronte alle gravi difficoltà espressive ci si deve chiedere quali tentativi si possano mettere in atto per andare oltre il problema del deficit di comunicazione, soprattutto per non rischiare che un problema "esecutivo", ovvero di produzione verbale, investa gli aspetti socio-relazionali, portando il bambino verso disturbi comportamentali con tratti "simil-autistici".

L'applicazione di una terapia bimodale con l'uso contemporaneo del gesto e dell'espressione verbale è nata dalla nostra esperienza clinica e dal fatto che abbiamo da molti anni ritenuto di fondamentale importanza l'osservare e stimolare le abilità motorie e, quindi, le difficoltà prassiche e gestuali in molti casi di DSL.

Tale approccio si è dimostrato molto efficace soprattutto nei casi di bambini con marcate difficoltà di produzione verbale o di grave disturbo della comunicazione, spesso diagnosticati come DGS o DPS (con tratti "autistici") ma che, nel corso della terapia, si modificano ed escono da questa grave tipologia per evidenziare, invece, un serio deficit dell'espressione verbale, spesso da intendersi come grave disprassia verbale.

Per comprendere quindi la metodologia che mettiamo in atto quando definiamo un progetto terapeutico nei diversi casi di seri disturbi dell'espressione verbale, riteniamo di dover far riferimento ai presupposti teorici di base che investono lo sviluppo motorio, lo sviluppo del linguaggio e, in particolare, dell'espressione verbale e delle funzioni esecutive. Ci sembra importante sottolineare che l'interazione linguistica si esprime e va considerata su base multimodale: la parola è intesa come un incontro

L. Sabbadini, *Disturbi specifici del linguaggio, disprassie e funzioni esecutive*
DOI: 10.1007/978-88-470-5349-6_9, © Springer-Verlag Italia 2013

di percezioni, processi senso-motori ed esperienza; è infatti un movimento del corpo, ovvero dell'apparato fonatorio, esattamente come i movimenti delle mani e dei piedi (Nicolai, 2006b).

L'approccio metodologico che proponiamo ci permette, dunque, di intervenire sul caso clinico con una modalità di terapia ad ampio raggio, creando un contesto di interazione che utilizza specifiche strategie di rinforzo, al fine di stimolare il bambino a osservare, imitare e, quindi, ad apprendere per fare quanto gli viene proposto, rinforzando i meccanismi di attenzione e autoregolazione e potenziando i *feed-back* (durante l'azione, a posteriori e come capacità di rappresentarsi e riprodurre l'azione appresa).

In sintesi, riteniamo che l'assenza o un grave deficit di produzione verbale sia solo l'aspetto visibile di un problema molto più complesso, paragonabile alla punta di un iceberg la cui parte più consistente è quella sommersa.

Infatti, dobbiamo considerare:

- difficoltà nel programmare ed eseguire i movimenti necessari per l'espressione orale (articolazione e coarticolazione);
- asincronia nell'ordine d'acquisizione dei fonemi;
- difficoltà prosodiche;
- impoverimento del processo percettivo-sensoriale, uditivo-fonemico;
- deficit di elaborazione degli input propriocettivi;
- deficit dell'organizzazione seriale e del pensiero verbale;
- deficit motorio generale e della motricità fine in particolare;
- deficit sequenziale;
- e, al di sopra di tutto questo, deficit dei meccanismi di controllo, ovvero delle FE.

Nella descrizione del metodo di terapia e nel capitolo dedicato all'analisi dettagliata dei casi clinici, si potrà meglio ricavare quale trattamento sia necessario mettere in atto.

Verrà quindi messa in evidenza la differenza nell'approccio al DVE con DAF in relazione ai casi di DVE senza deficit dell'apparato fonatorio.

Inoltre, rispetto ai seri disturbi della produzione verbale potremmo trovarci di fronte a un bambino con DSL e DCM con componenti disprattiche o un caso di DVE.

L'approccio nei casi suddetti è diverso rispetto alla casistica del DVE con DAF, quindi preferiamo dividere il capitolo che seguirà in due parti. Nella prima parte si presenterà la terapia nei DSL con DCM e componenti disprattiche e le analogie e differenze con i casi di DVE, nella seconda parte la terapia nei casi di DVE con DAF.

Terapia nei casi di DSL con DCM e terapia DVE

Nei casi di DSL con DCM e componenti disprattiche e, soprattutto, nei casi con diagnosi di DVE o che ipotizziamo possano essere identificati come disprassia verbale, riteniamo si debba focalizzare l'attenzione sull'importanza di agire seguendo una terapia basata sul potenziamento e uso del movimento finalizzato, e sulla contemporanea associazione del gesto e della produzione verbale, con potenziamento dell'attenzione, dell'autocontrollo e, quindi, delle FE.

Tale associazione vale come rinforzo, a sostegno della comunicazione intenzionale, tramite l'uso di gesti referenziali già spontaneamente usati dal bambino che vanno sistematizzati, e poi tramite i "segni" della LIS in coverbale.

Subito dopo, tale associazione sarà usata ai fini della costruzione del repertorio fonetico, attraverso ripetuti esercizi di produzione fonetica con giochi fonici, quindi come supporto della costruzione di parole e frasi, sempre calibrando gli aspetti prosodici e della coarticolazione.

Rispetto alla nostra esperienza, riteniamo che i giochi fonici del metodo Drezancic (Basili et al., 2011), utilizzati in fase iniziale e adattati alle esigenze del singolo caso, soprattutto nei casi di disprassia verbale (DVE), ci permettono d'interagire con il bambino a livello di gioco comunicativo per la costruzione del primo RF e, inoltre, di lavorare sul piano prosodico che deve essere affrontato sin dall'inizio.

Il gioco fonico, inizialmente, non ha valenza semantica, ma puramente fonica e fonetica: si presenta un gioco per ogni struttura sillabica e si canta una melodia ad esso associata.

I modelli del metodo Drezancic possono essere definiti multisensoriali: il bambino, guardando l'oggetto, effettua un controllo sul piano visivo; ascoltando come viene pronunciato un determinato fono, abbinato al movimento che segue la melodia, realizza un controllo visivo-fono-motorio nel momento in cui osserva il volto dell'adulto quando lo produce.

La voce, per ogni gioco, si presenta cantata poi modulata, infine articolata; l'utilizzo di queste qualità diverse, variamente combinate tra loro, permette di lavorare, sia in percezione che in produzione, sui tratti soprasegmentali del linguaggio.

Questo tipo di stimolazione rappresenta le fondamenta per lavorare sulla prosodia intrinseca (Boutsen e Christman, 2002), quindi sull'accento di frase, sui fenomeni di confine e sui fenomeni metrici o ritmici che si realizzano a livello di sillaba e di costruzione di parola e per evitare l'accento robotico.

Parallelamente, si inserisce un lavoro come esperienza attiva sugli oggetti (gesti transitivi) che, come sappiamo, costituiscono la base per la comparsa del nome, i quali vengono elicitati e potenziati attraverso giochi fonici con valenza semantica, tipo "*me, me, me... metto*", "*bu, bu, bu... butto*". Il gesto viene usato in contemporanea con l'imitazione dell'azione e l'espressione verbale (gesto transitivo a supporto del gesto articolatorio). È noto che il giocattolo è un mezzo naturale di contatto e scambio tra l'adulto e il bambino: è utile per attirare l'attenzione e aumentare l'interesse, la motivazione e la collaborazione sul fonema (Gentilucci et al. 2004; Gentilucci e Dalla Volta, 2008).

In una seconda fase della terapia, può essere utile anche l'associazione del movimento delle mani e delle dita su disegni costruiti al fine di potenziare l'espressione verbale (Gladic, 1982) o giochi ed esercizi di movimento e coordinazione con associata produzione verbale (es. sequenze ritmiche cantate accompagnate dall'esecuzione di gesti in sequenza).

Riteniamo che un valido principio da noi adottato ormai da molti anni per i casi di serio deficit di produzione verbale, sia quello di puntare su una modalità di intervento intesa come terapia multimodale della sequenzialità per associazione bimodale contemporanea, potenziando quindi in associazione bimodale o trimodale i canali cine-stesico, tattile, visivo, uditivo che isolatamente risultano in questi casi poco funzionanti.

Rispetto all'ambito fonetico-fonologico va sottolineato che nei casi di DSL e DCM, il training percettivo-motorio inizia sempre dal tratto più assente e vengono propo-sti fonemi molto distanti per caratteristiche in tratti, o con i fonemi maggiormente sosti-tuiti, in modo da aiutare il bambino a evolvere a livello del sistema dei contrasti e per rendere più intelligibili le sue produzioni, partendo da tratti di cui non ha avuto espe-rienza e facendoglieli acquisire secondo adeguate regole fonologiche.

Per i bambini con DVE, invece, le richieste di produzione sono mediate tramite *mode-ling* e da giochi fonologici in percezione e produzione su fonemi simili o molto vicini per classe naturale, in quanto dobbiamo facilitare il più possibile nel bambino le "manovre articolatorie" per l'acquisizione sia di ogni singolo fonema che di fonemi in sequenza. Lavorando su tutti i tratti distintivi che appartengono alla stessa classe naturale, si richie-de poi la ripetizione veloce, in sequenza, dei fonemi scelti come facilitanti (associandoli al movimento), per avviare così da subito il bambino a sperimentare la coarticolazione.

L'aspetto della sequenzialità viene inoltre potenziato contemporaneamente nei diver-si ambiti dello sviluppo, agendo in ambito motorio, gestuale, visivo e ritmico; ad esem-pio, possiamo lavorare sulla diadococinesi (DDK) sillabica e su quella motoria, uti-lizzando esercizi bi- o multidimensionali, quali esercizi tipo pronazione e supinazio-ne delle mani o movimenti rapidi eseguiti con gli arti superiori, ripetendo in sequen-za rapida sillabe in cui viene rispettata la gerarchia fonetica facilitante.

Per la costruzione delle prime parole nell'assemblaggio di stringhe fonetiche si pro-cederà riusando quei foni che il bambino presenta con maggiore frequenza e minore variabilità.

Se si impostano foni di cui il bambino riesce ad avere un buon controllo motorio, ci sarà una buona evoluzione della coarticolazione (Zmarich et al., 2007; Petracco e Zmarich, 2007); nella DVE, quindi, dobbiamo accogliere i foni che arrivano (o che il bambino produce con maggiore facilità) e strutturarli in parola.

Come abbiamo premesso, sia per i DSL con DCM, sia per la DVE si inizia a usare da subito il movimento a sostegno della costruzione del fonema. I movimenti diven-tano, così, propulsori e veicolatori di significato; infatti, ogni movimento ha un pre-ciso correlato fonologico: serve per strutturare il fonema e la stringa della parola.

Nella DVE e nel DSL con DCM non basta il lavoro di tipo fonologico in percezione come per il disordine fonologico "puro" (deficit di programmazione fonologica), ma è necessaria l'impostazione articolatoria per aiutare il bambino a riconoscere i tratti distintivi dei fonemi, tramite un lavoro sui punti e modi d'articolazione. È fondamentale il lavoro faccia-a-faccia per ottimizzare il *feed-back* audio-cinestesico-visivo.

Quando si affronta il lavoro di costruzione di parole, si devono scegliere i fonemi in coarticolazione che aiutano a ridurre le manovre articolatorie necessarie per la pro-duzione di ogni specifica parola, specialmente nel caso delle trisillabe. Ogni proposta deve essere fatta seguendo la tipologia d'apprendimento del singolo soggetto.

Per il lavoro sulla struttura di parola, utilizziamo ancora il movimento come "gesto a supporto dell'articolazione", che serve a marcare la rappresentazione per quello specifico fonema; il bambino all'inizio lo usa molto per costruire l'impalcatura delle parole e, soprattutto, per rievocare i punti e modi di articolazione.

Mentre, però, il bambino con DSL con DCM si avvale per un periodo limitato del "gesto articolatorio", nella DVE il gesto è importante e permane a lungo in quanto supplisce al deficit della rappresentazione dell'etichetta verbale (*feed-forward*).

Nel tempo, a poco a poco il gesto a supporto dell'articolazione può essere sostituito dalla rappresentazione grafica della parola che aiuta a definire la forma delle parole e che ha anche lo scopo di sottolineare dove cade l'accento, quindi permette di differenziare le parole piane, doppie sdrucciole, ecc., dando un'informazione concreta circa la sequenza sintattica delle parole nella frase (soggetto-verbo-oggetto, SVO).

Esempio:

La mela, la pupa, la pipa   La pizza è buona

In seguito, il passaggio dalla costruzione di parole a quella di strutture frasali deve essere fatto inserendo parole piane ad alto contrasto fonetico, in modo da facilitare il sistema coarticolatorio, per poi inserire elementi a basso contrasto e verificare se il soggetto riesce a superare la difficoltà nel sistema delle opposizioni fonetiche (Bortolini, 2010).

Va sottolineato che i tempi di realizzazione di tale gerarchia differiscono molto se si tratta di casi DSL con DCM, o se siamo di fronte a casi di DVE. Infatti, sono proprio in questi passaggi che vengono marcate le differenze tra le due casistiche dove, a volte, ci troviamo costretti a ridefinire la diagnosi; quindi, in entrambi i casi vale la pena seguire la gerarchia facilitante che riportiamo di seguito, tenendo conto che, al contrario di quanto avviene nei casi di DSL con DCM, la fase 5 qui descritta si ottiene raramente in tempi brevi nei casi di DVE.

Esempio di gerarchia facilitante la strutturazione frasale:
1. la pupa è là (2 fonemi target [p] p senza fonemi a contrasto);
2. la pupa è su;
3. la pupa di Pippo (1 elemento a contrasto fonema sonoro in sillaba semplice *cv* [di] + 4 fonemi target);
4. la pupa è bella (elemento a contrasto fonema sonoro in struttura *cvccv* + 2 fonemi target);
5. la pupa di Pippo è bella (elemento a contrasto fonema sonoro in struttura *cvccv* + 4 fonemi target).

Infine, si inseriscono frasi, in piccole strutture narrative, da allenare attraverso immagini anche mimate (per marcare la rappresentazione mentale della parola), che aiutino a far emergere la produzione, cercando infine di sollecitare il bambino a "pensare la parola" e poi la frase e a costruire un suo linguaggio spontaneo, senza l'icona e senza il movimento a sostegno del fonema.

Terapia nei casi di DVE con DAF

Per quanto riguarda i casi di DVE con DAF, che sono individuabili nei casi più gravi in cui il linguaggio espressivo è praticamente assente, le proposte di terapia devono considerare in primis tutti gli aspetti della fonetica articolatoria e della coarticolazione.

Quindi, la metodologia descritta prima (gesti, giochi fonici) va associata a specifici esercizi sull'apparato fonatorio. Queste tecniche vanno studiate attentamente e calibrate caso per caso.

La terapia del sistema *prompt* (Hayden, 1994; 2006; Hayden et al., 2010), che suggeriamo di approfondire, si basa sul controllo dei piani di movimento e delle transizioni tra i movimenti per la produzione dei fonemi.

L'enfasi viene posta sul raggiungimento dei movimenti normali (simmetrici e in corrispondenza della linea mediana del viso) sia dal punto di vista funzionale che formale.

Tutti i programmi d'intervento dovranno essere basati sul raggiungimento graduale di piccoli progressi e, pur rispettando la teoria e i principi del controllo motorio, si dovrà introdurre quanto prima l'uso funzionale e interattivo del linguaggio.

Negli interventi di livello inferiore viene fortemente raccomandato di pianificare l'incorporazione di una sola variabile o di un solo cambiamento per volta.

Riportiamo solo alcuni esempi del sistema *prompt*.

Esempio di prompt per fonema p

Posizione a seconda della struttura della mascella e della distanza dell'articolazione temporo-mandibolare, l'angolo tra il miloioideo e il collo non dovrà mai superare i 90 gradi.

Il *prompt* deve essere fatto con il dorso dell'indice e del medio mantenendo chiuse le labbra; quindi, tirare velocemente in avanti per favorire l'aspirazione:

Tempo: veloce

Pressione: moderata

Si impartisce il fonema con contatto fisico senza chiedere al bambino alcuna produzione quindi, in un secondo momento, si fornisce il modello uditivo da solo o con un *prompt* impartito in aria (senza contatto fisico), quindi si chiede la produzione del fonema.

Infine, si inserisce il fonema in struttura di parola *cvcv* con sillaba target ripetuta seguendo la gerarchia facilitante. Quando il bambino produce adeguatamente il 90% delle 50 proposte si va al fonema successivo[1].

Rispetto alle difficoltà di coarticolazione, da seri e recenti lavori viene sottolineato che la coarticolazione è più forte all'interno di una sillaba che attraverso confini sillabici[2].

---

[1] Per approfondimento vedi bibliografia e sitografia.
[2] Adattato da http://www.ling.mq.edu.au/ling/units/ling210-901/phonetics/coarticulation/index.html

Tabella 9.1. Prima tappa del programma di terapia

Potenziamento dell'apparato fonatorio
Uso di tecniche *prompt* per l'attivazione dei primi fonemi
Potenziamento delle capacità di autoregolazione e di controllo
Incremento della gestualità propria di ogni bambino
Attivazione e potenziamento dei movimenti delle mani e delle dita
Rinforzo della gestualità simbolica per attivare la comunicazione
Costruzione del repertorio fonetico con i giochi fonici e *modeling* articolatorio
Presentazione primi movimenti a sostegno del fonema
Training percettivo con melodie e fonemi a contrasto

Tabella 9.2. Seconda tappa del programma di terapia

Assemblaggio degli elementi fonetici: lavoro sulla pianificazione:
-   pianificazione fonologica: come insieme di fonemi per costruire la parola;
-   pianificazione motoria: per marcare la rappresentazione mentale
Soppressione dei processi fonologici anomali
Strutturazione frasale con movimenti
Rappresentazione grafica delle parole
Strutturazione frasale con elementi concreti tipo carta-colore
Lavoro sull'integrazione di più funzioni in simultanea:
-   esercizi di DDK con fonemi differenti;
-   sequenze motorie, visive e verbali (Drezancic, 1992);
-   sequenze ritmiche uditivo-verbali e visive (Gladic, 1982)

Ciò prova l'esistenza della sillaba come unità fondamentale di organizzazione articolatoria; per questo è fondamentale iniziare ad avviare la produzione di fonemi in sillaba.

Quindi, per costruire un iniziale repertorio fonetico (se assente o molto ridotto) si seguono gli step dello sviluppo tipico, iniziando dai primi foni, i più visibili e che implicano l'apertura e chiusura della bocca e delle labbra con strutture *cv*, ma anche *vc* e *vcv*, facendo molta attenzione alle adiacenze fonetiche facilitanti ogni fonema. Va tenuto conto che in ogni singolo caso di disprassia il bambino "scopre" incidentalmente e in modo bizzarro (rispetto allo sviluppo tipico) tali adiacenze, che vanno attentamente considerate (Sabbadini et al., AIDEE, 2010). Infatti, dobbiamo considerare quali siano le adiacenze più stabili per ogni bambino e più semplici dal punto di vista articolatorio, e iniziare sempre da queste per la costruzione delle future parole.

Fondamentale è la contemporanea attivazione dei processi di *feed-back* per la costruzione del *feed-forward* e la ripetizione veloce dei target proposti in situazioni motivanti. Come sottolineato anche nella letteratura (ASHA, 2007) la terapia nei casi di DVE e

DAF deve essere svolta con sedute individuali e frequenti (anche 4–5 volte a settimana); secondo la nostra metodologia, non meno di 2–3 volte a settimana, ma anche con il coinvolgimento della famiglia in alcune parti del lavoro.

Infatti, è molto importante la costante ripetizione delle strutture fonetiche acquisite o in fase di acquisizione, quindi è fondamentale che gli esercizi vengano eseguiti anche con l'aiuto dei genitori o di educatrici se presenti a casa o a scuola, naturalmente in modalità ludica e motivante per il bambino.

In questa fase, rispetto all'evoluzione del problema va tenuta in conto la capacità di coarticolazione, su cui va investita molta parte della terapia.

Va considerato che la coarticolazione diventa difficile (Podda, 2011):

- tutte le volte che devono essere gestiti in sequenza due piani articolatori diversi (/ma/ vs. /mi/; /si/ vs. /sa/);
- tutte le volte che devono essere gestiti in sequenza timing articolatori diversi (cfr. /ma/ vs. /ba/ vs. /pa/).

La constatazione della gravità del deficit di espressione verbale e, soprattutto, la sua persistenza, in particolare nei casi di disprassia verbale (DVE con DAF), ci ha condotto lungo questo percorso terapeutico al fine di aiutare il bambino a modulare le sue produzioni fonetiche e fonologiche, consapevoli che il trattamento ha delle fasi molto difficili, che i tempi di recupero sono lenti e le modalità d'apprendimento faticose e complesse.

In ogni caso, il lavoro proposto tende a portare il bambino alla scoperta di se stesso come parlatore, quindi si ribadisce l'inutilità di esercizi di denominazione di parole complesse e non ancora adatte rispetto alle capacità articolatorie del bambino, o esercizi di iperarticolazione o di tonalità vocali troppo alte per accelerare l'apprendimento fonetico-fonologico; ogni proposta deve essere calibrata scientificamente secondo i principi della fonetica e della fonologia e in base alle possibilità articolatorie del bambino, ma la modalità deve essere il più naturale possibile per permettere a questi bambini una conoscenza profonda del sistema linguistico d'appartenenza, in modo che possa venire usato in ogni contesto e non solo nella stanza di terapia.

In sintesi, le tappe integrate da seguire nelle varie fasi del trattamento possono essere rappresentate come illustrato nelle Tabelle 9.1 e 9.2.

Per approfondimenti si rimanda al capitolo dei casi clinici.

Capitolo 10
DSL semantico-pragmatico

La competenza comunicativa tra semantica e pragmatica

La comunicazione tra due parlanti è da ritenersi valida ed efficace solamente all'interno di un processo condiviso di comprensione. In questo senso, il valore di un atto comunicativo dipende dall'attività congiunta di un parlante e di un ricevente che condividono tra loro una serie di conoscenze e competenze linguistiche, sociali e culturali.

Comunicare, pertanto, significa costruire attivamente, attraverso diversi sistemi di significazione e segnalazione (linguistici e non linguistici), il senso di un atto comunicativo.

Si tratta di interpolazioni a più livelli: l'associazione tra significante (sistema fonologico) e significato (sistema semantico e concettuale) deve poi integrarsi con i processi situazionali (il contesto) in cui la comunicazione avviene e con le capacità di trarre le opportune inferenze, nonché con la pluralità di codici di comunicazione non verbali (sistema pragmatico).

La padronanza integrata di tutte queste componenti, linguistiche formali (conoscenza lessicale e morfosintattica), cognitivo-concettuali (organizzazione semantica), comunicative-pragmatiche (efficacia comunicativa in relazione a un contesto), rende possibile la funzione comunicativa.

Tuttavia, se a livello astratto è più facile compiere tali distinzioni, difficile è stabilire concretamente il confine esatto che distingue queste competenze: esiste infatti una profonda interdipendenza.

Per esempio, relativamente alla relazione tra conoscenza lessicale e competenza semantica, la ricerca ha evidenziato come lo sviluppo lessicale e la facilità di recupero lessicale viene influenzata anche dalla ricchezza delle rappresentazioni semantiche: basse rappresentazioni semantiche possono determinare un carente sviluppo lessicale e difficoltà nell'accesso dello stesso (McGregor et al., 2002; Brackenbury e Pye, 2005; Capone e McGregor, 2005).

La competenza semantico-lessicale, inoltre, si inserisce all'interno di quella frasale, implicando un ulteriore passaggio di interconnessione tra le varie competenze.

L. Sabbadini, *Disturbi specifici del linguaggio, disprassie e funzioni esecutive*
DOI: 10.1007/978-88-470-5349-6_10, © Springer-Verlag Italia 2013

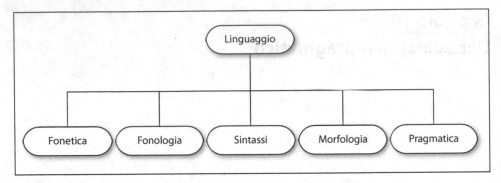

Fig. 10.1. Approccio linguistico di tipo modulare

Basti pensare, per esempio, al processo che viene messo in atto nella costruzione di una frase: ogni preposizione viene costruita sulla base del significato di differenti parole; tuttavia, il significato della frase non è mai la somma del significato delle singole parole; così, se da un lato le parole contribuiscono con il loro significato a costruire quello della frase, il contesto in cui una parola si trova influenza il suo significato).

I tipi di contesto di cui un parlante deve tenere conto sono:

- *Contesto grammaticale-sintattico* (struttura soggetto-verbo-complemento oggetto, SVO). Una frase può esprimere un concetto semantico corretto, ma essere priva di una struttura adeguata da un punto di vista morfosintattico (*mela compra la mamma*).
- *Contesto semantico*. Una frase può essere corretta da un punto di vista morfosintattico e lessicale, ma non semantico (*verdi idee incolori dormono furiosamente* propone Chomsky).
- *Contesto situazionale pragmatico*. Una frase può essere sintatticamente e semanticamente corretta, ma non essere adeguata rispetto al contesto nel quale si esplica.

In accordo con queste riflessioni, si ritiene difficile poter considerare le competenze linguistiche come modulari e selettivamente divise tra loro, così come viene sintetizzato nello schema rappresentato in Figura 10.1.

Si è concordi, piuttosto, con un'idea tipo funzionale, secondo la quale è possibile interpretare ogni competenza linguistica alla luce dell'interdipendenza che instaura con altre abilità. In particolare, si ritiene che la pragmatica svolga un ruolo decisivo nell'interfacciare tra loro le diverse abilità comunicative. La pragmatica sarebbe infatti da intendersi all'interno di un competitivo e interattivo sistema di regolazione del linguaggio, atto a ottenere il migliore risultato tra la struttura linguistica e l'uso del linguaggio stesso. In tal senso, il sistema pragmatico costituirebbe quel sistema intermedio di regole capace di collegare le forme linguistiche alle competenze espressivo-verbali, così come esemplificato dallo schema in Figura 10.2.

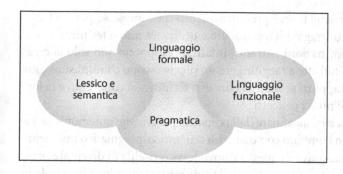

Fig. 10.2. Approccio linguistico di tipo funzionale

Il fenotipo comunicativo del DSL semantico-pragmatico

Per tracciare un quadro di come il disturbo semantico-pragmatico sia stato interpretato nel corso degli ultimi anni dalla letteratura scientifica, vengono di seguito evidenziati i principali orientamenti con cui vari autori si sono riferiti, nel tempo, a un disturbo di questo tipo, all'interno delle diverse classificazioni dei DSL (Tabella 10.1).

Indipendentemente dalla denominazione con cui ci si riferisce al disturbo semantico-pragmatico, è bene definire, tuttavia, il fenotipo comunicativo di questo profilo.

Il quadro clinico, solitamente, evidenzia abilità linguistiche deficitarie a più livelli e caratterizzate da uno sviluppo spesso eterocronico delle competenze.

Per questo motivo è importante sapere rilevare con accuratezza la *causalità* e l'*intensità* di determinate problematiche.

È indubbio, tuttavia, che i maggiori deficit si rilevino sul fronte funzionale della comunicazione, piuttosto che su quello formale: in particolare, risultano spiccate le difficoltà nell'attribuzione di significato e nella concettualizzazione del linguaggio (semantica), nonché nell'uso dello stesso (pragmatica); difficoltà queste che si rilevano tanto sul versante espressivo che su quello ricettivo.

Tabella 10.1. Interpretazione del disturbo semantico-pragmatico nelle varie classificazioni dei DSL

Interpretazione del disturbo semantico-pragmatico nelle varie classificazioni dei DSL	
Rapin e Allen 1983; 1998 Bishop 1987; 2000	Disturbi da deficit dei processi di integrazione centrale: sindrome da deficit semantico-pragmatico
Chilosi et al., 2002; Chilosi e Cerri, 2009	Disturbo specifico recettivo-espressivo: <familiarità; riscontro frequente di ritardo nello sviluppo motorio e di segni di immaturità nella motricità fine; massima incidenza di anomalie EEG
Levi 2009; Levi et al., 2012	Disfasia di utilizzazione (DU) o disturbo semantico-pragmatico
Sabbadini, 2011; Sabbadini et al., 2012	DSL semantico-pragmatico con disturbo della coordinazione motoria e componenti disprattiche; deficit delle FE

In questo senso, è importante tenere presente quanto sia complesso per un bambino con disturbo semantico-pragmatico acquisire e utilizzare nuovi termini.

La gestione di nuove informazioni entranti, infatti, presuppone non solo la creazione di nuove etichette lessicali atte a raggiungere un preciso scopo comunicativo, ma anche la comprensione dei rapporti semantici con altri termini già conosciuti e la formazione a livello mentale di nuovi concetti.

Non bisogna pertanto lasciarsi ingannare dalla capacità puramente mnemonica relativa a nuovi termini di cui un bambino con disturbo semantico-pragmatico può beneficiare, perché l'utilità comunicativa di questo nuovo lessico rischia di diventare pressoché inutile se il bambino non riesce a cogliere il significato profondo delle parole in questione nonché il loro contesto di utilizzo.

L'apprendimento meccanico delle etichette lessicali, in assenza di un'elaborazione cognitiva alla base, è una delle ragioni per le quali bambini di questo tipo non riescono ad accettare che le parole possano avere più di un valore semantico, mutino di senso a seconda della relazione con altre parole, si riferiscano a un differente concetto a seconda del contesto o assumano significati non letterali. Relativamente a quest'ultimo aspetto, tra l'altro, c'è da considerare che la complessità di determinati enunciati comunicativi viene amplificata dalle difficoltà congiunte sul piano pragmatico.

La corretta interpretazione della realtà, quindi, viene compromessa su più fronti: da un lato emergono le difficoltà che questi bambini rincontrano nell'attribuire a un determinato messaggio in entrata un adeguato corrispettivo concettuale e semantico, dall'altro si evidenzia l'incapacità del bambino di adattare tale significato in relazione ai contesti in cui questo si esplica.

In ultimo, dato per assunto che la produzione verbale possa svilupparsi in virtù dei processi di comprensibilità reciproca tra due interagenti alla comunicazione, risulta evidente che gli enunciati comunicativi di questi bambini si possono rivelare contenutisticamente inadeguati.

Risulta chiara, infatti, l'impossibilità di veicolare informazioni utili e in modo efficace, senza preliminarmente riuscire a comprendere il significato delle espressioni verbali.

La compromissione del fronte recettivo ed espressivo, tuttavia, non sempre è da imputare a difficoltà sul piano semantico e pragmatico allo stesso modo; per questo, è importante analizzare attentamente le diverse tipologie di errore che il bambino compie, sia sul fronte della produzione che su quello della comprensione.

In un compito di narrazione, per esempio, se un bambino utilizza una parola in modo inappropriato è importante chiedersi se l'errore scaturisca da una inadeguata competenza semantica e da una carente rappresentazione concettuale del termine in esame o se, pur elaborando correttamente le informazioni semantiche annesse, il soggetto utilizzi tale parola in un contesto o in una situazione non adeguata a causa di una difficoltà di tipo pragmatico.

A seconda della funzione maggiormente compromessa, infatti, si dovrebbe fare un'ulteriore distinzione tra il disturbo semantico-pragmatico, in cui l'abilità maggiormente compromessa risulterebbe quella semantica, e il disturbo pragmatico-semantico, in cui le difficoltà maggiori sarebbero da ascriversi al versante pragmatico.

Per quanto non risulterà sempre possibile rispondere con assoluta certezza agli interrogativi suddetti, la riflessione sull'errore compiuto dal bambino, l'analisi dei processi carenti che lo hanno portato a una prestazione inadeguata e il percorso cognitivo messo in atto nel momento della produzione della parola richiesta sono dati importanti da tenere sempre in considerazione per una comprensione profonda del disturbo in questione.

A fronte delle riflessioni fatte finora, si ritiene inoltre utile delineare le caratteristiche comunicative tipiche del disturbo semantico-pragmatico. Nonostante non tutte le problematiche si presentino congiunte, o nella stessa misura in tutti i bambini, si ritiene comunque utile dare delle indicazioni di tipo generale e schematico rispetto al fenotipo comunicativo che un disturbo di questo genere può presentare:

- produzione di affermazioni irrilevanti e di risposte tangenziali a domande specifiche;
- difficoltà nel mantenere i turni e l'argomento del discorso;
- comprensione altamente letterale: il sarcasmo, l'uso metaforico del linguaggio o la comunicazione gestuale possono essere equivocati;
- marcata differenza tra l'abilità dei bambini a comprendere quanto gli viene detto in una situazione strutturata e concreta, come per esempio una scelta multipla, e la capacità di comprendere una normale conversazione nella quale il parlante si riferisce a eventi che non sono immediatamente deducibili dal contesto fisico;
- difficoltà di comprensione orale e scritta;
- scarso uso/uso esagerato della mimica facciale e della gestualità non verbale;
- scarsa coordinazione dei registri di comunicazione verbale e non verbale;
- difficoltà nel cambiare il contenuto di un enunciato in accordo a ciò che la situazione richiede;
- difficoltà nel fornire precise informazioni a richieste specifiche;
- difficoltà nell'attribuire corrette etichette lessicali e nel fornire informazioni semantiche;
- utilizzo scorretto di parole o creazione di parole inesistenti.

Altre caratteristiche di ordine differente che spesso si manifestano in bambini con disturbo semantico-pragmatico sono:

- l'inattenzione e l'alta distraibilità in un ambiente pieno di cose o persone;
- la difficoltà di inibizione;
- l'apparente disobbedienza: tali bambini sono spesso insensibili alle regole sociali;
- l'incapacità di articolare giochi di immaginazione: può manifestarsi d'altro canto il fascino per oggetti prettamente meccanici;
- le difficoltà nel fare e mantenere amicizie;
- la discrepanza tra abilità scolastiche e attività quotidiane. Differentemente da tutti gli altri bambini con altre tipologie di disordini del linguaggio, alcuni bambini con disturbo semantico-pragmatico imparano a leggere e a scrivere in un'età prevista dal normale sviluppo linguistico o persino prima. Tuttavia, la comprensione per ciò che leggono tende ad essere scarsa o elementare;
- l'incoordinazione motoria e le difficoltà prassiche.

Utilizzazione del termine in ricerche e lavori clinici: ontogenesi del disturbo

A tutt'oggi, nella clinica sull'ontogenesi di sviluppo del disturbo pragmatico di linguaggio emergono due approcci principali e molto discordanti tra loro.

Il primo punto di vista sostiene che difficoltà pragmatiche possano intendersi solo all'interno di casistiche relative allo spettro autistico, denominando quindi un disturbo dell'area pragmatica con l'etichetta nosografica del DPS-NAS.

Il secondo punto di vista attribuisce la causa delle difficoltà in ambito pragmatico a un'inadeguata organizzazione linguistica, enucleando, all'interno dei disturbi specifici di linguaggio, un disturbo selettivo nell'uso e nella comprensione degli atti comunicativi (Poletti, 2010).

In questo senso, l'inabilità pragmatica di alcuni bambini sarebbe imputabile a una disfunzione dell'intersoggettività, secondo l'interpretazione del primo approccio, o a una specifica disfunzione linguistica, in accordo con le ipotesi del secondo orientamento.

Recentemente, tuttavia, alcuni autori hanno avanzato una terza ipotesi, che traccia un *continuum* tra i disturbi pervasivi di sviluppo e i disturbi specifici di linguaggio, collocando le difficoltà pragmatiche in una sorta di punto intermedio tra le due posizioni antitetiche.

Dorothy Bishop, per esempio, è sostenitrice di questa differente chiave di lettura: ciò che lei propone è, per l'appunto, l'esistenza di un *continuum* diagnostico tra DPS e DSL che contempla però la possibile esistenza di forme pure di disturbo pragmatico di linguaggio.

In questo senso, nel 2002 Bishop e Norbury hanno condotto una ricerca su due tipologie di bambini i quali presentavano da un lato diagnosi di DSL tipico, dall'altro difficoltà pragmatiche in assenza di una diagnosi certa. I bambini partecipanti a questo studio, di età compresa tra gli 8 e i 9 anni, sono stati valutati attraverso l'utilizzo di strumenti solitamente impiegati nell'identificazione di un disturbo di tipo autistico e hanno evidenziato performance molto eterogenee tra di loro. Se da un lato, infatti, alcune prestazioni hanno manifestato caratteristiche tipiche dell'autismo, altre non hanno messo in luce nessun elemento distintivo dello spettro autistico.

Inoltre, come ricorda Poletti (2010): "In uno studio italiano, Militerni, De Lucia, Frolli et al. (2007) si è esaminato la presenza del disturbo semantico pragmatico in un campione di 297 bambini afferenti ad un servizio di Neuropsichiatria Infantile (di età compresa tra 7 e 10 anni, con un linguaggio verbale sufficientemente strutturato, con un Q.I. ≥70; con assenza di condizioni mediche associate e/o di situazioni e sindromi particolarmente complesse). Ai bambini sono state somministrate prove relative alle funzioni esecutive (*working memory*: *word span* e *block span*; controllo inibitorio: *night-day* e *knock-tap*; pianificazione: Torre di Londra) e alla Teoria della Mente (riconoscimento delle emozioni, test di falsa credenza).

In 51 soggetti, pari al 17,2% del campione, si configurava un disturbo della pragmatica. Di questi, 29 presentavano all'esame clinico caratteristiche che soddisfacevano i criteri diagnostici per un DPS. Per i 22 rimanenti, l'esame clinico metteva in evidenza caratteristiche diagnostiche alquanto diversificate, spesso presenti in comorbidità. Le categorie individuate per i 22 soggetti erano disturbi dell'apprendimento (8/22; 36%), disturbo di sviluppo della coordinazione (3/22; 14%), disturbo dell'espressione del linguaggio (7/22; 32%), disturbo da deficit di attenzione con iperattività (DDAI, 9/22; 41%), disturbo d'ansia generalizzato (4/22; 18%)".

Ciò che è possibile inferire da questo studio è, quindi, che i disturbi della pragmatica, pur essendo caratteristici dei DPS, caratterizzano trasversalmente anche altre categorie diagnostiche. In questo caso, le difficoltà pragmatiche sarebbero da intendersi non tanto come appartenenti a una specifica entità nosologica ma piuttosto come elemento caratterizzante di alcuni disturbi.

A nostro avviso, è tra questi ultimi che va menzionato il DSL di tipo semantico-pragmatico nel quale, a livello linguistico, le difficoltà di tipo pragmatico che ne caratterizzano il fenotipo comunicativo si fondono con quelle semantiche e concettuali.

In particolar modo, secondo la nostra ipotesi (Sabbadini, 2011), in casi di accertati DSL, sul piano linguistico le difficoltà di questi bambini troverebbero una spiegazione non solo per specifiche cadute nell'area semantica e pragmatica, ma anche in virtù di un inadeguato legame intrinseco tra piano funzionale e formale di linguaggio.

Certe difficoltà inoltre sarebbero da attribuire alle cadute che spesso questi bambini presentano anche sul piano prassico-motorio e delle funzioni esecutive.

In questo senso, il deficit nei casi di DSL semantico-pragmatico dovrebbe ritenersi come un disturbo che viaggia su un canale multifattoriale e che, tra l'altro, presenta uno sviluppo eterocronico delle diverse competenze in gioco.

L'idea alla base di tale teoria potrebbe essere schematicamente rappresentata come in Figura 10.3.

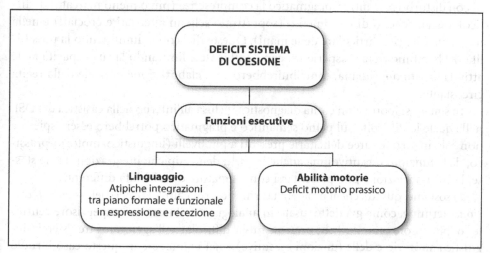

Fig. 10.3. Interpretazione del disturbo semantico-pragmatico

Da un punto di vista *linguistico*, oltre l'attestato deficit presente a livello semantico e pragmatico (le cui varie sottocomponenti possono essere inficiate in vario modo), in questi bambini è molto frequente riscontrare anche difficoltà in una o più competenze del sistema linguistico formale; pertanto, ciò che risulterebbe compromesso sarebbero non solo le specifiche aree linguistiche ma anche le integrazioni tra i diversi piani linguistici già di per sé deficitari.

Tra l'altro, se si considera la possibilità che tali abilità linguistiche possano incorrere in uno sviluppo eterocronico delle competenze e che, una volta superata una determinata soglia critica, tali eterocronie possano dare luce a delle vere e proprie dissociazioni funzionali, è evidente quanto sia forte l'apporto di queste atipiche integrazioni nella difficoltà comunicativa-linguistica.

Da un punto di vista delle *funzioni esecutive*, sono diverse le funzioni compromesse.

Il controllo inibitorio, in primis, assume un ruolo fondamentale nelle cadute in comprensione verbale sia a livello morfosintattico che semantico-lessicale, con conseguenze nella coerenza dell'output verbale.

Nello specifico, il bambino non riesce a interpretare correttamente il messaggio in entrata a causa dell'incapacità di inibire tutte le ulteriori, ma errate, intenzioni comunicative dell'enunciato in questione. Allo stesso modo, sul fronte espressivo, il mittente non riesce a selezionare il corretto materiale linguistico da utilizzare, inibendo le etichette lessicali o le espressioni non pertinenti.

Non è tutto; se da un lato, infatti, le difficoltà di inibizione sembrerebbero essere presenti nella quasi totalità dei casi, dall'altro va ricordato che a queste possono spesso associarsi deficit in altre aree sul piano delle funzioni esecutive.

Secondo la nostra esperienza clinica, infatti, a seconda dei casi, si possono riscontrare difficoltà in compiti di memoria semantica, si può registrare una bassa soglia attentiva e possono evidenziarsi difficoltà di pianificazione e di *problem-solving*.

Infine, da un punto di vista *motorio-prassico*, si è spesso riscontrato nei bambini con disturbo semantico-pragmatico la compresenza (più o meno marcata) di difficoltà negli schemi di movimento (soprattutto schemi alternati e crociati) e nella motricità fine (in particolare delle mani). Queste difficoltà, diminuendo la possibilità del bambino di fare esperienza con l'ambiente e limitando la sua capacità nelle attività di vita quotidiana, contribuirebbero a un'elaborazione parziale della realtà circostante.

In sintesi, si ipotizza un'entità diagnostica inclusa all'interno della casistica dei DSL nella quale le difficoltà sul piano semantico e pragmatico potrebbero essere spiegate non solo in virtù di aree deficitarie presenti a più livelli (linguistico, motorio-prassico, delle funzioni esecutive) ma anche in virtù delle atipiche integrazioni tra le stesse, la cui associazione può presentarsi con sfumature e variabilità differenti.

Si sostiene, quindi, che il problema si rintracci tra l'altro a livello del *sistema di coesione* (termine, come già detto, usato in analogia con il termine "supervisore centrale" o "processore centrale") che presenta molte difficoltà nell'aggregare i tre sistemi (linguistico, motorio e delle funzioni esecutive) e nel mantenere in questo caso il ruolo di supervisore.

Importanza di una diagnosi differenziale precoce

Va infine ricordato che sempre più viene messa in evidenza l'importanza di una diagnosi precoce nei casi di disturbi della comunicazione, soprattutto rispetto alla necessità di una diagnosi differenziale tra i disturbi specifici recettivo-espressivi su base linguistica, in cui il deficit di comunicazione è comunque vistoso (disprassia verbale e DSL semantico-pragmatico) e i disturbi dello sviluppo psico-affettivo e relazionale, ovvero i disturbi pervasivi dello sviluppo o disturbi dello spettro autistico (DPS, secondo il DSM-IV).

Su questi aspetti, quindi, risulterebbe fondamentale un intervento specifico e mirato.

La diagnosi differenziale, infatti, diventa fondamentale ai fini dell'intervento di terapia e, soprattutto, rispetto all'impostazione del progetto terapeutico. Infatti, nei DSL un tempestivo e mirato intervento logopedico può essere risolutivo in molti casi, mentre per quanto riguarda i casi di autismo numerosi studi clinici sui fattori predittivi di *outcome* hanno messo in evidenza come un programma di intervento precoce e intensivo su modelli cognitivo-comportamentali, pur risultando essenziale nel conseguimento di miglioramenti significativi in termini di QI e di abilità linguistiche, sociali e comportamentali, rappresenti un fattore necessario ma non sufficiente al raggiungimento di un *outcome* ottimale, definito dal miglioramento dei sintomi "autistici" (Bono et al., 2004). Viceversa, sono le caratteristiche cliniche di partenza, quali le competenze sociali e linguistiche, le abilità cognitive non-verbali e le capacità di attenzione congiunta, a influenzare positivamente l'*outcome* dei pazienti (Koegel et al., 2001; Sutera et al., 2007).

Dal punto di vista clinico, è necessario che lo specialista ponga una maggiore attenzione all'evoluzione del disturbo, al fine di un adeguato progetto riabilitativo che tenga presente gli aspetti della comunicazione sociale pragmatica ed espressivo-verbale, gli aspetti relativi alla conoscenza endocorporea e all'ambito motorio-prassico, quindi gli ambiti cognitivi e metacognitivi. Non andrebbero sottovalutati gli aspetti emotivi e affettivo-relazionali che la diagnosi di DPS-NAS scatena nei genitori di questi bambini e, quindi, il valore della comunicazione degli aspetti prognostici alle famiglie.

In tal senso, recentemente è stato portato avanti uno studio che sottolinea l'importanza della modalità con cui si comunicano notizie allarmanti in situazioni particolarmente problematiche: porsi, per esempio, in una condizione di negatività nel momento della diagnosi e della prognosi innescherebbe, in chi ascolta, dei meccanismi a livello neurale che sembra vadano ad alimentare veri e propri stati di "malattia". Si tratta del cosiddetto "effetto nocebo" (Häuser et al., 2012).

Capitolo 11
Valutazione del disturbo semantico-pragmatico

Letizia Sabbadini, Emanuela Leone Sciabolazza

Se la valutazione del DSL e della disprassia verbale parte dal presupposto di analizzare la produzione linguistica del bambino per procedere verso la "costruzione" di materiale formalmente corretto e funzionalmente efficace, la valutazione del disturbo semantico-pragmatico, pur avendo lo stesso fine, mira al processo inverso. In questo caso, infatti, ci si trova di fronte alla situazione opposta: la povertà linguistica lascia il passo a una confusionaria iperverbalità. Il linguaggio del bambino si dimostra qui caratterizzato da una serie di espressioni verbali sovrabbondanti, a volte di personale creazione e spesso inadeguate rispetto al contesto. La valutazione punta a comprendere la radice profonda di queste manifestazioni per raggiungere la vera essenza dell'atto comunicativo.

Si tratta, pertanto, di "destrutturare" le inesatte interpolazioni tra informazioni linguistiche e, prima di tutto, dare ordine e senso a queste ultime.

Partendo dal presupposto che nel bambino con disturbo semantico-pragmatico il problema si pone in maniera primaria nel versante funzionale della comunicazione, è possibile affermare che il deficit sia rintracciabile nell'errata decodifica del materiale linguistico che, prima ancora di essere prodotto in maniera inadeguata, viene compreso frammentariamente.

Il primo obiettivo della valutazione, in questo senso, al di là delle batterie valutative di cui potersi avvalere, deve puntare ad analizzare cosa, quanto, e come comprende il bambino, sia da un punto di vista semantico e concettuale che da quello pragmatico.

Come Levi sottolinea in un suo lavoro (2009): "non è importante sapere soltanto quanti fonemi un bambino produce, ma quanti ne usa e come li combina per variare l'intelligibilità delle sue parole; non è importante sapere soltanto quante parole un bambino possiede, ma quante ne sa rievocare in contesti diversi; non è importante sapere soltanto quante frasi un bambino produce e quale lunghezza hanno queste frasi, ma come queste frasi e questa lunghezza si modificano rispetto alle funzioni linguistiche attivate".

In questo senso, uno dei primi step da compiere è procedere con una valutazione delle abilità semantiche, che deve tenere conto tanto di abilità cognitivo-concettuali che di abilità comunicativo-linguistiche. Va infatti sottolineato che, in quest'area, due

L. Sabbadini, *Disturbi specifici del linguaggio, disprassie e funzioni esecutive*
DOI: 10.1007/978-88-470-5349-6_11, © Springer-Verlag Italia 2013

sono le componenti da analizzare: quella concettuale (*funzione cognitiva*) e quella semantica (*funzione comunicativa*).

Per fare questo, è importante verificare la capacità del bambino di sapere categorizzare diverse etichette lessicali all'interno di classi (verificando i criteri di categorizzazione adottati attraverso l'esplicitazione delle scelte operate); è importante analizzare la capacità di contestualizzare termini (es. semaforo-strada) e di sapere definire concetti (es. spiegami che cosa è un cane); è importante comprendere l'apporto della memoria semantica nel mantenimento e nel recupero delle etichette lessicali.

Relativamente a queste ultime, come detto sopra, la ricerca ha recentemente messo in evidenza come lo sviluppo e il recupero lessicale subiscano anche l'influenza della ricchezza delle rappresentazioni semantiche. Per questo, è bene valutare l'ampiezza del vocabolario di base, la presenza/assenza di anomie, la facilità/difficoltà nel recuperare le etichette lessicali e la tipologia di aiuti di cui il bambino si avvale (aiuti fonologici o semantici).

A livello pragmatico, invece, è bene operare una valutazione che tenga conto di diversi livelli: livello linguistico, extralinguistico, paralinguistico e di contesto.

Per *canale linguistico* si intende la comprensione/produzione di atti comunicativi espressi esclusivamente attraverso una modalità verbale. In questo ambito devono essere analizzate l'abilità di sapere trarre inferenze su contenuti non esplicitati e la capacità di comprendere il significato assunto da particolari espressioni nell'interazione sociale (ironie, inganni, metafore).

Il canale *extralinguistico* si riferisce alla trasmissione di messaggi attraverso il solo utilizzo di gesti, mimica, espressioni facciali in assenza di produzione verbale (in questo senso va verificato se il bambino è capace di comprendere/produrre un messaggio senza l'ausilio verbale); l'ambito *paralinguistico* indaga gli aspetti che solitamente accompagnano un atto comunicativo, come ad esempio la prosodia (in questo ambito bisogna valutare, tra le altre cose, l'abilità di operare con diverse tipologie di enunciati – affermazioni, domande, comandi – verificando se il bambino è in grado di distinguerne la valenza); il livello di *contesto* analizza in quali situazioni certi atti comunicativi possono essere espressi o meno (in questo caso si fa riferimento alla capacità di comprendere e rispettare la struttura dialogica in una comunicazione nonché di adeguare la pertinenza delle proprie espressioni in virtù del contesto sociale nel quale ci si trova).

In questo ambito, va considerata attentamente la capacità di riconoscere le emozioni e farne corrispondere un adeguato comportamento. In alcuni casi non è da escludere una valutazione e un supporto psicologico mirato e specifico, atto a sviluppare una maggiore capacità di decodifica e interpretazione della realtà anche da un punto di vista emozionale e comportamentale.

Strettamente legate alle abilità pragmatiche e semantiche, poi, ci sono le abilità narrative. Queste ultime, infatti, presuppongono la comprensione di rapporti logici e sequenziali di tipo temporo-spaziali e causali, il riconoscimento di stati emotivi altrui, l'attribuzione di significato a specifiche espressioni linguistiche e l'individuazione di una pertinenza tra le varie situazioni.

Relativamente a questo ambito, a seconda dell'età, è importante comprendere quanto e come le competenze narrative possano essere inficiate a livello orale e a livello scritto. Si può chiedere, quindi, al bambino, dopo avere registrato la sua narrazione, di provare a riformulare quanto detto in maniera scritta.

In questo senso, nonostante la valutazione dell'abilità narrativa sia già, in parte, in grado di delineare un quadro delle abilità morfologiche e morfosintattiche del bambino, si ritiene comunque imprescindibile prevedere una specifica valutazione anche su questo fronte. È frequente infatti, nei bambini con disturbo semantico-pragmatico, riscontrare una difficoltà notevole nel comprendere, e dunque nel riprodurre, strutture frasali complesse o non immediatamente deducibili dal contesto.

Un'analisi più approfondita delle competenze suddette è, quindi, un dato importante da considerare nel comprendere l'interdipendenza esistente tra piani comunicativi formali e funzionali.

Solo dando per assunto questo rapporto inscindibile tra piani linguistici differenti, peraltro, è possibile interpretare una delle discriminati principali nella diagnosi differenziale tra il disturbo semantico-pragmatico appartenente alla sfera dei DSL e il disturbo semantico-pragmatico enucleabile all'interno dello spettro autistico.

Una differenza spiccata tra le due entità diagnostiche, infatti, si riscontra nell'ambito della teoria della mente. La ragione delle possibili cadute in questa sfera, infatti, per un bambino DSL semantico-pragmatico andrebbe ricercata nella difficoltà che questo riscontra nell'interpretazione del messaggio in entrata e non in un deficit di intersoggettività postulato per i bambini autistici.

A favore di questa tesi, Miller nel 2001 riporta che la performance dei bambini con disturbi specifici di linguaggio è significativamente più bassa rispetto alla media quando le domande linguistiche relative ai compiti sulla teoria della mente sono elevate ma, d'altro canto, riscontra che lo stesso gap si dissipa quando le domande linguistiche vengono ridotte (Miller et al., 2001).

È necessario quindi stare attenti a non confondere le diverse motivazioni che possono sottostare a un simile, apparente, fenotipo comunicativo, in quanto, in questo caso, non vanno sottovalutate le profonde interpolazioni tra piani linguistici differenti.

A tal proposito, al di là delle specifiche cadute che ci si attende in determinati ambiti, è sempre bene fare una valutazione globale di tutte le competenze linguistiche. Nonostante, infatti, non si riscontrino solitamente difficoltà di tipo procedurale e meccanico, è importante comprendere l'apporto e l'influenza che ciascuna competenza ha sull'altra.

Si rilevi, inoltre, che la difficoltà nel comprendere concetti logici e astratti può avere una ricaduta anche sul fronte logico-matematico, con una particolare compromissione nell'area della semantica del numero. Si consiglia, pertanto, un'indagine più approfondita anche in questo ambito.

In ultimo, data la teoria precedentemente illustrata, è necessario non trascurare nella valutazione globale del bambino l'ambito delle FE e degli aspetti motorio-prassici, che possono essere compromessi in modi e con intensità molto differenti.

È necessario analizzare con attenzione le abilità attentive del bambino e comprendere i dati in maniera puntuale: è possibile, infatti, incorrere nell'errore di attribuire, a causa di difficoltà attentive, problematiche di tipo semantico-pragmatico a bambini privi di queste specifiche cadute sul piano funzionale.

Nell'analisi delle funzioni esecutive, inoltre, si consiglia di proporre compiti non richiedenti l'utilizzo del linguaggio verbale, cercando così di eliminare, nel caso di un DSL semantico-pragmatico, una variabile notevolmente interferente.

Si sottolinea, tuttavia, che la valutazione delle specifiche FE è ancora oggi poco chiara, in quanto nella clinica si utilizzano strumenti che non sono in grado di isolare le singole componenti all'interno delle funzioni esecutive (es. nella Torre di Londra la pianificazione non è l'unica delle variabili intervenienti).

Nel disturbo semantico-pragmatico, quindi, per quanto si sostenga la possibile compresenza delle cadute sul fronte inibitorio, della pianificazione e di *problem-solving*, nonché della memoria semantica, non è ad oggi possibile determinare il peso delle singole componenti.

Per quanto riguarda l' ambito motorio-prassico, invece, è necessario interrogarsi sulle capacità propriocettive del bambino e chiedersi come il bambino percepisce e utilizza il proprio corpo e le abilità motorie all'interno di un contesto, come interpreta le proprie azioni in virtù delle relazioni con l'altro e come è in grado di organizzarsi rispetto alle attività della vita quotidiana.

In questo senso, è importante verificare che il bambino, in relazione all'età cronologica di appartenenza, sia in grado di concepire e finalizzare i propri atti motori verso uno scopo preciso nella relazione con l'altro.

Si consiglia di indagare, pertanto, sia le abilità prassiche che gli schemi di movimento.

Non bisogna poi tralasciare la rilevazione del quoziente intellettivo del bambino: criterio necessario per la definizione diagnostica e dato di partenza per impostare il progetto terapeutico.

A livello qualitativo, infine, è necessario integrare le informazioni ricavate dalla suddetta valutazione con i dati raccolti da un attento colloquio con i genitori.

Risulta infatti ormai chiaro che, più che mai, la valutazione di questo disturbo non può essere prettamente e rigidamente strutturale, ma deve essere in grado di mettere insieme più criteri di indagine tra cui, tra gli altri, il contesto socio-culturale di appartenenza e il livello di istruzione posseduto da chi interagisce con il bambino.

Nella Tabella 11.1 sono elencati alcuni dei test di possibile applicazione nella rilevazione delle competenze di tipo semantico e pragmatico.

Relativamente alla valutazione delle ulteriori competenze sopra menzionate si fa invece riferimento agli strumenti solitamente utilizzati nella pratica clinica.

Si consiglia tuttavia di considerare che, qualora si tratti di un disturbo semantico-pragmatico, in alcune prove il bambino potrebbe non eseguire correttamente la richiesta fattagli a causa di un'erronea interpretazione del comando o di un inadeguato reperimento lessicale.

Tabella 11.1. Valutazione del DSL semantico-pragmatico

Area linguistica	Aspetto indagato	Test di riferimento	Età
Semantica	Contestualizzazione Categorizzazione Memoria di parole Descrizione di parole	Test VCS (Valutazione dello sviluppo concettuale e semantico in età prescolare) (Belacchi et al., 2010)	3-5 anni
	Questionario informativo	Communication Children's Checklist (CCC)	4-16 anni
	Interferenze tra lessico e sottocomponenti linguistiche e tra lessico e sistema cognitivo	TNL (Test neuropsicologico lessicale per l'età evolutiva) (Cossu, 2013)	3-9 anni
Pragmatica	Questionario informativo	Communication Children's Checklist (CCC)	4-16 anni
	Comprensione di messaggi metaforici e impliciti nonché della struttura dialogica in una comunicazione; capacità di comprendere e far proprio il significato assunto da particolari espressioni nell'interazione sociale	Medea – Abilità pragmatiche nel linguaggio (APL) (Lorusso, 2009)	5- 14 anni
	Produzione di messaggi informativi e comprensione di messaggi adeguati o inadeguati	Prova di comunicazione referenziale (PCR) (Camaioni et al., 1995)	I-V elementare
	Superare la decodifica letterale a favore di quella metaforica	Prove di valutazione della comprensione metalinguistica (PVCM) (Rustioni et al., 2010)	8-11 anni

Capitolo 12
La terapia del disturbo semantico-pragmatico

Letizia Sabbadini, Emanuela Leone Sciabolazza

La terapia del disturbo semantico-pragmatico è intrinsecamente correlata alle osservazioni rilevate durante la valutazione. Il motivo è duplice: se, da un parte, le attività proposte in terapia devono essere pensate in relazione alle aree di debolezza evidenziatesi nel momento valutativo, dall'altra, mai come in questo caso, solo in terapia sarà possibile riscontrare alcuni dati importanti (es. la componente non verbale dei messaggi comunicativi) per la modificazione e l'arricchimento dell'iniziale diagnosi. Diagnosi che, una volta riformulata, necessiterà dell'ideazione e della messa a punto di un nuovo progetto terapeutico, capace di fare fronte alle continue evoluzioni che il percorso clinico metterà in luce.

Quella tra terapia e valutazione, pertanto, è una profonda interdipendenza ed è solamente dall'attenta analisi di questo interscambio che sarà possibile attuare una riabilitazione mirata ed efficace.

Da un punto di vista linguistico, è bene che le proposte terapeutiche si focalizzino in maniera prioritaria sull'abilità di comprensione del bambino e che si spingano sul versante produttivo in maniera profondamente legata agli aspetti recettivi.

Come ricorda infatti Levi in un suo recente lavoro (2009): "l'apprendimento linguistico non nasce tanto dall'interazione tra la produzione verbale dell'adulto e la produzione verbale del bambino quanto nell'interazione verbale tra le due comprensioni verbali, quella del bambino e quella dell'adulto. [...] L'interazione tra produzione verbale e comprensione verbale del bambino, pertanto, risulta possibile per mezzo di processi di comprensibilità reciproca, ovvero per via dei meccanismi di aggiustamento verbale che vengono messi in atto per farsi comprendere durante la comunicazione".

Si rilevi quindi il ruolo chiave, nella comunicazione, dell'interpretazione dei significati linguistici e l'importanza di lavorare primariamente sullo sviluppo concettuale e semantico, con lo scopo di aiutare il bambino a costruire e riorganizzare a livello mentale la propria rete di connessioni (network semantico). La riabilitazione di tipo semantico deve sempre essere improntata su un approccio che in contemporanea lavori sia sul concetto che sul significato e che, in merito a quest'ultimo, si incentri tanto sui nodi della rete semantica (che rappresentano le classi di oggetti, oggetti individuali,

L. Sabbadini, *Disturbi specifici del linguaggio, disprassie e funzioni esecutive*
DOI: 10.1007/978-88-470-5349-6_12, © Springer-Verlag Italia 2013

situazioni o eventi) quanto sugli archi (che esprimono invece le relazioni fra le entità rappresentate dai nodi).

Non solo, è bene ricordare che, se a livello cognitivo il concetto rappresenta il nucleo del significato (quindi la sua denotazione), in pratica il significato comprende anche aspetti più soggettivi (connotazione) il cui valore può essere socialmente condiviso (connotazione culturale) o del tutto personale (connotazione personale).

Per questo, la terapia non può basarsi su compiti rigidi e schematici ma deve più che altro insegnare al bambino come riflettere metacognitivamente e flessibilmente sulla realtà, fornendogli strumenti di analisi e codici di interpretazione del mondo circostante.

In questo senso, è bene improntare attività che generino e incitino la capacità di trarre inferenze semantiche, indipendentemente dallo stimolo dato e dalla modalità presentata.

Concretamente, comunque, i campi specifici di lavoro vanno decisi in virtù dei risultati emersi da un'attenta valutazione e le proposte terapeutiche vanno improntate a fronte delle caratteristiche particolari del singolo caso clinico.

Dato per assunto, quindi, che un piano di intervento non possa mai essere applicato in modo standard per ogni bambino, verranno di seguito elencate proposte di attività relativamente a tutte le possibili aree compromesse in questo disturbo, ribadendo l'importanza di personalizzare ogni intervento (in virtù dell'età del bambino e della storia clinica) e sottolineando che l'intensità e la compresenza delle difficoltà menzionate possono avere manifestazioni molto variabili da bambino a bambino.

Qualora la valutazione abbia messo in luce una carenza nell'abilità di categorizzazione, due saranno i principali obiettivi da raggiungere:

*   capacità di costruire e utilizzare categorie;
*   capacità di applicare criteri di raggruppamento in maniera flessibile e contestuale.

Tra le possibili attività, atte allo sviluppo di tali competenze, si propone:

*   "trova l'intruso": - viene richiesto al bambino di scegliere, tra una serie di parole o immagini, quella che non sta bene con le altre e di motivarne la scelta. La difficoltà può essere modulata in virtù del criterio di classificazione prescelto;
*   "vagone carico, carico di...": viene selezionata una categoria semantica e si chiede al bambino di pensare, o di scegliere tra alcune alternative, parole o immagini che possono fare parte di quella data categoria;
*   il gioco degli insiemi: si allena il bambino a concepire il significato di insieme e lo si spinge alla riflessione sui sottoinsiemi e sull'intersezione tra insiemi.

Si ritiene, inoltre, importante allenare il bambino alla categorizzazione su due diversi livelli:

1. *livello orizzontale*, i cui nessi vengono stabiliti tra esemplari dello stesso livello gerarchico (es. cane-gatto);
2. *livello verticale*, i cui nessi si instaurano tra diversi livelli gerarchici. Si tratta del livello superordinato (es. cane → animale) e del livello subordinato (es. cane → dalmata).

Se il problema semantico si esprime a livello della contestualizzazione, è importante aiutare il bambino a stabilire legami associativi tra oggetti e contesti, proponendo attività quali:

- "trova il posto giusto": si chiede al bambino di trovare il luogo adatto nel quale collocare un dato stimolo target. La difficoltà del compito può essere calibrata in vario modo, tramite:
  - il numero di alternative proposte;
  - la tipologia di alternative proposte (es. scegliere se il coccodrillo va nel mare o nel fiume);
  - la presenza/assenza di materiale concreto;
- "cosa c'è che non va?"; si presenta al bambino un'immagine di una stanza (es. un bagno, una cucina, una classe) e gli si chiede di individuare tutti gli oggetti che non c'entrano nulla in quel contesto (es. una mela nel bagno, uno spazzolino in cucina);
- "a chi appartiene?": si propongono al bambino due o più titoli di storie, insieme ad alcuni stimoli verbali o figurati. Il compito del bambino è quello di riuscire associare lo stimolo dato al titolo adeguato (es. titolo della prima storia "Il gatto e il cane", titolo della seconda storia "La mamma e il papà", il bambino deve essere in grado di associare tutte le parole e/o immagini relative al mondo felino e canino al titolo della prima storia e tutti gli stimoli relativi al mondo umano al secondo titolo).

Laddove le difficoltà semantiche si rivelassero nell'abilità definitoria, invece, si dovrebbe partire dalla descrizione di figure, situazioni e persone improntando un lavoro inizialmente molto concreto, con lo scopo di muoversi nel tempo su un piano sempre più astratto. Per rendere accattivante questo tipo di proposte, è possibile improntare attività sulla scia del gioco "Indovina chi", fornendo terapista e bambino delle stesse immagini e chiedendo al bambino di fare indovinare al terapista un'immagine prescelta, attraverso la descrizione della stessa.

I cruciverba risultano un'alternativa interessante.

Per quanto riguarda la memoria semantica, bisogna tenere in considerazione che, se un bambino dimostra problemi in quest'area, la difficoltà si pone nella strutturazione delle categorie semantiche e dei campi semici. In questo senso, l'approccio terapeutico dovrà focalizzarsi sulla costruzione concettuale delle etichette lessicali attraverso l'esposizione alle informazioni percettive, funzionali e di relazione. Per esempio, per l'oggetto martello:

- informazioni percettive sugli oggetti (oggetto lungo);
- informazioni sulle funzioni degli oggetti (serve per battere colpi);
- informazioni sulle relazioni tra gli oggetti (si usa con i chiodi).

Una delle possibili attività da proporre in questo campo è il riconoscimento dell'oggetto in assenza di categorie preliminarmente date: il bambino viene bendato e gli viene chiesto di analizzare un dato stimolo attraverso la sola percezione tattile. Inizialmente, il processo di individuazione può e deve essere guidato dall'adulto sia in termini di esplorazione e manipolazione spaziale dell'oggetto, sia favorendo la riflessione sui tratti semantici in esame (es. l'oggetto che stai toccando è grande o piccolo?).

Qualora il bambino non si dimostri capace, attraverso questi aiuti, di costruirsi un'immagine mentale adeguata, lo si può sbendare e gli si può chiedere di provare a disegnare i contorni di quanto toccato fino a quel momento (se il bambino dovesse avere problemi di grafo-motricità, l'adulto può disegnare su comando del bambino). In questo modo, attraverso una rappresentazione più concreta, l'adulto ha modo di ragionare insieme al bambino sullo stimolo raffigurato e di poter guidare così la riflessione sull'oggetto in questione.

Indipendentemente dall'area analizzata, tuttavia, le attività finora proposte hanno il profondo obiettivo di sviluppare abilità cognitivo-concettuali, il cui corrispettivo lessicale ne rappresenta la veste sociale.

Per questo, il lavoro di tipo semantico deve poter essere svolto parallelamente a quello lessicale, puntando all'ampliamento del vocabolario e alla comprensione delle relazioni esistenti tra le diverse etichette lessicali.

Nello specifico, se per l'ampliamento del vocabolario si può esporre il bambino a una serie di parole nuove (a partire da quelle più funzionali per la sua vita concreta), facendo uso, tra l'altro, di un vocabolario illustrato, relativamente alle relazioni lessicali una delle proposte è quella di lavorare con i concetti di sinonimia e contrarietà.

La concretezza delle proposte è la prima chiave di accesso.

Se un bambino, per esempio, non riesce a reperire la parola designante il contrario di "veloce", gli si può chiedere di correre velocemente per la stanza e di fare successivamente il contrario. In questo modo il bambino non solo avrà più facilità nel comprendere cosa voglia dire la parola "contrario" e a che cosa possa riferirsi in quello specifico contesto, ma avrà anche la possibilità di marcare quell'etichetta lessicale tramite l'associazione con un'esperienza vissuta.

Bisogna tenere presente, tuttavia, che non basta riuscire a reperire una data etichetta lessicale una volta per considerarla appresa e consolidata. È importante, nel corso delle terapie, dedicare uno spazio alla reiterazione dei contrari o dei sinonimi acquisiti, attraverso varie modalità. Una di queste è quella di chiedere al bambino di inventare una frase utilizzando una o più etichette lessicali acquisite e proporre successivamente un'altra frase atta a rinforzare o ribaltare la significatività della data parola in virtù del contesto frasale nel quale viene utilizzata. In concreto, una volta richiesto al bambino di inventare una frase contenente una data parola (es. cavallo – Oggi sono andato a cavallo), si può esporre il bambino a una frase speculare (es. Ieri ho visto un cavallo bellissimo) o può essere proposta una frase volta ad ampliare l'ambito di applicazione di tale parola (es. Sono andato a cavallo di una moto). È chiaro che quest'ultima possibilità non è un punto di partenza bensì un punto di arrivo lungo il percorso, nel quale sarà poi possibile lavorare sulla disambiguazione di frasi, sulla comprensione delle metafore, sul significato delle espressioni idiomatiche.

Un'altra importante attività consiste nel saper trarre inferenze lessicali, ponendo il bambino nella condizione di desumere l'etichetta lessicale in virtù del contesto e della relazione con le altre parole.

Relativamente agli aspetti pragmatici, è importante proporre attività specifiche. Nella fattispecie, risultano di considerevole aiuto le schede "Confronta e scopri l'assurdo",

"Identifica le emozioni" e "Dall'empatia all'azione" del metodo Feurstein, nonché la drammatizzazione di situazioni nelle quali il bambino deve comprendere come e cosa rispondere in turni conversazionali.

La capacità di teatralizzazione di un evento, tuttavia, richiede capacità metacognitive piuttosto alte, pertanto in un primo momento si possono proporre al bambino attività nelle quali egli non venga coinvolto in prima persona ma debba piuttosto analizzare, da spettatore, situazioni filmate in un video o drammatizzate da altre persone.

Tenendo comunque presente che i canali implicati nella competenza pragmatica sono diversi, è bene canalizzare l'attenzione su ciascuno singolarmente, graduando l'intervento secondo un iter pensato per aree. Il percorso prevede quindi un'iniziale settorializzazione delle competenze:

- *canale linguistico* (viene richiesto al bambino di comprendere l'interazione linguistica tra due interagenti la cui comunicazione avviene in assenza di particolari movenze fisiche);
- *canale extralinguistico* (comprensione degli scambi comunicativi tra due persone, in assenza di comunicazione verbale);
- *canale paralinguistico* (si possono far sentire al bambino delle voci parlanti una lingua sconosciuta e chiedergli di indovinare l'intenzione comunicativa del parlante, analizzando i soli aspetti prosodici della voce);
- *canale di contesto* (si chiede al bambino di valutare l'appropriatezza di comportamento o di espressione linguistica in una data situazione).

Una volta acquisita la competenza di analisi delle singole aree, sarà possibile interpolare più di un canale insieme.

Particolare attenzione va rivolta all'ambito delle emozioni, le quali possono essere erroneamente decodificate a causa di un'interpretazione sbagliata delle situazioni. In questo ambito, peraltro, vanno considerate attività di gruppo nelle quali il bambino possa sperimentarsi attore comunicativo con i suoi pari e al di fuori del contesto mediato uno a uno.

In ultimo, per quanto riguarda le abilità morfologiche, morfosintattiche e narrative, al di là delle singole aree risultate deficitarie dalla valutazione, sarà importante soffermare l'attenzione sugli aspetti più squisitamente astratti della struttura frasale nonché sulla relazione di interdipendenza tra le frasi stesse. Il lavoro, anche in questo caso, non può prescindere da un iniziale e costante utilizzo di materiale concreto, ben strutturato e capace di consentire utilizzi flessibili.

In particolare, rispetto alla morfologia tale materiale deve potere costituire un repertorio abbastanza ampio per garantire variabilità e contesti differenti.

Es. ⌒ = nel

La bimba mette i fiori ⌒ vaso

Il bimbo nasconde la palla ⌒ ripostiglio

Di funzionale utilizzo sono le schede "Orientamento spaziale" del metodo Feuerstein e, in generale, tutte le attività che possano mettere il bambino in condizione di operare concretamente con gli elementi astratti della lingua. Alcune attività:
- chiedere al bambino di nascondere un oggetto in virtù delle indicazioni date (nella borsa, sul tavolo, vicino alla porta). I ruoli possono successivamente invertirsi, in questo caso l'adulto può volontariamente compiere degli errori, valutando così se il bambino è in grado di correggere o meno la performance erronea dell'adulto;
- costruire un percorso a ostacoli e bendare il bambino chiedendogli di raggiungere la meta dirigendosi di volta in volta nelle direzioni indicate dall'adulto (davanti, dietro). Vale quanto suddetto rispetto all'inversione dei ruoli;
- costruire un dado sulle cui facce siano raffigurati i simboli corrispondenti a date locuzioni preposizionali (es. ↷ = nel) e, una volta lanciato il dado, chiedere al bambino di inventare una frase nella quale sia contenuta la preposizione impropria rappresentata sulla faccia del dado. Se si vuole invece lavorare in comprensione, una volta decisa (attraverso il lancio del dado) la locuzione preposizionale in questione, si può chiedere al bambino di scegliere (tra una serie di alternative) l'immagine o la frase corrispettiva.

Per quanto riguarda la morfosintassi, è importante aiutare il bambino a comprendere le relazioni che le diverse preposizioni possono intessere tra di loro (relazioni di tipo temporale, causale, ecc.). Possono essere proposti al bambino:
- compiti in cui debba riconoscere o ideare relazioni di causa-effetto (es. La bambina piange – chiedere al bambino di fornire una spiegazione plausibile della tristezza della bambina). L'attività può inizialmente essere svolta su scelta multipla;
- compiti in cui venga richiesto di individuare relazioni di tipo temporale (es. La bambina si è messa il pigiama – chiedere al bambino di ipotizzare cosa possa fare la bambina *dopo* essersi messa il pigiama). Vale quanto suddetto per la scelta multipla;
- compiti in cui si debbano riconoscere contemporaneamente due relazioni (es. La bambina ha in mano un fiore – chiedere al bambino di spiegare cosa possa essere successo prima e cosa potrà succedere dopo). Il compito è piuttosto complesso e può essere svolto solo in un momento più avanzato della terapia; tuttavia, anche la presentazione di quest'attività può essere inizialmente graduata tramite l'utilizzo di materiale figurato.

Relativamente alle abilità narrative, si consiglia un intenso lavoro sulle storie in sequenza.

Con queste ultime, oltre al riordino e al racconto, è importante, nel tempo, condurre il bambino a identificare le immagini o le parti della storia che, anche se tolte, non cambiano il significato della storia stessa e quelle che invece sono assolutamente indispensabili ai fini di una corretta comprensione della situazione data. Questo permette, tra l'altro, di non creare nella mente del bambino modelli preordinati di storie, aiutandolo a concepire situazioni e connessioni di eventi in maniera flessibile e mutabile.

Non solo, è bene improntare un lavoro mirato sull'ascolto/lettura di storie, incrementando la capacità di comprendere significati impliciti, di creare collegamenti tra le varie parti del testo, di riuscire a categorizzare concetti, di narrare il significato generale del racconto.

Un compito importante, in questo campo è quello di mettere il bambino nelle condizioni di applicare le competenze acquisite sul piano semantico in ambito narrativo (es. La mamma ha messo a posto le forchette, i cucchiai, i coltelli – chiedere al bambino, a seconda dell'età, di trovare una frase alternativa e più concisa → La mamma ha messo a posto le posate). Tale abilità risulterà poi utile nella strutturazione dei riassunti.

La narrazione orale e scritta può essere anche sviluppata attraverso compiti in cui venga richiesto al bambino di costruire frasi o storie in virtù di relazioni semantiche da individuare tra elementi dati (es. bambina, torta, compleanno → La bambina ha mangiato una torta al suo compleanno).

L'ambito linguistico, tuttavia, non è il solo a potere essere colpito. È probabile, infatti, che si riscontrino difficoltà anche nell'area logico-matematica, per la quale è necessario lavorare sin dall'inizio sui concetti relativi alle grandezze, alle quantità, sui concetti insiti nelle quattro operazioni, nonché sulla significatività delle parole chiave. Possono essere proposte:
- attività nella quale il bambino debba sapere indicare quale sia maggiore tra uno stimolo percettivamente maggiore (pietra grande) ma quantitativamente minore (una) e uno stimolo percettivamente minore (pietre piccole) ma quantitativamente maggiore (due);
- lavoro sulla significatività delle quattro operazioni:
  - addizione = aggiungere;
  - sottrazione = togliere;
  - moltiplicazione = ripetere;
  - divisione = distribuire;
- lavoro sulla comprensione di parole chiave come ogni, ciascuno, tutti;
- schede "Dall'unità al gruppo" e "Organizzazione punti" del metodo Feuerstein.

Parallelamente all'intervento terapeutico sul fronte linguistico è importante procedere su quello delle funzioni esecutive. Nonostante molte delle attività proposte finora hanno richiesto in maniera implicita l'apporto delle FE, in questo ambito, è comunque importante lavorare in maniera più specifica e settoriale.

L'inibizione, per esempio, risulta essere una delle funzioni principali da rafforzare in questi tipi di bambini. Relativamente a questa, per esempio, si può chiedere al bambino di:
- inibire stimoli sonori o visivi (un gioco possibile, in questo senso, è quello di chiedere al bambino di saltare solamente all'udire di un determinato numero. Ponendo, per esempio, che il numero in questione sia il "tre", l'obiettivo è quello di mettere il bambino nella condizione di dovere inibire parole/non-parole fonologicamente simili a quella target o dall'intonazione incalzante (es. uno–due–tro; uno–due–cinque!) e di muoversi solamente una volta individuata la parola target;

- svolgere compiti sulla tipologia utilizzata dal test di Stroop (se il bambino legge senza difficoltà);
- operare categorizzazioni inverse (il bambino viene esposto a una presentazione casuale degli stimoli e gli si chiede di collocare l'oggetto in questione nella categoria inversa alla propria; es. mettere tutti gli oggetti rossi nella scatola blu e tutti gli oggetti blu nella scatola rossa). Dato che questa tipologia di bambino può avere difficoltà nell'ambito categoriale, tale proposta può essere fatta solo in un momento avanzato della terapia o se le due categorie prescelte sono, per il bambino, stabili e inconfondibili;
- fare l'opposto della richiesta data (su un foglio vengono disegnate coppie di palline: una grande e una piccola. Se si chiede al bambino di cancellare la palla piccola, lui deve cancellare la palla grande e viceversa); ○ ⊗
- inibizione di frasi e comportamenti non pertinenti.

In relazione all'abilità di *problem-solving*, un'attività importante è quella di rafforzare la capacità di ipotizzare possibili soluzioni in relazione a una situazione sociale data (es. Al papà si rompe la macchina per strada. Cosa può fare?). L'attività può essere svolta tramite una storia o un'immagine e deve essere proposta, almeno per un primo periodo, tramite una scelta multipla (il numero delle alternative varia a seconda della capacità del bambino di gestire più variabili contemporaneamente). In questo senso, è importante fare attenzione alla verosimiglianza delle alternative proposte. In un primo momento, infatti, nella scelta multipla, deve esistere una sola e chiara soluzione mentre ogni altro finale proposto deve essere il più distante possibile dalla storia in questione, in maniera tale da non creare ambiguità nella scelta (l'obiettivo, in questa fase, è quello di mettere in luce con il bambino le relazioni implicite tra situazioni e la relazione di causa-effetto). Con il passare del tempo invece, è importante aumentare la difficoltà di scelta tra le possibili soluzioni, creando minime differenze tra queste, fino al punto di richiedere al bambino di formulare autonomamente una possibile risposta adeguata. In questo caso, l'obiettivo non sarà più quello di individuare solamente la risposta più verosimile ma di pianificare in maniera flessibile e indipendente una soluzione corretta, inibendo tutte le altre possibili alternative.

Il lavoro può essere svolto anche in ambito logico-matematico, proponendo quesiti di tipo logico o attività come il sudoku, strutturato non con i numeri ma con i colori.

In questo campo, è utile ricorrere all'aiuto familiare chiedendo ai genitori di mettere il bambino, nella sua quotidianità, nella condizione di risolvere piccole situazioni critiche (es. Fuori piove – Ora come facciamo per uscire?).

Relativamente all'abilità di pianificazione il bambino può essere esposto a giochi come:

- torre di Hanoi;
- tangram;
- forza quattro;
- tris;
- percorsi motori con compiti cognitivi (arrivare alla meta senza passare per determinati punti);
- labirinti.

Da ultimo, è importante aumentare la soglia attentiva del bambino, proponendo esercizi di attenzione selettiva, simultanea e prolungata secondo un preciso piano di intervento.

Alcune delle attività proponibili sono:

• richiedere al bambino di portare a termine un compito durante l'esposizione di stimoli esterni appositamente distraenti;

• mettere il bambino nella condizione di svolgere due attività contemporaneamente (riordinare degli oggetti secondo un preciso ordine mentre risponde a delle domande);

• chiedere al bambino di trovare, per un lungo tempo, tutti i cerchi disegnati in un foglio percettivamente affollato da altri stimoli visivi).

Non va dimenticato, infine, il lavoro relativo agli aspetti motorio-prassici, che potrebbero essere compromessi.

Secondo la nostra esperienza clinica e alcuni studi di ricerca che stiamo portando avanti, è frequente riscontrare in questi bambini la necessità di acquisire una maggiore consapevolezza del proprio corpo e delle conseguenze che questo può avere sull'ambiente, nonché di rafforzare l'abilità grafo-motoria, di motricità fine e degli schemi crociati, con lo scopo profondo di rendere il bambino autonomo e protagonista delle attività della sua vita quotidiana. È nostra opinione che un lavoro mirato in questo senso contribuisce a potenziare tutto il sistema delle FE e quindi le capacità cognitive e meta cognitive.

Si rilevi, comunque, che le difficoltà sul piano motorio-prassico sono quelle che, se opportunamente trattate, nel tempo riescono a dare ottimi risultati. Relativamente agli esempi di terapia, si rimanda agli esercizi proposti nell'appendice del Test per le abilità prassiche e della coordinazione motoria (APCM).

Inoltre, l'accortezza che si vuole qui sottolineare è l'importanza di coniugare in maniera puntuale l'intervento sulle abilità grafo-motorie e quello sulle competenze visuo-spaziali.

Il percorso finora menzionato deve essere interpretato alla luce dell'età di riferimento del bambino. È necessario, infatti, sottolineare la differenza tra un bambino prescolare e uno scolare, il cui percorso terapeutico divergerà solo relativamente alla gradualità e alla difficoltà delle proposte. Relativamente ai bambini scolari, infatti, è bene ricordare che tutte le attività suddette dovranno essere finalizzate e mirate non solo alla vita quotidiana ma anche agli apprendimenti.

Rispetto a un riassunto, per esempio, risulta prioritario allenare il bambino a comprendere e identificare la gerarchia delle informazioni (pianificazione), i legami tra le notizie (inferenze), la capacità di associare un dato concetto a una categoria superordinata (categorizzazione). Relativamente alla logica e alla matematica, invece, è fondamentale che il bambino riesca a comprendere e rappresentarsi la situazione prefigurata dal testo di un problema e sia in possesso del significato intrinseco delle quattro operazioni.

Non va dimenticato, infatti che quello che, a livello prescolare, viene identificato come un DSL semantico pragmatico con deficit delle funzioni e esecutive e difficoltà motorio-prassiche, può tramutarsi, a livello scolare, in un DSA con le stesse caratteristiche.

Le principali indicazioni da tenere quindi presenti a scuola sono:
* garantire, per quanto possibile, un ambiente di lavoro tranquillo e ordinato, privo di elementi distraibili e provvisto di elementi concreti di riferimento;
* fornire regole chiare e semplici, utilizzando un linguaggio concreto e lento;
* ripetere una domanda o una consegna con altre parole, se il bambino non ha compreso;
* favorire la socializzazione attraverso lavori di gruppo guidati;
* spiegare i significati non letterali di alcune frasi e mediare le inferenze.

Per mediare il lavoro tra le abilità apprese in terapia e gli apprendimenti scolastici, potrebbe essere utile in questa fase prevedere l'inserimento della figura di un educatore professionale.

Lavorare con un disturbo di questo genere richiede infatti un approccio multisistemico e integrato, capace di fornire al bambino gli strumenti necessari per lavorare in maniera metacognitiva e non settoriale, coinvolgendo sia il contesto familiare che quello scolastico, senza i quali molto del lavoro verrebbe vanificato.

Capitolo 13
Valutazione e terapia di casi clinici nelle diverse tipologie dei DSL

Premessa
Letizia Sabbadini

I casi che verranno descritti a cura delle logopediste che li hanno in carico sono tutti seguiti in stretta collaborazione e con la supervisione della sottoscritta; nella esemplificazione dei diversi casi clinici si potrà notare come ogni terapista conduce in maniera personale e creativa il progetto di intervento, ma sarà anche evidente che vi è una metodologia di base condivisa, secondo i presupposti teorici di riferimento, che abbiamo discusso nel presente volume. Alcuni esercizi riportati potranno quindi essere simili, altre proposte e spunti terapeutici invece molto diversi e a volte "originali".

Essenziale sottolineare che il progetto di terapia nei casi di DSL (nelle varie accezioni e tipologie) si esplica in contemporanea sui tre ambiti dello sviluppo ritenuti strettamente correlati: funzioni linguistiche, aspetti motorio-prassici, FE e processi di autoregolazione e di controllo.

Rispetto alla valutazione verrà messo in evidenza, secondo la metodologia da noi usata, quanto sia importante eseguire in primis un'attenta raccolta anamnestica e considerare anche gli aspetti ambientali ed emotivo-relazionali, oltre che l'ambito comunicativo-linguistico.

Riteniamo inoltre necessario programmare delle valutazioni mirate, con l'utilizzo di strumenti specifici per le diverse fasce d'età, da effettuarsi in senso longitudinale, ovvero ripetute nel tempo, per poter definire una diagnosi che abbia come scopo primario l'individuazione di obiettivi chiari per un corretto progetto terapeutico e per un'ipotesi prognostica. È inoltre fondamentale procedere con molta cautela rispetto alla definizione del problema e iniziare sempre da un'ipotesi diagnostica che conceda di intervenire per il superamento dei deficit più invasivi e vistosi, monitorando come cambia il profilo del bambino durante il corso della terapia. Il confronto e la discussione sull'evoluzione del caso clinico sono essenziali per un buon esito dell'intervento.

In tutti i casi che verranno presentati sarà quindi messo in evidenza come si possa e si debba ammettere di ridefinire il quadro clinico di ciascun bambino via via che

L. Sabbadini, *Disturbi specifici del linguaggio, disprassie e funzioni esecutive*
DOI: 10.1007/978-88-470-5349-6_13, © Springer-Verlag Italia 2013

si modificano i sintomi e si evidenziano quindi le eterocronie nel corso dello sviluppo; in considerazione poi delle modificazioni elicitate verranno riorganizzati gli interventi terapeutici.

La scelta dei casi che verranno descritti vuole inoltre mettere in evidenza un altro aspetto che riteniamo importante sottolineare, ovvero l'estrema variabilità anche all'interno della stessa tipologia di DSL.

Infatti, all'interno della casistica dei DSL con DCM e componenti disprattiche avremo dei casi diversi uno dall'altro, sia rispetto alla diagnosi iniziale, che all'evoluzione dei sintomi e, quindi, degli obiettivi di terapia: il peso dell'incidenza, soprattutto, del deficit delle FE, oltre che delle funzioni motorio-prassiche, è un fattore sicuramente determinante per comprendere le differenze tra uno e l'altro.

Nei casi poi di disprassia verbale abbiamo voluto mettere in evidenza come cambia la modalità e durata dell'intervento (e anche la prognosi) se ci troviamo di fronte a una DVE senza segni di DAF o con DAF, soprattutto quando dovremo considerare le peculiarità presenti nel caso di una DVE con deficit labio-glosso-velare.

Infine, anche rispetto al DSL semantico pragmatico abbiamo scelto di descrivere due casi in cui l'evoluzione è stata diversa, anche rispetto al fatto che in un caso si è intervenuti in una fascia d'età inferiore rispetto all'altro, segnalato invece nell'ultimo anno della scuola dell'infanzia. Inoltre, nel secondo caso il deficit delle FE e le risorse cognitive (seppur nella norma) risultavano più basse del caso precedente, in cui la durata della terapia è stata più breve e con esito ottimale.

I nomi riportati nei casi clinici non corrispondono al nome reale dei bambini nel rispetto della privacy.

Casi clinici

Di tutti i casi clinici presentati di seguito sono disponibili online versioni più approfondite, scaricabili all'indirizzo http://extras.springer.com digitando il codice d'accesso 978-88-470-5348-9.

La trattazione è ulteriormente ampliata da diversi materiali multimediali aggiuntivi (video, slides, schede) che possono essere scaricati e utilizzati.

Per ampliare il repertorio di esercizi di terapia è possibile anche fare riferimento a L. Sabbadini, La disprassia in età evolutiva (2005) e a L. Sabbadini, G. Sabbadini, Guida alla riabilitazione neuropsicologica in età evolutiva (1996).

Giovanni
a cura di Maria Denisa Rondinelli

DSL con DSM, DCM e componenti disprattiche, lieve deficit delle FE.

> ### Raccolta anamnestica
> *Gravidanza*: normale
> *Parto*: 40ª settimana. Peso 3,270 kg
> *Familiarità per DSL*: la madre a 4 anni ha risolto spontaneamente un disordine fonologico
> *Sviluppo motorio*:
> * gattonamento: presente;
> * deambulazione: 12 mesi.
> *Sviluppo linguistico*:
> * lallazione: poco variegata;
> * produzione verbale a 24 mesi: meno di 50 parole.

Prima valutazione
Eseguita a 3,3 anni.
Comunicazione e linguaggio (questionario McArthur "Gesti e parole"):
* gesti comunicativi, giochi e *routines*, azioni con oggetti, gioco del far finta, sia imitando l'adulto che con l'uso di oggetti;
* 36 parole, di cui: 25 ascrivibili a suoni onomatopeici, 6 omofoni, 3 parole fonologicamente corrette e 2 parole idiosincratiche;
* ottimo livello di comprensione verbale.

Gioco simbolico: utilizzo adeguato dell'oggetto e una buona capacità di imitare alcuni script di gioco in sequenza.

Ambito motorio-prassico (protocollo APCM fascia 3–4,6 anni): difficoltà nell'equilibrio, sequenzialità, movimenti delle dita delle mani e gesti simbolici.

Comportamento: consapevolezza delle proprie difficoltà con atteggiamenti di "iperattività" e comportamento "caotico".

Progetto di terapia
Durante il corso dell'intervento è emersa l'importanza di potenziare l'ambito motorio rispetto allo sviluppo dell'espressione verbale e della competenza linguistica.

G., pur progredendo abbastanza rapidamente sul piano fonetico-fonologico (da sottolineare che non ci sono mai stati problemi di coarticolazione), ha avuto bisogno di continui rinforzi, mirati oltre che alla corretta strutturazione della parola, alla fluidità e rapidità con cui i movimenti riguardanti l'apparato fonoarticolatorio devono essere prodotti. Questa caratteristica sul piano linguistico si è evidenziata anche sul piano motorio, in particolare nell'opposizione e sequenzialità delle dita delle mani, oltre che nella coordinazione armonica e rapida degli schemi alternati e crociati e nelle abilità sequenziali che erano carenti sia negli aspetti motori in generale, che rispetto all'ambito grosso motorio e della motricità fine.

Conclusioni

Giovanni è stato seguito fino alla fine della scuola materna, anche per impostare il lavoro di approccio alla letto-scrittura, che in questi casi riteniamo debba seguire lo schema analitico-sillabico. Si voleva inoltre verificare che anche le competenze grafo-motorie di base fossero correttamente acquisite per non avere problemi rispetto alle abilità grafiche che il bambino avrebbe affrontato in prima elementare. Terminata la terapia sono stati programmati controlli periodici: l'inserimento nella scuola dell'obbligo e il percorso scolastico è quindi avvenuto senza alcuna difficoltà.

Thomas
a cura di Chiara Caligari

Da DGS a ADHD, poi DSL con DSM, DCM e componenti disprattiche, deficit delle FE.

Raccolta anamnestica

Gravidanza: normale

Parto: cesareo a termine, Apgar 9/10

Subito dopo il parto viene messo in incubatrice per anomalie nella frequenza del battito cardiaco. A 40 gg ricovero per 5 gg in terapia intensiva per presenza di liquido amniotico nei polmoni. Fino ai 3 mesi il bambino soffre di attacchi di asma. A 3 mesi nuovo ricovero: reflusso gastro-esofageo. Rimane tendenza a catarro tubarico. Asma bronchiale. Iperselettività del cibo, inappetenza.

Familiarità per DSL: disturbi del linguaggio (zio materno); disordine fonologico (sorella)

Sviluppo motorio:

- gattonamento: assente;
- deambulazione: 14 mesi.

Sviluppo linguistico:

- lallazione: 12 mesi;
- produzione verbale a 30 mesi: meno di 10 parole.

Prima valutazione

T. effettua la prima valutazione a 30 mesi.

Comunicazione e linguaggio: completamente idiosincratico, stereotipato, ripetitivo, permeato dalla presenza di pochi fonemi, articolati in poche strutture rigide, senza alcuna aderenza al contesto e all'interazione. La produzione era continua, senza pause, con variazioni negli schemi prosodici, ma comunque ripetitivi. Non c'era alternanza dei turni, ma sovrapposizione. Assente la gestualità, sia deittica che referenziale. Comprensione totalmente deficitaria, anche quella fortemente contestualizzata, nemmeno se enfatizzata a livello prosodico e gestuale.

Gioco simbolico: il gioco in autonomia era inizialmente totalmente assente. Il gioco con l'adulto prevalentemente corporeo del tipo cavalluccio, "acchiapparella", "vola vola". L'interazione con gli oggetti era accidentale. Non era in grado di organizzare nessun gioco, nemmeno su copia, né per brevi sequenze. Non era presente l'uso funzionale dell'oggetto.

Ambito motorio-prassico: la motricità era caotica e afinalistica, a tratti stereotipata e ripetitiva. Era presente sfarfallio delle mani che accompagnava la produzione vocale (vocalizzi e gergolalie).

Presente anche un gesto ripetitivo che è durato a lungo, ovvero toccarsi l'orecchio, strusciando ripetutamente le dita su di esso.

Inizialmente si decide di mantenere l'attenzione su i tre sintomi prevalenti, senza confermare una diagnosi, essendo presente ritardo di linguaggio, ADHD, ADD e dispras-sia, ipotizzando che T. si trovi nel punto di intersezione tra i tre disturbi, con l'obiet-tivo futuro di spostare l'accento maggiormente su di una di esse e/o di considerare come possibile l'ipotesi DGS.

Dopo un anno di terapia: età 4 anni

Il lavoro di terapia è stato impostato sin dall'inizio in contemporanea su tutti gli ambi-ti deficitari e dopo poco più di un anno sono stati raggiunti notevoli miglioramenti.

È comparsa una produzione verbale con deficit fonetico-fonologico e morfo-sintattico, ma con una buona comprensione sia contestuale che morfosintattica. Si è arricchito il vocabolario e sul piano motorio c'è stato un miglioramento sia rispet-to agli schemi di movimento che alle abilità prassiche. Importante il fatto che si è ridotto notevolmente il disturbo di attenzione e iperattività e, soprattutto, si è modificato il comportamento del bambino che ha imparato a interagire in manie-ra corretta e adeguata. La diagnosi è stata possibile a seguito di valutazioni ripetu-te nel tempo con test specifici sui vari settori deficitari. Il bambino è stato quindi diagnosticato come un caso di DSL, con DSM, DCM e componenti disprattiche e con deficit delle FE.

Conclusioni

Raggiunti i 6,5 anni di età, nonostante i notevoli progressi, si decide di con-tinuare a seguire il bambino ancora per alcuni mesi dopo l'inserimento in pri-ma elementare. T. ha raggiunto una lettura adeguata all'età cronologica: alle pro-ve MT ottiene un punteggio nella media sia per il criterio di correttezza che di rapidità; nella comprensione del testo, risulta un criterio pienamente raggiun-to. La ripetizione del racconto è ricca e articolata. Il bambino risponde corret-tamente alle domande di comprensione e svolge commenti appropriati rispet-to al contenuto. A livello conversazionale permangono degli errori morfosin-tattici di lieve entità, alcuni errori sui gruppi consonantici, a volte deficit di com-prensione lessicale che però il bambino attivamente cerca di superare chiedendo spiegazioni all'interlocutore. L'aspetto lessicale è comunque in rapido aumen-to e il comportamento adeguato.

Marco
a cura di Valeria Lanzi

DGS-NAS, poi DSL fonetico-fonologico-morfosintattico con DCM, componenti disprattiche e serio deficit delle FE.

M. è giunto alla nostra osservazione all'età di 2 anni e 11 mesi, accompagnato dai genitori, preoccupati per la ridotta produzione verbale e per le quotidiane difficoltà a comunicare con il proprio figlio. Da una prima seduta di osservazione è stato messo in evidenza che il bambino aveva marcate difficoltà di produzione verbale, ma soprattutto di comunicazione, nonché problemi comportamentali, con tendenza ad atteggiamenti stereotipi e di isolamento.

Raccolta anamnestica

Non venivano riferiti problemi durante la gravidanza: in occasione dell'ultimo monitoraggio, all'ultima settimana di gestazione, alla mamma era stata riscontrata pressione alta. Il parto è avvenuto alla 41ª settimana, con parto naturale, il peso alla nascita era di 3,780 kg. Regolare l'alternanza sonno-veglia.

Sviluppo motorio:
- gattonamento all'età di circa 8–9 mesi;
- deambulazione a 1 anno.

Sviluppo del linguaggio:
- riferita lallazione (non variata) a 1 anno;
- al momento dell'osservazione (a 2 anni e 11 mesi) produceva pochissime parole senza alcun apparente scopo comunicativo.

I genitori riferivano che nell'ultimo periodo erano comparse condotte aggressive, messe in atto dal bambino quando veniva contrariato.

Prima valutazione logopedica e neuropsicologica (2 anni e 11 mesi)

Il bambino presentava un repertorio di interessi, attività e comportamenti ristretti, limitati e stereotipati. Interesse pressoché esclusivo per gli animali. Da quanto osservato si evidenziava una modalità di comportamento caratterizzata da ripetitività, rigidità e perseverazione (tendenza a ripetere frequentemente lo stesso comportamento/azione.

Ambito ludico-simbolico: il gioco spontaneo era estremamente povero e stereotipato. M. si limitava a manipolare l'oggetto, peraltro senza guardarlo, e a ripetere semplici schemi (es. battere/strusciare).

Ambito comunicativo-linguistico: si evidenziava una mancata acquisizione delle competenze comunicativo-linguistiche previste dal livello di sviluppo; il deficit espressivo non era compensato da alcuna forma di comunicazione alternativa (mimica, gesti); si rilevavano frequenti ecolalie. Ridottissimo il contatto oculare, assente la triangolazione di sguardo. Il repertorio gestuale era limitato all'indicazione, peraltro molto approssimativa (braccio disteso e mano aperta).

Ambito prassico-motorio: marcato impaccio nelle mani (prensione grossolana, non separazione delle dita) e notevoli difficoltà a seguire con lo sguardo le proprie mani (coordinazione occhio-mano).

Rispetto ai dati ricavati dalle prime osservazioni veniva ipotizzato un disturbo generalizzato dello sviluppo non altrimenti specificato, ma si decideva di vedere e considerare nel tempo la diagnosi dopo un lavoro mirato sul piano motorio-prassico, comunicativo-linguistico e sulle funzioni esecutive, in modo da verificare la modificabilità del bambino.

Seconda valutazione neuropsicologica (3 anni e 7 mesi)

Per la prima volta dalla presa in carico, le capacità attentive del bambino sono state tali da consentire la somministrazione se non di tutte, almeno di alcune prove strutturate per l'indagine delle funzioni linguistiche e delle abilità prassico-motorie. Inoltre, è stato possibile valutare il livello cognitivo.

Ambito cognitivo: dalla scala Leiter non è stato evidenziato alcun scarto significativo tra l'età cronologica (EC = 3,8 aa) e l'età mentale (EM = 3,9 aa); il quoziente intellettivo risultava, pertanto, nella norma (QI non verbale = 100).

Ambito comunicativo-linguistico: decisamente incrementato il contatto oculare che appariva però, in generale, ancora deficitario: durante lo scambio comunicativo si rendeva frequentemente necessario richiamare l'attenzione del bambino. Si osservava un miglioramento della competenza linguistica in generale. In produzione, dal punto di vista morfosintattico, si registravano enunciati nucleari.

Ambito ludico-simbolico: migliorato il gioco spontaneo. Si osservavano: l'uso dell'oggetto neutro e la realizzazione di sequenze di gioco simbolico.

Ambito prassico-motorio: dall'indagine delle abilità prassiche e della coordinazione motoria emergevano difficoltà nella sequenzialità esplicita e nei movimenti fini delle dita delle mani, sia come schemi di movimento (movimenti in sequenza delle dita della mano) che come funzioni cognitivo-adattive (abilità grafomotorie, abilità manuali, gesti simbolici).

Permanevano severe difficoltà a carico dei processi di controllo. M. doveva essere costantemente contenuto: aveva la tendenza a toccare tutto ciò che era alla sua portata.

Persistevano produzioni ecolaliche non finalizzate alla comunicazione ma non si rilevavano più le stereotipie precedentemente osservate.

Terza valutazione neuropsicologica (4 anni e 4 mesi)

Ambito comunicativo-linguistico: per la prima volta era stato possibile eseguire una valutazione completa del linguaggio ai diversi livelli di analisi (v. testo completo): la struttura frasale appariva più ricca ed erano migliorate le capacità comunicative a livello dialogico.

Ambito ludico-simbolico: continuava a migliorare il gioco spontaneo che era sempre più decentrato, tanto che si era iniziata a osservare l'attivazione di ruoli reciproci da parte del bambino.

Ambito prassico-motorio: si osservavano miglioramenti nelle abilità prassiche e della coordinazione motoria oggetto dell'intervento. Rispetto ai dati emersi dal protocollo APCM per la 1ª fascia (3–4,6 anni), emergevano solo lievi difficoltà nella sequenzialità esplicita e nelle abilità manuali.

Conclusioni

M. è stato dimesso all'età di 5 anni e 10 mesi, dopo 3 anni di terapia, concordando periodici controlli al fine di verificare le sue competenze durante il percorso scolastico. Durante l'iter terapeutico e valutativo la diagnosi iniziale di DGS-NAS è stata abbandonata e si è potuto giungere alla definizione di DSL fonologico-morfosintattico con DSM, DCM e componenti disprattiche e serio deficit delle FE.

Francesco
a cura di Maria Serena Maggio e Camilla del Balzo

Da DGS-NAS a disprassia verbale e, infine, DSL con DCM e componenti disprattiche.

F. è giunto alla nostra attenzione con una diagnosi di DGS-NAS che, in breve, ci è sembrato di dover intendere e quindi trattare come una forma di disprassia verbale con associato deficit della coordinazione motoria (DCM) e disprassia generalizzata. Diverse, precedenti ipotesi diagnostiche, come sarà evidenziato, hanno allungato i tempi della presa in carico.

Nel corso dell'intervento, la nostra ipotesi diagnostica si è poi ulteriormente modificata in quanto i cambiamenti del bambino ci hanno convinto che il quadro poteva essere meno grave rispetto al deficit comunicativo linguistico, tenendo comunque conto allo stesso tempo dei deficit motori, prassici delle FE e dell'ambito socio-affettivo e comportamentale.

Il quadro clinico, quindi, è in seguito evoluto verso una forma di DSL con DCM e lieve disprassia, a cui poi si sono associati disturbi specifici di apprendimento (DSA) nel momento in cui si è dovuto affrontare l'inserimento scolastico.

Raccolta anamnestica

Il parto è avvenuto per le vie naturali, il bambino è nato a termine con un peso di 4,060 kg; ha presentato frattura della clavicola, ma apparentemente senza sofferenza perinatale.

- Deambulazione: iniziata verso i 15 mesi;
- Sviluppo comunicativo: intorno ai 12 mesi.

Successivamente ci sono state tensioni familiari tra i coniugi che anche secondo i genitori hanno portato ad alcune condotte regressive di F. in ambito comunicativo-linguistico: il bambino sembrava essersi chiuso in maniera significativa.

All'età di 20 mesi e poi a 24 mesi vengono effettuate le prime visite specialistiche presso il Servizio di Neuropsichiatria Infantile di due importanti Ospedali di Roma e poi presso l'Azienda Ospedaliera Senese da cui emergono diagnosi discordanti.

Il bambino inizia, però, un trattamento terapeutico presso un centro convenzionato all'età di 3 anni, dove viene di nuovo emessa la diagnosi di DGS-NAS.

All'età di 4 anni inizia un intervento domiciliare psicoeducativo.

Il primo passo in questo intervento è consistito nell'osservazione dei comportamenti inadeguati del bambino che non gli permettevano di entrare in relazione con l'interlocutore. F. presentava principalmente comportamenti di eteroaggressività e opposizione, con funzione di richiesta di attenzione e fuga dal compito.

Pochi mesi dopo, la diagnosi viene modificata quando F. quando è preso in carico dalla Dottoressa Sabbadini e dalla Logopedista Maria Serena Maggio. Si inizia a escludere la diagnosi di DGS e viene messa in evidenza una seria disprassia motoria e disprassia verbale.

Partendo dal presupposto che le difficoltà maggiori del bambino erano legate a un problema di pianificazione ed esecuzione verbale e articolatoria (ambito fonetico-fonologico), l'utilizzo di supporti visivi per scandire le attività e per gestire i comportamenti problematici si è rivelato di grande aiuto: quindi si è utilizzata per un periodo la CAA e parte del vocabolario di "segni" della LIS semplificati.

Dopo circa un anno di trattamento (all'età di 5 anni) la produzione verbale era aumentata notevolmente con tentativi di "discorsi"; tuttavia, l'eloquio di F. risultava inintelligibile a tutte le persone al di fuori del suo sistema familiare.

Si è finalmente riusciti a strutturare una valutazione specifica sia rispetto all'ambito linguistico che motorio-prassico a cui è seguito un piano di trattamento mirato nei vari ambiti dello sviluppo più deficitari. È stata somministrata anche la Scala Cognitiva KABCII, da cui è risultato un livello cognitivo nella norma e dati interessanti in rapporto alle difficoltà presenti nel bambino.

Seconda valutazione e trattamento (6–7 anni)

Si notano evidenti miglioramenti sia nell'eloquio spontaneo che nella motricità e nel comportamento, ma si decide di fermare il bambino per un altro anno in scuola materna, continuando a seguire il bambino sui diversi ambiti con sedute logopediche e interventi psicoeducativi , mirati anche al miglioramento delle abilità di coordinazione motoria e alle funzioni prassiche.

F. viene quindi inserito a scuola all'età di 7 anni.

Conclusioni

Sono trascorsi circa tre anni dalla nostra presa in carico di F. e dall'inizio dell'intervento. Siamo passati da una diagnosi di DGS-NAS a una diagnosi prima di disprassia verbale, poi di disturbo specifico del linguaggio con disturbo della coordinazione motoria e disprassia e, infine, a un disturbo specifico dell'apprendimento.

Oggi gli incontri settimanali sono stati ridotti a una sola volta a casa e due a scuola, per un totale di sei ore. Gli obiettivi fondamentali in questo momento sono le abilità di conversazione con l'adulto e con i coetanei e l'incremento di abilità accademiche (letto-scrittura-calcolo).

F. frequenta la 2ª elementare, passa tutto il suo tempo in classe con gli altri bambini e ne trae giovamento; segue un programma individualizzato, ma parallelo a quello del suo gruppo classe: usa ancora oggi i supporti visivi per comprendere meglio le consegne che gli vengono date, soprattutto nell'area logico-matematica; tuttavia, è diventato in grado di autogestire questi supporti e anche di crearseli da solo. La prognosi di questo caso, secondo la nostra esperienza, è assolutamente positiva.

Cristina
a cura di Letizia Michelazzo

**Disprassia verbale pura (DVE con DAF)
con disprassia generalizzata.**

Raccolta anamnestica

Gravidanza: regolare

Parto: a termine, diverse ore di travaglio in quanto la bambina aveva un giro di cordone intorno al collo. La mamma inoltre presentava pressione molto alta; Apgar in cartella 9/10 (??). Peso alla nascita 2,400 kg.

Ritmo sonno-veglia: irregolare per i primi 3 anni

Familiarità per DSL: non presente

Sviluppo motorio:
- gattonamento: assente;
- deambulazione: dopo i 15 mesi.

Sviluppo linguistico:
- lallazione: assente;
- gestualità referenziale e simbolica: assente;
- produzione verbale a 24 mesi: assente.

Prima valutazione

Eseguita a 2 anni per la completa assenza di linguaggio, su sollecita richiesta della mamma.

Comunicazione e linguaggio: buona comprensione del linguaggio a livello contestuale, associata però a una completa assenza di produzione. Il questionario McArthur "Gesti e parole" evidenziava anche assenza della gestualità (assenti anche i primi gesti deittici).

Presenti da sempre problemi di alimentazione e, al momento della prima valutazione, era ancora presente difficoltà di masticazione oltre che scarsa utilizzazione dei movimenti della lingua.

Grosse difficoltà di attenzione che impedivano alla bambina di fermarsi a giocare con qualsiasi oggetto presentato, anche se molto motivante per lei. Inoltre, alla sua abilità attentiva si associavano spesso crisi di rabbia e segnali di frustrazione, in quanto consapevole della sua incapacità di agire e comunicare. Nei primi mesi dall'inizio dell'intervento non è stato possibile programmare e mettere in atto nessuna attività strutturata, neanche rispetto al gioco (es. attività di gioco simbolico), in quanto si è dovuto lavorare molto sulla relazione e su un primo "contenimento" globale.

Valutazione a 3 anni e 4 mesi

Dopo più di un anno di terapia è stato possibile effettuare una valutazione strutturata (scenette strutturate di gioco da commentare con linguaggio spontaneo e immagini del PFLI per elicitare la produzione verbale); quindi, è stata effettuata la registrazione del RF (presenza di un ristretto repertorio fonetico: fonemi /p/ /b/ /m/ /n/ /t/ /s/ /k/ e vocali tutte presenti).

La bambina utilizzava un vocabolario di ventotto parole, che usava spontaneamente e in contesti adeguati; presente una primitiva produzione e combinazione, ancora di solo due parole in contesti comunicativi (es. /'da 'ato/, /'Sao 'tit:a/, /tok tok en'to?/ = "da' il gelato", "ciao titta", "toc toc: entro?"; /mam:a e pa'pa e ka'ka?/ = "mamma e papà e Andrea?"). La struttura delle sue produzioni è del tipo *cv-vcv-cvcv*.

È stato inoltre possibile effettuare la valutazione del gioco simbolico in sequenza su *modeling* (test Thal-Bates), e la comprensione morfosintattica (Rustioni-Lancaster).

Per la valutazione degli aspetti motorio-prassici si è proceduto con la somministrazione dell'APCM.

La valutazione delle competenze prassiche e di coordinazione motoria confermava difficoltà specifiche in questo ambito, in particolar modo negli schemi di movimento; gli aspetti più deficitari erano:

- l'equilibrio sia statico che dinamico;
- movimenti in sequenza delle dita e delle mani ancora assenti;
- la sequenzialità esplicita in cui non superava adeguatamente nessun compito, sia in ambito gestuale che visivo e motorio;
- nelle funzioni adattive, invece, maggiori deficit si riscontravano nelle prove grafo-motorie e manuali, oltre che nelle prassie orali e nella gestualità simbolica.

Progetto di terapia dai 3 ai 7 anni

Data la gravità del deficit di produzione verbale, soprattutto rispetto al deficit di coarticolazione, è stato effettuato uno specifico intervento in cui sono stati adottati diversi sistemi di rinforzo per sostenere la comunicazione, partendo dall'utilizzazione dei gesti del vocabolario LIS, con contemporanea esposizione ai giochi fonici (Metodo Drezancic) e poi tramite le strutture fonetico-ritmiche e gesti a supporto dell'articolazione. Contemporaneamente, si è posta attenzione all'ambito della comprensione linguistica, all'ambito motorio e prassico e al potenziamento delle FE.

Conclusioni

L'intervento di terapia è proseguito senza interruzioni e con costante impegno della famiglia e della bambina, che è notevolmente migliorata nell'eloquio spontaneo, più comprensibile e adeguato, anche se a lungo è rimasto rallentato e aprosodico.

All'età di 7 anni è stata inserita in prima elementare, dove le sue capacità sono risultate adeguate; il rapporto con i coetanei è stato ottimale, facilitato anche dal fatto che le sue prestazioni risultavano in linea rispetto ai suoi compagni, essendo stata precedentemente preparata in terapia all'acquisizione della letto-scrittura.

La capacità di letto-scrittura, attualmente (all'età di 9 anni), ha contribuito a rendere l'eloquio più fluente e meno disprosodico.

Va sottolineato che il buon livello cognitivo della bambina, rivalutato in questa fase tramite la Scala Kaufman (KABCII), ha sicuramente contribuito a facilitare il recupero delle abilità sia di produzione verbale che dell'apprendimento in generale; poter, infatti, contare sulle "risorse" cognitive del bambino, in questi casi gravi di DVE con DAF, facilita sicuramente il lavoro "specifico" di terapia che comunque deve sempre essere adattato alle potenzialità del singolo bambino tenendo conto delle aree di forza e di debolezza in contemporanea.

Giulia

a cura di Letizia Michelazzo e Luigia Ricci

Disprassia verbale (DVE) senza disprassia orale.

Raccolta anamnestica

Gravidanza: normale

Parto: eutocico alla 38ª settimana, Peso 2,300 kg Apgar riferito adeguato

Familiarità per DSL: la madre riporta di aver parlato a 5 anni

Sviluppo motorio:

• gattonamento: assente;
• deambulazione: 16–17 mesi.

Sviluppo linguistico:

• lallazione: assente;
• produzione verbale a 24 mesi: solo vocalizzazioni con /a-/ ed /e/, assenza di suoni onomatopeici, presenza di suoni gutturali e *clicks* (produzione di foni assenti nel sistema linguistico italiano).

Prima valutazione

Eseguita all'età di 3,4 anni. La bambina è inviata dalla ASL di appartenenza con diagnosi di "disturbo evolutivo dell'eloquio e del linguaggio non specificato" (ICD 10 F80.9).

Comunicazione e linguaggio: buona comprensione del linguaggio contestuale associata, però, a una completa assenza di produzione (seppur sotto forma di semplice emissione vocalica) compensata da una gestualità molto esplicativa e molto ricca.

L'imitazione risultava assente, sia dal punto di vista vocale che motorio. Presente ipersensibilità sia tattile che uditiva.

Gioco simbolico: adeguati schemi d'azione con gli oggetti e anche con l'oggetto neutro. Assente, però, la capacità di imitazione del gioco simbolico in sequenza.

Ambito motorio-prassico: motricità sia grosso che fine deficitaria; andatura goffa e scarsa capacità di equilibrio statico e dinamico; rispetto ai movimenti delle dita, la presa a pinza risultava ancora imprecisa e si evidenziavano difficoltà anche nella prensione in genere e nella manualità.

Viene diagnosticata disprassia generalizzata e disprassia verbale.

Dopo un anno e mezzo di terapia

Giulia è nettamente migliorata dopo un anno e mezzo circa di terapia, anche se permangono processi fonologici insoliti e devianti. Rispetto all'espressione verbale sono state proposte coppie minime di parole per rinforzare la capacità percettivo-fonemica e al tempo stesso l'attenzione uditiva.

Poiché nel linguaggio di Giulia risultavano presenti numerosi processi di cancellazione di sillaba debole, si è lavorato sulla struttura prosodica della trisillaba, avvalendosi della buona capacità prosodica della bambina (dato inusuale nei casi di disprassia verbale grave), attraverso l'allenamento uditivo-discriminativo con passaggio rapido e tramite strutture ritmico-musicali (SFR) (vedi esempi nel capitolo 8).

Relativamente alla motricità fine, sono state allenate le abilità sequenziali sia in ambito motorio globale che nella motricità fine e, in particolare, delle dita delle mani. È stato centrale un lavoro di regolazione sul tono muscolare, ma soprattutto centrato sugli aspetti metacognitivi e di autoregolazione (potenziamento e costante mantenimento delle FE).

Va sottolineato che in questo caso di disprassia verbale non era presente disprassia orale.

Conclusioni (5 anni)

Il trattamento in itinere prevede un affinamento degli aspetti fonologici e morfosintattici in produzione e il potenziamento delle abilità metafonologiche, funzionalmente utili all'acquisizione della letto-scrittura.

Questo caso dimostra l'estrema variabilità all'interno della casistica della disprassia verbale e la necessità di operare su ogni singolo caso con progetti di terapia specifici e mirati.

Tiziano
a cura di Maria Denisa Rondinelli

Disprassia orale e verbale (DVE con DAF).

Raccolta anamnestica
Gravidanza: iniziali minacce d'aborto; due mesi finali a riposo per premature contrazioni

Parto: rapido e a termine. T. è l'ultimo di 5 figli

Familiarità: presente per DSL e disgrafia

Sviluppo motorio:
- gattonamento: presente;
- deambulazione: 12 mesi circa.

Le tappe motorie del bambino hanno seguito un iter nella norma.

Sviluppo linguistico:
- lallazione: assente;
- prime parole a tre anni, successivamente sono emersi solo alcuni suoni ono-matopeici.

La diagnosi effettuata qualche mese fa, presso la ASL di riferimento, è stata di DSL con componenti disprattiche. A 3 aa ha eseguito EEG (monitoraggio pro-tratto ciclo sonno-veglia) in cui non risultano elementi di chiaro significato pato-logico, ma rare onde aguzze in sede centro-temporale prevalenti a sinistra.

Prima valutazione

Giunge alla nostra osservazione a 3 anni e 4 mesi. In una prima fase di osserva-zione non è stato possibile effettuare alcun tipo di test strutturato; il bambino mostra-va marcata distraibilità e deficit di attenzione.

Comunicazione e linguaggio: fin dalle prime osservazioni si è osservata la presen-za di un morso inverso e non allineamento mandibola-mascella, quindi ipovalidità a livello bilabiale.

La produzione linguistica, scarsa e incomprensibile, era limitata a pochi suoni ono-matopeici e alcune bisillabe con fonema /t/ e sillaba duplicata (es. /ta't:a/, produzio-ne verbale frequente) usate come parole *passe-partout*. Non era in grado di coartico-lare in sequenza sillabe diverse per consonante o per vocale. Presente aprosodia.

Gioco e ambito motorio-prassico: nel gioco con l'oggetto si evidenziava una scarsa esplorazione e manipolazione dell'oggetto.

Nelle prassie legate ai movimenti fini come in alcuni giochi di incastro, infila-re/sfilare chiodi, avvitare/svitare, mostrava difficoltà nel controllare la forza e la flui-dità del movimento. Inoltre, tendeva a operare in apnea, come se fosse continuamente sotto sforzo.

Progetto di intervento: prima fase

Si è stabilito da subito di dare priorità all'ambito emotivo-relazionale, cercando di instaurare una relazione di fiducia con il bambino in modo da poter condividere i suoi giochi, cercando di capire le sue richieste, ma stando molto attenti a non eccedere nella totale condivisione del suo agire, che spesso risultava inappropriato. Queste modalità di intervento comportamentale venivano successivamente riferite ai familiari, cercando di condividere con loro la stessa linea di intervento.

Attraverso la metodologia ripresa da Zora Drezancic, si iniziavano a impostare i primi giochi fonici con associazione delle prime melodie e, successivamente, si procedeva a rinforzarli anche proponendo al bambino le schede di lavoro sul grafismo fonetico di Gladic. I suoni proposti sono stati inizialmente solo quelli vocalici.

La coarticolazione vocalica con la realizzazione di dittonghi ha richiesto molto tempo e allenamento; alcuni dittonghi come /ja/ /je/ e /wa/ /wo/ sono stati acquisiti dapprima rallentando la produzione e appoggiandola su base visiva, indicandogli i punti di articolazione con il gesto.

Motricità: oltre alla incoordinazione dell'apparato fonatorio e respiratorio, si andavano sempre più delineando deficit nell'ambito della coordinazione motoria grosso e fine.

In questo caso specifico in cui dove la presenza del deficit dell'apparato fonatorio era molto vistosa (quindi non solo DSL con DVE, ma DVE con DAF), si è dovuto tener conto di alcuni esercizi specifici sul piano articolatorio (vedi esempi dal modello del *prompt*).

Il bambino non riusciva a compiere alcun tipo di movimento della lingua né su imitazione, né a comando: ciò faceva dedurre che il bambino non era molto in grado di limitare i gradi di libertà mandibolare, pertanto la lingua piuttosto che muoversi autonomamente era legata al movimento mandibolare.

Aggiornamento del piano di intervento: anni 4,1

Dopo circa nove mesi di terapia risultavano 32 parole prodotte (rispetto alle 12 iniziali), 2 idiosincrasie e 9 suoni onomatopeici; il repertorio fonetico era ancora fortemente limitato:

- fonemi stabili: /n/ /m/ /p/ /t/ /k/;
- fonemi occasionalmente presenti: /l/;
- fonemi assenti: sonore, affricate, fricative, polivibrante /r/.

Si evidenziavano numerosi processi a carico della struttura e del sistema. Permaneva un linguaggio aprosodico con accentuazione della sillaba finale.

La struttura frasale era limitata alla presenza di SO con assenza di verbi e elementi della morfologia libera.

Pertanto, per rafforzare la produzione dei verbi si è pensato di introdurre i segni della LIS, quelli più pregnanti di valore semantico, in modo che servissero da rinforzo lessicale per aiutare il bambino ad avere un aggancio visivo e un rinforzo per la produzione verbale, tramite la contemporanea azione con gli arti superiori.

In ambito motorio, le prestazioni risultavano molto deficitarie; è stato quindi programmato un contemporaneo intervento anche negli ambiti che consideriamo correlati alle difficoltà di produzione verbale. In particolare, nei movimenti delle dita delle mani attraverso proposte inizialmente passive e successivamente su imitazione e su vari aspetti della coordinazione motoria soprattutto rispetto alle capacità sequenziali.

Livello cognitivo: alla Scala Leiter-R si ottengono i seguenti punteggi: QI breve = 74; ragionamento fluido = 73. Va però considerato, secondo la nostra impostazione, quanto tali risultati possano essere dovuti anche al serio deficit sul piano delle FE e dei processi di attenzione e di controllo.

Aspetti del comportamento: dal questionario per i genitori CBCL (Child Behavior Checklist) (Achenbach e Rescorla, 2001) e questionario CPRS-R (Conners, 2007) emergono punteggi clinici rilevanti nell'indice ADHD e nell'indice Disattenzione.

Aggiornamento terapeutico: anni 5

Il bambino mostra tempi di attenzione più lunghi e segnali di miglioramento sul piano comportamentale, ma si notano ancora alcuni atteggiamenti di rifiuto dell'attività di tipo rinunciatario e, a volte, tendenza a stati depressivi.

Dopo un anno e mezzo di terapia, il lavoro sul piano linguistico procede con esercizi mirati alle prassie fono-articolatorie, in modo da velocizzare la coarticolazione.

È stato ripetuto l'EEG all'età di 5,2 aa; il tracciato mostra una regolare frequenza ma si rilevano anomalie bioelettriche a carattere parossistico sulle derivazioni fronto-centro-temporali di sinistra, con incostante prevalenza sinistra e occasionalmente trasmesse in modo sincrono alle regioni sottosilviane posteriori bilaterali. Non è stata consigliata terapia farmacologica.

Conclusioni

Il trattamento logopedico è in corso. È evidente che l'intervento dovrà essere costantemente monitorato e calibrato secondo le necessità del bambino che ha già raggiunto un'età critica rispetto alle acquisizioni delle tappe linguistiche e motorie.

In questi casi è di fondamentale importanza tenere in considerazione gli aspetti emotivo-comportamentali che emergono rispetto alle grosse difficoltà di comunicazione che il bambino presenta; quindi l'intervento logopedico deve essere contemporaneamente supportato da un sostegno psicologico al bambino e alla famiglia.

La lentezza nel recupero della produzione verbale conferma la nostra ipotesi iniziale di DVE con DAF, tipologia di DSL più grave di quella espressa inizialmente dal servizio territoriale di appartenenza.

Il percorso di terapia con Tiziano si delinea a tutt'oggi lungo e laborioso ma, dati i notevoli progressi ottenuti recentemente, si ritiene che si possano raggiungere buoni risultati.

Luca
a cura di Francesca Mazzarini

DGS-NAS o disprassia verbale?

Raccolta anamnestica

Gravidanza: normale

Parto: gemellare alla 35ª settimana. Peso 2,300 kg. A 10 mesi ricovero per disturbi gastrointestinali, intolleranza al latte vaccino. A 30 mesi inizia importante selettività alimentare.

Familiarità per DSL: in realtà presente per il fratello, che presentava DSL severo con DCM.

Sviluppo motorio:
• gattonamento: presente;
• deambulazione: 12 mesi.

Sviluppo linguistico:
• lallazione: assente;
• produzione verbale 24 mesi: inferiore a 50 parole.

Prima valutazione

La prima valutazione con la Dottoressa Sabbadini viene effettuata a 4 anni, nei mesi precedenti una valutazione presso altro centro aveva prodotto una diagnosi di "disturbo dello spettro autistico", in quanto dalla somministrazione della scala ADOS erano emerse diverse difficoltà sia rispetto agli aspetti comunicativi sia relazionali.

Comunicazione e linguaggio (questionario McArthur "Gesti e parole"): si evidenzia un quadro di disprassia verbale, in particolare:
• disprosodia;
• difficoltà nella produzione di parole anche se con sillaba duplicata.

Gioco simbolico: utilizzo adeguato dell'oggetto e una buona capacità di imitare alcuni script di gioco molto semplice anche in sequenze brevi.

Ambito motorio-prassico (protocollo APCM fascia 3–4,6 anni): severe difficoltà in vari ambiti. Gli aspetti maggiormente deficitari risultano essere quelli relativi alla sequenzialità, oculomozione, movimenti delle dita delle mani e abilità manuali, oltre che le abilità prassico costruttive.

Molto importante è stata l'osservazione e la valutazione dei movimenti delle dita e delle mani che in L. è risultata compromessa, come in genere si riscontra nei bambini disprattici, sia rispetto alle difficoltà di separare le dita, sia rispetto alla capacità di opposizione del pollice con ognuna delle altre dita, in sequenza.

Conclusioni

L'intervento di logopedia (con metodologia appropriata) è risultato di fondamentale importanza per far emergere nel bambino il desiderio di comunicare e uscire dallo stato di isolamento che aveva fatto ipotizzare un disturbo di tipo autistico. Ancora oggi il deficit di produzione verbale è molto serio e definibile come disprassia verbale cui si associa disprassia generalizzata.

Carlo
a cura di Francesca Mazzarini

DSL con DVE, DAF e disprassia labio-glosso-velare.

Raccolta anamnestica

Gravidanza: complicata fin dal primo trimestre

Parto: 33ª settimana con TC d'urgenza per distacco di placenta. Peso 2,240 kg. Apgar a 1' = 4; a 5' = 4. Riferita sofferenza perinatale (distress respiratorio). Dimissione dopo circa 2 mesi da terapia intensiva neonatale.

Sviluppo motorio:

- gattonamento: assente;
- deambulazione: 14 mesi.

Sviluppo linguistico:

- lallazione: assente;
- produzione verbale a 36 mesi: assente linguaggio espressivo a scopo comunicativo.

Prima valutazione eseguita presso altra struttura nosocomiale a 3,4 anni: diagnosi di disturbo pervasivo dello sviluppo di tipo autistico (DPS-NAS).

Test eseguiti: Leiter-R, batteria *visualization & reasoning* (VR); *autism diagnostic observation schedule* (ADOS); intervista semi-strutturata ADI-R; *Conners' Parent Rating Scale*.

Prima valutazione

Effettuata presso il nostro centro all'età di 4,7 anni per un consulto diagnostico e l'inizio di una collaborazione con le terapiste dell'ABA che seguono il bambino da un anno.

Comunicazione e linguaggio: linguaggio inintelligibile, con produzione esclusivamente di fonemi vocalici. Incoordinazione pneumofonica, con fuoriuscita d'aria dal naso e scarso controllo del velo pendulo, con conseguente nasalizzazione.

Il controllo della lingua risulta deficitario in tutti i movimenti: protrusione e retrazione, innalzamento dell'apice e del corpo linguale.

Gioco simbolico: presente ma poco strutturato in sequenze.

Ambito motorio-prassico: difficoltà nell'ambito grosso-motorio, equilibrio, coordinazione dinamica, sequenzialità, movimenti delle mani e coordinazione occhio-mano.

La gestualità simbolica appare, seppur deficitaria, sufficiente al punto da poter introdurre alcuni segni della LIS.

Conclusioni

Il livello fonologico raggiunto da C. non è ancora adeguato alla sua età cronologica, ma ormai è molto più comprensibile anche per chi non lo conosce e per i suoi coetanei (Test Rustioni, Peabody, Caselli).

Il quadro complessivo rispetto all'ambito motorio è un deficit degli schemi di movimento DSM, della sequenzialità motoria con disturbo della coordinazione motoria e disprassia (APCM 4,6–6 anni).

In accordo con la famiglia si valuteranno nel corso dell'anno le competenze del bambino per decidere se ritardare l'ingresso alla scuola elementare, con l'obiettivo di consolidare i processi di controllo, che ancora risultano carenti, i prerequisiti dell'apprendimento, gli aspetti del linguaggio ancora deficitari, quali la comprensione, il livello fonetico-fonologico, le abilità di produzione e comprensione verbale "specifiche" e tutti gli ambiti della motricità.

I risultati del progetto multisistemico e integrato di terapia si sono rivelati molto utili e hanno contribuito a modificare in maniera eclatante il comportamento del bambino e le sue capacità espressive e interattive.

Daniele
a cura di Barbara Tumino ed Emanuela Leone Sciabolazza

DSL semantico-pragmatico.

Raccolta anamnestica

Gravidanza: normale

Parto: 40ª settimana più 5 gg, cesareo per cordone intorno al collo. Peso 3,150 kg. Dopo un ricovero per eccessivo calo di peso è stato allattato artificialmente. Soggetto a raffreddori e catarri. Operato di adenoidi.

Familiarità per DSL: assente

Sviluppo motorio:
- gattonamento: dopo un anno;
- deambulazione: 18 mesi.

Sviluppo linguistico: non riferiti ritardi o difficoltà.

Prima valutazione

Eseguita dalla Dottoressa Sabbadini e dalla logopedista Barbara Tumino a 5,4 anni.

Comportamento iperattivo. Emerge da subito un problema riconducibile non tanto agli aspetti formali quanto a quelli funzionali del linguaggio.

Comunicazione e linguaggio (test CMF, Peabody test, *Boston naming test*, test Rustioni, Test TVL, APL Medea, Test VCS): quadro clinico caratterizzato da un generale sottosviluppo delle competenze comunicativo-linguistiche, con cadute maggiori sul piano della comprensione rispetto a quello della produzione. Il bambino tende all'iperverbalità, denotando rilevanti difficoltà semantiche e pragmatiche. Rispetto a queste ultime, il bambino non rispetta i turni conversazionali, non risponde alle domande e non le sa porre.

Ambito motorio-prassico: l'APCM effettuato a 5,4 anni rivela che sia gli schemi di movimento che le abilità prassiche e di coordinazione motoria sono deficitari. Per quanto riguarda l'integrazione visuo-motoria, la prestazione del bambino si mostra in ritardo rispetto all'età cronologica. Il disegno spontaneo è ancora molto immaturo.

Funzioni esecutive (Scala Kaufman, Torre di Londra): processi simultanei, processi sequenziali, conoscenza e pianificazione particolarmente deficitari.

Quoziente intellettivo: ai limiti della media.

Diagnosi: si ipotizza un pregresso disturbo del linguaggio di tipo morfologico-lessicale-sintattico non riconosciuto e non trattato precedentemente, oggi tramutatosi in un disturbo di tipo semantico-pragmatico. A ciò si associa un deficit della coordinazione motoria e delle FE.

Conclusioni

A fronte di un percorso terapeutico intenso su tutte le aree compromesse e grazie al lavoro integrato della logopedista, della psicologa e dell'educatrice professionale è stato possibile inserire, in maniera ecologica, il bambino a scuola.

Ciò che si vuole sottolineare in questo caso, tuttavia, sono:
- le risorse alla base di cui si è potuto disporre (quoziente intellettivo);
- età del bambino al momento della presa in carico;
- contesto socio-culturale di appartenenza.

Christian
a cura di Emanuela Leone Sciabolazza e Maria Serena Maggio

DSL semantico-pragmatico e deficit delle FE.

Raccolta anamnestica

Parto: 32ª settimana per rottura delle acque e distacco della placenta. Peso 2,00 kg, rimane un mese in terapia intensiva con varie complicazioni: malattia della membrana ialina, emorragia dei plessi coroidei, lieve ipertono, dermatite atopica.

Sviluppo motorio:
- gattonamento: 9 mesi;
- deambulazione: 14 mesi.

Sviluppo linguistico:
- lallazione: 6–7 mesi;
- produzione verbale a 36 mesi: meno di 30 parole.

Prima valutazione

C. viene preso in carico a 4 anni di età in seguito a uno screening dell'équipe della Dottoressa Sabbadini in una scuola materna di Roma.

La prima diagnosi è di DSL fonologico-morfosintattico con DCM e componenti disprattiche e deficit delle FE.

Quoziente intellettivo (scala di valutazione cognitiva Leiter, test Kauffman): nella norma.

Comunicazione e linguaggio (PFLI, *Boston Naming Test*, test di ripetizione frasi, TVL, *Peabody picture vocabulary*, test del primo linguaggio, prova di valutazione della comprensione linguistica): il bambino presenta un quadro linguistico globalmente inferiore alla media prevista per la sua fascia d'età, caratterizzato da scarsa intenzione comunicativa.

Ambito motorio-prassico (protocollo APCM fascia 3–4,6 anni): le prestazioni del bambino evidenziano molte difficoltà nell'ambito motorio prassico, si riscontrano nette cadute a livello dell'equilibrio, delle abilità sequenziali, delle abilità grafo-motorie, delle capacità prassico-costruttive, nonché delle competenze oculo-motorie.

Funzioni esecutive (*card sort, night & day*/"*Stroop like day-night task*", giro di barattoli; Torre di Londra): si evidenziano difficoltà nelle funzioni esecutive (in particolare modo nella flessibilità cognitiva, nell'inibizione di false risposte, nonché nella pianificazione e organizzazione della risoluzione di compiti richiesti).

Conclusioni

Dopo diversi mesi di terapia e in virtù di una maggiore intenzione comunicativa, il fenotipo comunicativo del bambino dimostra un notevole mutamento: emergono importanti difficoltà sul piano funzionale. La modificazione del quadro clinico è tale da spingere alla formulazione di una nuova diagnosi e quindi di un nuovo e mirato progetto d'intervento.

Capitolo 14
Principi teorici alla base dell'intervento terapeutico

In sintesi, alla luce dell'analisi dei casi clinici e rispetto alle proposte concrete di intervento evidenziate nelle diverse tipologie di casi riportati, si ritiene necessario discutere sui principi che sottendono qualunque tipo di attività pratica proposta.

Il termine e il concetto di terapia in età evolutiva è intimamente connesso al concetto di funzione adattiva, al fine di individuare quelle funzioni il cui obiettivo da raggiungere permette di porre l'individuo in grado di agire efficacemente e autonomamente nell'ambiente realizzando il proprio adattamento alla realtà (Sabbadini e Sabbadini, 1996–2008).

La possibilità di realizzare funzioni adattive, come abbiamo già ampiamente esplicitato e rappresentato nella Figura 1.1, prevede il controllo e la contemporanea sollecitazione di più sistemi e di più ambiti dello sviluppo. Secondo questi presupposti teorici, è indispensabile formulare strategie che attivino più sistemi e aree cerebrali in contemporanea, utilizzando una stimolazione multimodale; questa metodologia di terapia per associazione bimodale contemporanea (Sabbadini G. et al., 1977) da noi portata avanti da molti anni è a tutt'oggi avvalorata dall'ipotesi connessionista, che sottolinea l'importanza di considerare determinate funzioni non solo da un punto di vista localizzatorio, ma anche dalla rete di connessioni ad esse sottese.

Nell'ambito di questo approccio neuropsicologico, i risultati della riabilitazione osservati indicano una forte probabilità di un rapido miglioramento delle funzioni di base e un più lento e laborioso miglioramento dei processi di controllo. Questo avviene perché lavorare sui canali sensoriali e sugli aspetti relativi agli input o output (canale visivo, uditivo, tattile, cinestesico) è più semplice che insegnare a mettere in atto strategie di organizzazione e capacità di autocontrollo (meccanismi dell'attenzione e livello metacognitivo).

In ogni caso, questa modalità attiva (stimolo-ambiente-risposta consapevole), che mette in atto i processi metacognitivi di controllo e si contrappone alla modalità passiva del modello stimolo/risposta, seppur più complessa, è sicuramente più efficace in termini di apprendimento e generalizzazione di abilità acquisite.

Va sottolineato che è l'esperienza e il *feed-back* che l'individuo ne ricava, in termini positivi, che aumenta la marcatura delle reti neurali. In concreto, lo scopo della riabilitazione è intimamente connesso alla capacità di promuovere per il bambino e per la sua

L. Sabbadini, *Disturbi specifici del linguaggio, disprassie e funzioni esecutive*
DOI: 10.1007/978-88-470-5349-6_14, © Springer-Verlag Italia 2013

famiglia la migliore qualità di vita possibile: "un soggetto è tanto più normale quanto più le sue funzioni sono in grado di adattarsi, modificandosi, rispetto ai cambiamenti dell'ambiente e degli obiettivi che via via gli si pongono" (Sabbadini e Sabbadini, 1996).

Per questo, per impostare una terapia riabilitativa si dovrà dapprima considerare l'ambiente in cui opera il bambino per renderlo disponibile a fornire informazioni che da un punto di vista qualitativo soddisfino le esigenze di apprendimento e, una volta recepite le informazioni che provengono dall'esterno, nel bambino dovrà essere allenata la capacità di riorganizzarle per porre in atto una risposta adeguata.

Il livello di acquisizione, infine, sarà dato dalla generalizzazione, ossia dalla capacità di sfruttare l'abilità in ambiti diversi.

Quest'ultimo dato è, tra l'altro, uno dei tre principi cardine su cui è necessario improntare un progetto di terapia. Secondo Feuerstein e colleghi (1979), infatti, è necessario fare leva su:

- principio della *modificabilità*, secondo cui il bambino può essere guidato verso l'apprendimento di un livello superiore rispetto a quello che dimostra (Vigotskij), ma anche dei "limiti di modificabilità" in senso strutturale e, quindi, della possibilità di potenziare l'utilizzazione di personali strategie di compenso per la soluzione di determinati compiti;
- principio della *mediazione*, per mettere il bambino in condizioni di migliorare la sua prestazione;
- principio della *generalizzazione*, per il quale il programma di intervento deve prevedere le strategie idonee affinché il bambino trasferisca un'abilità acquisita a diversi settori e ambiti anche della vita quotidiana.

In particolare, la mediazione da parte degli adulti di riferimento diventa elemento fondamentale dell'apprendimento. Quando alcune specifiche funzioni, assenti o deficitarie, non sono recuperabili, lo scopo della terapia sarà quello di offrire strategie alternative. Queste ultime, infatti, possono essere definite come dei processi controllati e intenzionali che richiedono l'elaborazione del materiale e che permettono di migliorare l'apprendimento e la memoria.

Una volta recepite le informazioni che provengono dall'esterno, il bambino necessita della capacità per riorganizzarle, al fine di porre in atto una risposta adeguata. Solo con l'esperienza positiva e costante più volte ripetuta del contenuto di apprendimento e della conseguente rielaborazione si giunge al livello dell'automatizzazione e alla conseguente acquisizione dell'abilità.

La possibilità di sviluppare funzioni adattive presuppone quindi, oltre a un'adeguata recettività, la capacità di rappresentarsi, pianificare e controllare l'effetto dei propri atti e delle proprie azioni.

Riteniamo che, comunque, in tutti i casi in cui si evidenzi un'atipia di sviluppo, sia opportuno mettere in atto un progetto di lavoro su base multimodale, quindi non solo un approccio "specifico" mirato al sintomo (che non va comunque sottovalutato), ma contemporaneamente un approccio integrato, basato sulle cause, mirato al disturbo nella sua globalità, teso comunque, attraverso l'azione focalizzata su aspetti specifici, all'integrazione dei diversi aspetti e delle varie funzioni sottese ad esso.

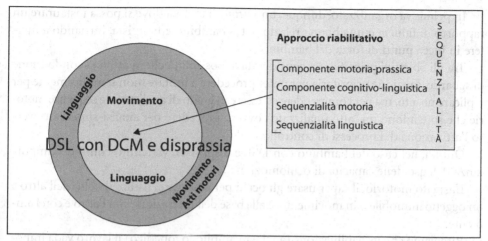

Fig. 14.1. Approccio Sabbadini. Intervento integrato che agisce contemporaneamente su tutti i sintomi, seppure attraverso interventi focalizzati di volta in volta sull'uno o sull'altro. L'assunto è che il sintomo sia una delle tante manifestazioni del disturbo: una causa comune (es. un difetto nel circuito occhio-mano-bocca) produce sintomi più o meno accentuati in una o più specifiche componenti. Essenziale ricordare il ruolo delle FE

Secondo l'approccio cognitivista, infatti, viene soprattutto messo in evidenza il sintomo e si lavora sul sintomo, mentre secondo il nostro approccio multisistemico e integrato (Sabbadini e Sabbadini, 1996; Fig. 14.2) si agisce *contemporaneamente* sui diversi sintomi, seppur attraverso interventi focalizzati di volta in volta sull'uno o sull'altro, soprattutto per associazione *bimodale o multimodale contemporanea.*

L'intervento è mirato sul disturbo nella sua globalità, attraverso l'azione focalizzata su manifestazioni specifiche.

È un'impostazione, questa, che richiede metodo e che rende necessaria la comprensione di quale sia la priorità con la quale procedere.

Secondo l'esperienza acquisita nel corso degli anni vale sempre la pena iniziare a potenziare le funzioni esecutive, ossia i processi di controllo. Il bambino, prima di tutto, deve essere in grado di avviare i processi di autoregolazione; il controllo dell'inibizione come primo step per essere in grado di rispettare e utilizzare precise regole apprese; deve quindi sapere prestare attenzione e mettere in atto i diversi *feed-back*: il *feed-back* durante l'azione, il *feed-back* a posteriori e il *feed-forward* (rappresentazione dell'azione) conseguente al fatto che ha finalmente appreso tramite l'esperienza (elemento formante la memoria esperienziale).

Come abbiamo visto nella parte precedente, il bambino che viene in valutazione e poi in terapia è un bambino che presenta molteplici aspetti deficitari che correlano uno con l'altro.

Fondamentale tenere presente la correlazione tra aspetti motori, linguistici, funzioni esecutive, emotività, ma anche tener conto degli aspetti positivi.

In primis va organizzato, dunque, un *setting* di terapia dove si possa instaurare un rapporto di fiducia e una buona relazione tra bambino e terapista, iniziando a mettere in luce i punti di forza del bambino.

Tra gli obiettivi prioritari va considerata la possibilità che si attivi la condivisione di sguardo, funzione prioritaria per poter procedere a imitare, non semplicemente per replicare un atto, ma per comprendere ed essere in grado di analizzare le sequenze motorie che sottendono un "atto finalizzato", ovvero procedere per analisi-sintesi attraverso l'attivazione dei processi di controllo.

Quindi, nel caso del bambino con DSL e disprassia, va tenuto conto dell'importanza dell'uso delle capacità di oculomozione.

L'aspetto motorio, il saper usare gli occhi per osservare, fissare il volto dell'altro e un oggetto immobile o in movimento, è alla base dell'interazione con l'altro e con l'ambiente.

Riteniamo che in riabilitazione (anche in ambito logopedico) il lavoro vada impostato su quell'ambito che nella pratica clinica viene definito "sviluppo dello schema corporeo", ovvero capacità di coordinazione motoria che implica già di per sé l'attivazione dei processi di controllo.

A questo punto, va messo in evidenza un aspetto fondamentale per decidere come procedere concretamente in terapia, ponendoci la seguente domanda: quando si lavora sul piano motorio, è necessario partire dagli schemi di movimento ovvero da singoli schemi motori carenti (funzioni di base, come equilibrio, oculomozione, movimenti organizzati delle dita delle mani, ecc.) o è più efficace lavorare sulle funzioni adattive? In realtà, come già detto, il lavoro di terapia deve puntare alla messa in atto di funzioni adattive; tuttavia, giungere alla funzione adattiva implica saper aggregare più funzioni di base e poter contare su specifiche capacità motorie. Infine, se lo scopo è aggregare più funzioni di base, è assolutamente necessario che gli input che il bambino riceve siano adeguati e rispecchino le possibilità del soggetto.

In particolare, se il bambino non ha potuto decodificare e quindi aggregare le funzioni di base per arrivare a una più alta funzione adattiva vuol dire che, o c'è un difetto su quello che è l'input che viene ricevuto, cioè l'input è inadeguato e il bambino non lo può o non lo sa decodificare in maniera corretta, oppure non ha sufficiente attenzione e strumenti per decodificarlo. A questo punto, è chiaro che potenziare la capacità di aggregare più funzioni di base al fine di attivare la funzione adattiva vuol dire lavorare non solo sulla capacità di utilizzare alcuni schemi di movimento, ma motivare il bambino a prestare attenzione a come elaborare e integrare questi schemi.

Quindi, prima di tutto, deve essere dato al bambino un input corretto; bisogna poi insegnargli a decodificarlo e a elaborarlo insieme ad altre informazioni, quindi allenarlo a sapere utilizzare meglio più funzioni in contemporanea (funzioni processanti quali le capacità visive, capacità cinestetiche, capacità di coordinazione motoria).

Questa modalità di approccio interfunzionale è indispensabile se si vuole tenere conto e analizzare una data difficoltà in tutte le sue componenti.

Si ponga il caso, per esempio, di una funzione estremamente deficitaria come un deficit di sequenzialità; tener conto di questa difficoltà è fattore prioritario nella disprassia e il raggio d'azione di questa abilità investe innumerevoli settori. In particolare, la sequenzialità non si esplica solo negli atti motori, ma sottende il linguaggio e molteplici funzioni adattive. Si immagini, per esempio, di dovere raccontare una storia in sequenza; questo implica un'abilità sequenziale intesa come ragionamento o capacità di pianificazione che richiede l'associazione tra più variabili, quali il linguaggio, il piano percettivo, quello visivo e spaziale. Interessante notare che una storia viene compresa meglio se oltre ad essere ascoltata viene usato il contemporaneo supporto visivo (es. cartoni animati) (Scandurra et al., 2007).

Ripartendo dalla coscienza del movimento in relazione al proprio corpo e sapendo delle strette correlazioni tra gesto, mani, dita e linguaggio, in genere per iniziare il lavoro sull'abilità a sequenziare, il punto di partenza è potenziare e stimolare l'opposizione e separazione in sequenza delle dita delle mani, quindi la manualità, la gestualità. Per arrivare a una sequenza di tutte le dita devo lavorare in associazione bimodale (vista-cinestesi), per imitazione.

In particolare, però, spesso il bambino deve prima osservare e poi "sentire" in maniera pressoché "passiva" il movimento che deve eseguire, riuscendo a iniziare l'azione attraverso uno starter mediato dall'esterno; in un secondo momento, per gradi, l'apprendimento può venire veicolato attraverso vari tipi di rinforzo (per esempio, il compito è maggiormente accessibile se si disegnano delle faccine sulle dita del bambino e si fa finta che il pollice sia la mamma che da un bacino a ogni suo figlio rappresentato con il disegno di una faccina sulle altre dita). Ciò rende cognitivamente percepibile e comprensibile quello che si sta compiendo (il compito, a questo punto, non è più uno schema semplice di movimento, ma una prassia, in quanto atto finalizzato al raggiungimento dello scopo).

La terapia implica dunque un lavoro integrato che si basa su un'associazione multimodale, mettendo insieme vista/tatto, vista/cinestesi, vista/cinestesi e rinforzo verbale, utilizzando immediatamente lo schema di movimento ai fini del conseguimento della funzione adattiva, facilitata sia dal rinforzo che dalla motivazione.

Su questo modello, poi, si possono costruire innumerevoli altri schemi. Si può fare l'esempio di come è possibile fare uso di un rinforzo: per lo schema crociato si può usare un rinforzo verbale, oppure uno visivo (tramite la fissazione di un nastrino rosso sulla mano destra e sulla gamba sinistra); infine, è utile veicolare tutto attraverso un modello di "imitazione", integrando così informazione visiva con informazione motoria e cinestesica. In questo modo, se il bambino non è in grado autonomamente di compiere un'azione, l'adulto gli fornisce le strategie di cui si può avvalere per poter rifare.

In ogni caso, il rinforzo (in qualunque modo esso sia dato: visivo, cinestesico, linguistico) è un elemento indispensabile del trattamento. È una variabile che aumenta enormemente la motivazione.

Si può ammettere che un bambino risulta tanto più motivato quanto più gli viene concessa una strategia che lo mette in grado di fare quello che pensa di non saper fare e diviene consapevole di poter fare. La motivazione non è qualcosa di astratto, tutt'altro, ed è un dato prognostico estremamente favorevole.

Per essere motivato, però, un bambino deve avere gli strumenti per poter fare, per cui giocare sulla motivazione vuol dire anche giocare sugli strumenti, giocare sulle funzioni di base, giocare sul fatto che il bambino deve imparare a correlare più funzioni e controllarle in un sistema. Più la funzione adattiva è complessa, più funzioni di base debbono essere aggregate, più diventa necessaria la mediazione dell'adulto.

Fondamentale, in questo senso, la collaborazione dei genitori, che sono parte attiva del processo di apprendimento e che vanno resi partecipi del progetto di terapia e delle modificazioni che si possono ottenere lavorando in sintonia (genitori non come terapisti ma importanti per la sollecitazione di funzioni adattive e, soprattutto, per sostenere gli stati emotivi del bambino).

Ma anche i genitori debbono a loro volta capire cosa si sta facendo e quanto è utile e importante fare; vanno quindi spesso anche emotivamente sostenuti. Va inoltre ricordato che in tutti i contesti rispettare la gradualità delle richieste e tener conto delle capacità di ogni singolo bambino è presupposto fondamentale per una possibile modificazione in positivo.

D'altra parte, si deve allenare la capacità di regolazione del proprio comportamento che rende capace il bambino di essere aderente a un contesto, essendo in grado di condividere con l'altro determinate azioni, nonché determinate emozioni.

Spesso un supporto sul piano psicologico è necessario per sostenere l'accettazione del bambino (e della famiglia) rispetto ai suoi limiti, ma anche per potenziare il livello di consapevolezza rispetto ai suoi punti di forza e alle sue "risorse".

A volte può essere molto utile ipotizzare la possibilità di un piccolo gruppo di due o tre bambini alla volta e non procedere soltanto con sedute di terapia individualizzate; infatti, se è vero che il rinforzo giusto nel momento giusto da parte del terapeuta favorisce un corretto sviluppo di determinate funzioni, è pur vero che in molti casi risulta molto efficace la condivisione di determinati momenti di terapia con altri coetanei.

In qualunque modo si decida di operare, comunque, il filo conduttore che deve sottendere ogni proposta è che il bambino possa apprendere attraverso un processo metacognitivo.

Interessante ai fini della terapia l'ipotesi recente veicolata dalla teoria dei neuroni specchio che abbiamo precedentemente citato, per cui alla base del deficit nel soggetto disprattico ci sarebbe appunto il mancato controllo e il raggiungimento del *feedforward* (rappresentazione dell'azione).

In terapia, lavorare per supportare la rappresentazione implica due tipi di approccio: uno concreto, fisico, tramite terapia motoria che investa su azioni e schemi di movimento con sedute individuali o di piccolo gruppo, sempre tenendo presente il principio dell'autoregolazione e controllo che il bambino deve mantenere nel corso di qualsiasi azione o esercizio che gli viene proposto; l'altra di tipo rappresentativo, basata su la stimolazione dell'*imagery* o immagine mentale su modello di Piaget e/o del metodo Feurstein, ovvero con compiti da eseguire con materiale concreto (ad esempio quaderni Feurstein, prove piagetiane, prassie costruttive con modelli che implicano la rap-presentazione spaziale).

Va soprattutto ricordato che il bambino che viene in terapia non si deve annoiare e, soprattutto, deve venire volentieri, pur sapendo che non viene semplicemente a gio-care! Deve essere consapevole che sta affrontando alcuni suoi problemi, ma è fonda-mentale che acquisti fiducia nelle sue possibilità (mai sottovalutare l'importanza del-l'aspetto emotivo e motivazionale).

La motivazione a fare e a collaborare nasce dal riconoscere di poter riuscire a supe-rare le difficoltà, affidandosi agli adulti di riferimento e ottenendo consensi per gli sfor-zi che compie.

Per questo è costantemente necessario il riferimento all'ambiente in cui vive il bam-bino, ovvero la famiglia e la scuola che vanno considerati elementi indispensabili per il successo di ogni intervento terapeutico.

Bibliografia

Aarnoudse-Moens CS, Weisglas-Kuperus N, Van Goudoever JB, Oosterlaan J (2009) Meta-analysis of neurobehavioral outcomes in very preterm and/or very low birth weight children. Pediatrics 124:717–728

Abercrombie ML, Gardiner PA, Hansen E et al (1964) Visual perceptual and visuomotor impairment in physically handicapped children. Percept Mot Skills 18:561–625

Achenbach TM, Rescorla LA (2001) Manual for the ASEBA School-Age Forms and Profiles. University of Vermont, Research Center for Children, Youth, and Families, Burlington, VT, USA. Edizione italiana a cura di Frigerio A, IRCCS MEDEA

Adams AM, Gathercole SE (2000) Limitations in working memory: implications for language development. Int J Lang Comm Dis 35(1):95–116

Aglioti SM, Fabbro F (2006) Neuropsicologia del linguaggio. il Mulino, Bologna

Alloway TP, Archibald L (2008) Working memory and learning in children with developmental coordination disorder and specific language impairment. J Learn Disabil 41:251–262

American Psychiatric Association, AMA (1995) DSM-IV. Manuale diagnostico e statistico dei disturbi mentali. Masson, Milano

Amiez C, Petrides M (2009) Anatomical organization of the eye fields in the human and non-human primate frontal cortex. Prog Neurobiol 89:220–230

Anderson V, Jacobs R, Anderson PJ (2010) Executive functions and the frontal lobes: a lifespan perspective. Psychology Press Taylor and Francis, New York

Angelillo N, Barillari U, et al (2005) Il disturbo semantico-pragmatico in età evolutiva. Audiologia–Newsletter 10:14–20

Anteby I, Lee B, Noetzel M, Tychsen L (1997) Variants of congenital ocular motor apraxia: associations with hydrocephalus, pontocerebellar tumor, and deficit of vertical saccades. J AAPOS 1:201–208

Aram DM (1991) Comments on specific language impairment as a clinical category. Lang Speech Hear Serv 22:84–87

Aram DM, Nation J (1982) Child language disorders. CV Mosby, St. Louis

ASHA (2007) Childhood apraxia of speech (position statement and technical report). Available online at: www.asha.org/policy. Accessed March 2013

Achenbach TM, Rescorla LA (2001) Manual for the ASEBA School-Age Forms and Profiles. University of Vermont, Research Center for Children, Youth, and Families, Burlington, VT, USA. Edizione italiana a cura di Frigerio A, IRCCS MEDEA

Atkinson J, Anker S, Braddick O et al (2001) Visual and visuospatial development in young children with Williams syndrome. Dev Med Child Neurol 43:330–337

Atkinson J, Braddick O (2007) Visual and visuo-cognitive development in children born very prematurely. Progr Brain Res 164:123–149

Awh E, Armstrong KM, Moore T (2006) Visual and oculomotor selection: links, causes and implication for spatial attention. Trend Cogn Sci 10:124–130

Awh E, Vogel EK (2008) The bouncer in the brain. Nat Rev Neurosci 11:5–6

Ayres AJ (1972a) Sensory integration and learning disorders. Western Psychological Services, Los Angeles

Ayres AJ (1972b) Types of sensory integrative dysfunction among disabled learners. Am J Occup Ther 26(1):13–18

Ayres AJ (2005) Sensory integration and the child understanding hidden challenges. Western Psychological Services, Los Angeles. Tr. it. (2012) Il bambino e l'integrazione sensoriale; le sfide nascoste della sensorialità. Giovanni Fioriti Editore, Roma

Baddeley AD (1986) Working memory. Clarendon Press, Oxford. Tr. it. (1990) La memoria di lavoro. Cortina, Milano

Baddeley AD (2002) The psychology of memory. In: Baddeley AD, Wilson BA, Kopelman M (eds) Handbook of memory disorders, 2nd edn. Psychology Press, Hove, pp 3–15

Baddeley AD, Bernsen NO (1989) Research direction in cognitive science: a European perspective. Vol. 1: Cognitive psychology. Lawrence Erlbaum Associates, London

Baddeley AD, Wilson B, Kopelman N (2002) Handbook of memory disorders, 2nd edn. John Wiley & Sons, Chichester

Barkley RA (1997) Behavioral inhibition, sustained attention, and executive functions: constructing a unifying theory of ADHD. Psychological Bulletin 121:65–94

Basili A, Lanzara C, Zanobini M (2011) Il metodo Drezancic nei bambini dai primi mesi di vitra ai tre anni. Guida all'utilizzo delle prime stimolazioni, dei giochi fonici e dei primi vocaboli. Giunti, Firenze

Bates E (2002) Language, gestures and the developing brain. Developmental Psychobiology 40:293–310

Bates E, Benigni L, Bretherton I et al (1979) The emergence of symbols: cognition and communication in infancy. Academic Press, New York

Bates E, Dick F (2002) Language, gesture and developing brain. Center for research in language and department of cognitive sciences. University of California, San Diego

Baughman FD, Cooper RP (2007) Inhibition and young children's performance on the Tower of London task. Cogn System Res 8(3):216–226

Bax M, Goldstein M, Rosenbaum P et al (2005) Executive committee for the definition of cerebral palsy. Proposed definition and classification of cerebral palsy. Dev Med Child Neurol 47:571–576

Baxter P (2012) Developmental coordination disorder and motor dyspraxia. Dev Med Child Neurol 54(1):3

Bednarek DB, Tarnowski A, Grabowska A (2006) Latencies of stimulus-driven eye movements are shorter in dyslexic subjects. Brain Cognition 60:64–69

Belacchi C, Orsolini M, Fanari R et al (2009) VCS. Valutazione dello sviluppo concettuale e semantico. Batteria per la valutazione delle abilità semantiche dei bambini in età prescolare. Erickson, Trento

Bellugi U, Lichtenberger L, Jones W, Lai Z (2000) The neurocognitive profile of Williams syndrome: a complex pattern of strengths and weaknesses. J Cognitive Neurosci 12:7–29

Belton E, Salmond CH, Watkins KE et al (2003) Bilateral brain abnormalities associated with dominantly inherited verbal and orofacial dyspraxia. Hum Brain Mapp 18:194–200

Benso F (2004) I protocolli riabilitativi di tipo cognitivo integrati con trattamenti attentivi: alcune considerazioni teoriche e sperimentali a sostegno. Giornale Italiano delle Disabilità 4(3):41–48

Benso F (2007) Un modello di interazione tra il sistema attentivo supervisore e i sistemi specifici nei diversi apprendimenti. Child Devel Disabil 32:39–52

Benso F (2010) Sistema attentivo-esecutivo e lettura. Un approccio neuropsicologico alla lettura. Il Leone Verde, Torino

Benso F, Clavarezza V, Caria A, Chiorri C (2013) Validazione di un modello multicomponenziale della lettura. Teorie utili alla prevenzione, allo screening e all'intervento nella dislessia evolutiva. Dislessia 1:39-65

Benso F, Bracco F (2006) Oriented cancellation test: assessment of visuo-motor and visual-search speed, III European Working Memory Symposium, Genova

Benso F, Stella G, Zanzurino G, Chiorri C (2005) Il fuoco attentivo e la dislessia evolutiva. Dislessia 3:275–285

Berkowitz AL, Ansari D (2008) Generation of novel motor sequences: the neural correlates of musical improvisation. NeuroImage 41:535–543

Bernardis P, Bello A, Pettenati P et al (2008) Manual actions affect vocalizations of infants. Exp Brain Res 184:599–603

Bertoldo N, Siravegna D, Pacilli C et al (2008) La valutazione della disprassia evolutiva: sperimentazione e confronto fra le scale maggiormente in uso in età evolutiva. Giornale di europsichiatria dell'Età Evolutiva 28:197–208

Bhutta AT, Cleves MA, Casey PH et al (2002) Cognitive and behavioral outcomes of school-aged children who were born preterm. A meta-analysis. JAMA 288:728–737

Bianchi PE, Fazzi E (1999) Attualità in neuroftalmologia dell'età evolutiva. Franco Angeli, Milano

Biscaldi M, Gezeck S, Stuhr V (1998) Poor saccadic control correlates with dyslexia. Neuropsychologia 36:1189–1202

Bishop DV (1987) The causes of specific developmental language disorder ("development dysphasia"). Child Psycholol Psychiatry 28(1):1–8

Bishop DV (2000) Pragmatic language impairment: a correlate of SLI, a distinct subgroup or part of the autistic continuum? In: Bishop DV, Leonard LB (eds) Speech and language impairments in children: causes, characteristics, intervention and outcome. Philadelphia Psychology Press, Philadelphia, pp 99–113

Bishop DV (2002a) Motor immaturity and specific speech and language impairment: evidence for a common genetic basis. Am J Med Genet 114:56–63

Bishop DV (2002b) The role of genes in the etiology of specific language impairment. J Commun Dis 35:311–328

Bishop DV (2006) What causes specific language impairment in children? Psychological Science 15:217–221

Bishop DV, Norbury CF (2002) Exploring the borderlands of autistic disorder and specific language impairment: study using standardized diagnostic instruments. J Child Psychol Psychiat 43:917–929

Bishop DV, Norbury CF (2005) Executive functions in children with communication impairments, in relation to autistic symptomatology. Autism 9(1):7–27

Bishop DV, Rosenbloom L (1987) Classification of childhood language disorders. In: Yule W, Rutter M (eds) Language development and disorders. Clinics in developmental medicine, 101/102. MacKeith Press, London

Blair C, Razza RP (2007) Relating effortful control, executive function and false belief understanding to emerging math and literacy ability in kindergarten. Child Devel 76:554–567

Bolter NI, Johnson J, Pascual-Leone J (2006) Processing limitations in children with specific language impairment: the role of executive functions. Child Devel 77(6):1822–1841

Bono MA, Daley TC, Sigman MD (2004) Relations among joint attention, amount of intervention and language gain in autism. J Autism Dev Disord 34(5):495–505

Borghi AM, Iachini T (2002) Scienze della mente. il Mulino, Bologna

Bortolini U (1993) Indici diagnostici del disordine fonologico. Quaderni del Centro di Studio per le Ricerche di Fonetica. CNR Libreria Progetto, Padova

Bortolini U (1995a) Prove per la valutazione fonologica del linguaggio infantile (PFLI). Tipografia Veronese, Padova

Bortolini U (2010) Le basi fonologiche del disturbo specifico del linguaggio. In: Vicari S, Caselli MC (eds) Neuropsicologia dello sviluppo. il Mulino, Bologna

Botting N, Conti-Ramsden G (2001) Non-word repetition and language development in children with language impairments. Int J Lang Commun Disord 36(4):421–432. Tr. it. Linguaggio: implicazioni cliniche. In: Vicari S, Caselli MC (ed) Neuropsicologia dello sviluppo. il Mulino, Bologna

Boutsen FR, Christman SS (2002) Prosody in apraxia of speech. Clinical symptoms and speech characteristics. Proceedings of the 2002 Childhood Apraxia of Speech Research Symposium. The Hedrix Foundation, Carlsbad

Brackenbury T, Pye C (2005) Semantic deficits in children with language impairments. Lang Speech Hear Serv 36:5–16

Brosnan M, Demetre J, Hamill S et al (2002) Executive functioning in adults and children with developmental dyslexia. Neuropsychologia 40(12):2144–2155

Brown JH, Johnson MH, Paterson SJ et al (2003) Spatial representation and attention in toddlers with Williams syndrome and Down syndrome. Neuropsychologia 41:1037–1046

Bruner J (1976) Psicologia della conoscenza, vol. 2. Movimenti evolutivi. Armando editore, Roma

Buccino G, Binkofsky F, Fink GL et al (2001) Action observation activates premotor and parietal areas in a somatotopic manner: an fMRI study. Eur J Neurosci 13:400–404

Bunge SA, Zelazo PD (2006) A brain-based account of the development of rule use in childhood association. Psychol Sci 15:3

Bush G, Luu P, Posner MI (2000) Cognitive and emotional influences in the anterior cingulate cortex, Trends Cogn Sci 4(6):215–222

Camaioni L, Ercolani AP, Lloyd P (1995) Prove di Comunicazione Referenziale (PCR). Giunti Organizzazioni Speciali, Firenze

Cantwell D, Baker L (1980) Psychiatric and behavioral characteristics of children with communication disorders. J Ped Psychol 5:161–178

Capirci O, Contaldo A, Caselli MC, Volterra V (2005) From action to language trough gesture. Gesture 5(1–2):155–177

Capone N, McGregor KK (2005) The effect of semantic representation on toddlers' word retrieval. J Speech Lang Hear Res 48:1468–1480

Carte ET, Nigg JT, Hinshaw SP (1996) Neuropsychological functioning, motor speed, and language processing in boys with and without ADHD. J Abnorm Child Psych 24(4):481–498

Caselli MC, Casadio P (1995) Il primo vocabolario del bambino. Franco Angeli, Milano

Caselli MC, Rinaldi P, Stefanini S, Volterra V (2009) Repertorio di azioni e gesti in bambini tra 8 e 18 mesi e rapporti con la comprensione e produzione delle prime parole. Età Evolutiva 93:70–78

Casey BJ, Giedd JN, Thomas KN (2000. Structural and functional brain development and its relation to cognitive development. Biol Psychol 54:241–257

Casey BJ, Trainor R, Giedd J et al (1997) The role of the anterior cingulate in automatic and controlled processes: a developmental neuroanatomical study. Devel Psychobiol 3:61–69

Casey BJ, Trainor RJ, Orendi JL et al (1997) A developmental function MRI study of prefrontal activation during performance of a go-no-go task. J Cogn Neurosci 9:835–847

Chapman CA, Du Plessis A, Pober BR (1996) Neurologic findings in children and adults with Williams syndrome. J Child Neurol 11:63–65

Chilosi A, Cerri B (2009) Disprassia verbale. Attività di ricombinazione vocalico-sillabica creativa. Erickson, Trento

Chilosi A, Cipriani P, Fapore T (2002) I disturbi specifici del linguaggio. In: Caselli MC, Vicari S (eds) I disturbi dello sviluppo: neuropsicologia clinica ed ipotesi riabilitative. il Mulino, Bologna, pp 59–76

Chilosi A, Cipriani P, Fapore T et al (2010) Lo sviluppo del linguaggio tra normalità e patologia. In: Caselli MC, Vicari S (eds) Neuropsicologia dello sviluppo. il Mulino, Bologna, pp 69–83

Christ SE, White DA, Brunstrom JE, Abrams RA (2003) Inibitory control following perinatal brain injury. Neuropsychology 17:171–178

Chun HH, Gatti RA (2004) Ataxia-telangectasia, an evolving phenotype. DNA Repair 3:1187–1196

Clark HM (2003) Neuromuscular treatment for speech and swallowing: a tutorial. Am J Speech Lang Pathol 12:400–415

Clark HM, Henson PA, Barber WD et al (2003) Relationships between subjective and objective measures of tongue strength and oral phase swallowing impairments. Am J Speech Lang Pathol 12:40–50

Clohessy AB, Posner MI, Rothbart MK (2001). Development of the functional visual field. Acta Psychologica 106:51–68

Cogan DG (1952) A type of congenital motor apraxia presenting jerk head movements. Trans Am Acad Opthalmol Otolaringol 56:835–862

Conners CK (2007) CRS-R. Conners' Rating Scales-Revised. Lo standard per l'assessment dell'AD/HD e dei disturbi di comportamento da 3 a 17 anni. Giunti Organizzazioni Speciali, Firenze

Cooper DL (2006) Broca's arrow: evolution, prediction, and language in the brain. Anat Rec B 289:9–24

Corbetta M, Shulman GL (2002) Control of goal-directed and stimulus-driven attention in the brain. Nat Rev Neurosci 3:201–215

Cossu G (2013) Test Neuropsicologico Lessicale per l'età evolutiva (TNL). Hogrefe Editore

Cowan N (2000) The magical number 4 in short-term memory: a reconsideration of mental storage capacity. Behav Brain Sci 24:87–185

Craighero L, Destro MF, Finos L et al (2006) Language in shadow. Soc Neurosci 1(2):77–89

Crary MA (1984) Phonological characteristics of developmental verbal dyspraxia. Seminars in Speech and Language 5:71–83

Damasio AR (1994) Descartes' error. Emotion, reason, and the Human brain. Tr. it. (1995) L'errore di Cartesio. Emozione, ragione e cervello umano. Adelphi, Milano

Damasio H (1995) Human brain anatomy in computerized images. Oxford University Press, New York

Davidson RJ, Fox A, Kalin NH (2007) Neural bases of emotion regulation in nonhuman primates and humans. In: Gross JJ (ed) Handbook of emotion regulation. Guilford Press, New York, 47-68

Davis BL (2003) Patterns of vowel production in childhood apraxia of speech. Proceeding of the 2002 Childhood apraxia of Speech research symposium. The Hedrix Foundation, Carlsbad

De Luca M, Di Pace E, Judica A et al (1999) Eye movement pattern in linguistic and non-linguistic tasks in developmental surface dyslexia. Neuropsychologia 37:1407–1420

De Renzi E, Faglioni P (1990) Manuale di neuropsicologia. Zanichelli Editore, Bologna

De Renzi E, Lucchelli F (1988) Ideational apraxia. Brain 111:1173–1185

Dejerine J (1894) Séméiologie des affections du système nerveux. Masson, Paris

Denckla MB (1973) Development of speed in repetitive and successive finger-movements in normal children. Dev Med Child Neurol 15(5):635–645

Derryberry D, Reed MA (1998) Anxiety and attentional focusing: trait, state and hemispheric influences. Pers Indiv Differ 25:745–761

Dewey D (1995) What is developmental dyspraxia? Brain Cogn 29:254–257

Dewey D, Kaplan BJ (1992) Analysis of praxis task demands in the assessment of children with developmental motor deficits. Dev Neuropsychol 8:367–379

Diamond A (1991) Neuropsychological insights into the meaning of object concept development. In: Carey S, Gelman R (eds) The epigenesis of mind: essays on biology and cognition. Erlbaum, Hillsdale, pp 67–110

Diamond A, Taylor C (1996) Development of an aspect of executive control: development of the abilities to remember what I said and to "Do as I say, not as I do". Devel Psychobiol 29(4):315–334

Drevets WC (2000) Neuroimaging studies of mood disorders. Biol Psychiatry 48(8):813–829

Drezancic Z (1992) Disegni e memoria. Cooperativa Logos, Prato

Duncan J, Jonshon R, Swalwes M, Freer C (1997) Frontal lobe deficits after head injury: unity and diversity of function. Cognitive Neuropsych 14(5):713–741

Dutton GN, Jacobson LK (2001) Cerebral visual impairment in children. Semin Neonatol 6:477–485

Eden GF, Stein JF, Wood HM, Wood FB (1994) Differences in eye movements and reading problems in dyslexic and normal children. Vision Research 34:1345–1358

Edwards M (1973) Developmental verbal dyspraxia LCSD. Br J Disord Commun 8:64–70

Edwards M (1984) Disorders of articulation. Springer Verlag, New York

Evans JL, Alibali MW, McNeil M (2001) Divergence of verbal expression and embodied knowledge: evidence from speech and gesture in children with specific language impairments. Lang Cognitive Proc 16:309–331

Evdokimidis I, Constantinidis TS, Liakopoulos D, Papageorgiou C (1996) The increased reaction time of antisaccades. What makes the difference? Int J Psychophysiol 22:61–65

Fabrizi A, Becciu MM, Diomede L, Penge R (2006) I disturbi specifici del linguaggio: percorsi evolutivi e strategie di intervento. Psicomotricità 27:13–23

Fabrizi A, Cacciamani F, Chiappa MB et al (2000) Disturbi del linguaggio e disturbi psicopatologici: un approccio evolutivo alle problematiche di intervento. Psichiatria dell'infanzia e dell'adolescenza 67:659–679

Fadiga L, Craighero L, Buccino G, Rizzolatti G (2002) Speech listening specifically modulates the excitability of tongue muscles: a TMS study. Eur J Neurosci 17:1703

Fadiga L, Craighero L, D'Ausilio A (2009) Broca's area in language, action, and music. Ann NY Acad Sci 1169:448–458

Fassbender C, Zhang H, Buzy WM et al (2009) A lack of default network suppression is linked to increased distractibility in ADHD. Brain Res 1273:114–128

Fazio BB (1997) Learning a new poem: memory for connected speech and phonological awareness in low-income children with and without specific language impairment. J Speech Lang Hear Res 40:1285–1297

Fazzi E, Bova S, Giovenzana A et al (2009) Cognitive visual dysfunctions in preterm children with periventricular leukomalacia. Dev Med Child Neurol 51:974–981

Fazzi E, Bova SM, Uggetti C et al (2004) Visual-perceptual impairment in children with periventricular leukomalacia. Brain Devel 26:506–512

Fazzi E, Galli J, Maraucci I et al (2011) Aprassia oculomotoria congenita: riflessioni cliniche e riabilitative. Psichiatria dell'infanzia e dell'adolescenza 78:67–84

Fazzi E, Galli J, Micheletti S (2012) Visual impairment: a common sequela of preterm birth. Neoreviews 13:542–550

Fazzi E, Luparia S, Signorini S, Bianchi PE (2012) Deficit sensoriali visivi: riabilitazione. In: Sandrini S, Dattola R (eds) Compendio di neurorabilitazione. Verduci Edizioni, Roma

Fazzi E, Signorini S, Bova SM et al (2007) Spectrum of visual disorders in children with cerebral visual impairment. J Child Neurol 22:294–301

Fazzi E, Signorini S, La Piana R et al (2012) Neuro-ophthalmological disorders in cerebral palsy: ophthalmological, oculomotor, and visual aspects. Dev Med Child Neurol 54:730–736

Fedrizzi E, Inverno M, Bruzzone MG et al (1996) MRI features of cerebral lesions and cognitive functions in preterm spastic diplegic children. Pediatr Neurol 15:207–212

Fellows LK, Farah MJ (2005) Is anterior cingulate cortex necessary for cognitive control? Brain 128:788–796

Feuerstein R, Feuerstein S, Falik L, Rand Y (1979; 2002) Dynamic assessments of cognitive modifiability. ICELP Press, Jerusalem

Fielder AR, Gresty MA, Dodd KL ed al (1986) Congenital ocular motor apraxia. Trans Ophthalmol Soc UK 105:589–598

Filippi G (2006) La storia del concetto di "disprassia": implicazioni per l'agire riabilitativo. Riabilitazione Neurocognitiva, Anno II. 3:167–187

Fisher SE, Vargha-Khadem F, Watkins KE et al (1998) Localisation of a gene implicated in a severe speech and language disorder. Nature Genet 18:168–170

Flavell JH (1979) Metacognition and cognitive monitoring. A new area of cognitive-developmental Inquiry. Am Psychol 34(10):906–911

Fodor JA (1983) The modularity of mind. MIT Press, Cambridge, MA

Fogassi L, Gallese V, Buccino G et al (2001) Cortical mechanisms for the visual guidance of hand grasping movements in the monkey: a reversible inactivation study. Brain 124:571-586

Fogassi L, Luppino G (2005) Motor functions of the parietal lobe. Curr Opin Neurobiol 15:626-31

Fransson P (2005) Spontaneous low-frequency BOLD signal fluctuations: an fMRI investigation of the resting-state default mode of brain function hypothesis. Human Brain Mapping 26:15-29

Frith U (1989) Autism: explaining the enigma. Blackwell, Oxford

Gaines R, Missiuna C (2007) Early identification: are speech/language impaired toddlers at increased risk for coordination difficulties? Child Care Health Devel 33(3):325–332

Gallese V (2007) Before and below "theory of mind": embodied simulation and the neural correlates of social cognition. Philos T Roy Soc B 362:659–669

Gallese V, Fogassi L, Fadiga L, Rizzolatti G (2002) Action representation and the inferior parietal lobule. In: Prinz W, Hommel B (eds) Attention and performance XIX: common mechanism in perception and action. Oxford University Press, Oxford, pp 335–355

Galloway JC, Thelen E (2004) Feet fist: object exploration in young infants. Infant Behav Dev 27:107–112

Gathercole SE, Baddeley AD (1990) Phonological memory deficits in language disordered children: is there a causal connection? J Mem Lang 29(3):336–360

Gathercole SE, Martin AJ (1996) Interactive processes in phonological memory. In: Gathercole SE (ed) Models of short-term memory. Psychology Press, Hove, pp 73–100

Gaymard B, Rivaud S, Cassarini JF et al (1998) Effects of anterior cingulate cortex lesions on ocular saccades in humans. Exp Brain Res 120:173–183

Gazzellini S, Benso F, Bauleo G et al (2011) Overlapping between oscillation frequencies of RTs and beta/theta EEG frontal ratio in pediatric patients suffering from sustained attention deficit after acquired brain injury. Poster Rovereto Attention Workshop Center for Mind/Brain Sciences Laboratory of Cognitive Sciences. Università di Trento

Gentilucci M, Dalla Volta R (2008) Spoken language and arm gestures are controller by the same motor control system, Q J Exp Psychol 61(6):944–957

Gentilucci M, Stefanini S, Roy AC, Santunione P (2004) Action observation and speech production: study on children and adults. Neuropsychologia 42:1554–1567

Gibbs J, Appleton J, Appleton R (2007) Dyspraxia or developmental coordination disorder? Unravelling the enigma. Arch Dis Child 92:534–539

Gillam RG, Cowan N, Marler JA (1998) Information processing by school-age children with specific language impairment: evidence from a modality effect paradigm. J Speech Lang Hear Res 41:913–926

Gladic AV (1982) Le dita leggono. Manuale di "digitolessia". Omega Edizioni, Torino

Goldin-Meadow S (2008) Theories of language acquisition. In: Haith MW, Benson JB (eds) Encyclopedia of infant and early childhood development, Vol. 2, Elsevier, Oxford, UK, pp 177–187

Good WV, Jan JE, Burden SK et al (2001) Recent advances in cortical visual impairment. Dev Med Child Neurol 43:56–69

Grabowski TJ, Damasio H, Damasio AR (1998) Premotor and prefrontal correlates of category-related lexical retrieval. Neuroimage 7:232–243

Greenberg F, Lewis RA (1988) The Williams syndrome. Spectrum and significance of ocular features. Ophthalmology 95:1608–1612

Grigos MI, Kolenda N (2010) The relationship between articulatory control and improved phonemic accuracy in childhood apraxia of speech: a longitudinal case study. Clin Linguist Phon 24(1):17–40

Groenen P, Maassen B, Crul T, Thoonen G (1996) The specific relation between perception and production errors for place of articulation in developmental apraxia of speech. J Speech Hearing Res 39(3):468–482

Grönqvist H, Brodd KS, Rosander K (2011) Development of smooth pursuit eye movements in very prematurely born infants: 2. The low-risk subgroup. Acta Paediatr 100:5–11

Grosbras MH, Lobel E, Van de Moortele PF et al (1999) An anatomical landmark for the supplementary eye fields in human revealed with functional magnetic resonance imaging. Cereb Cortex 9:705–711

Gross RG, Grossman M (2008) Update on apraxia. Curr Neurol Neurosci Rep 8:490–496

Guenther FH (1994) A neural network model of speech acquisition and motor equivalent speech production. Biological Cybernetics 72:43–53

Guenther FH (2006) Cortical interactions underlying the production of speech sounds. J Commun Disord 39:350–365

Hadden W (1891) On certain deficits of articulation in children with cases illustrating the results of education on oral system. J Ment Sci 37:96–100

Hall PK (1992) At the center of controversy: developmental apraxia. Am J Speech Lang Pathol 1(3):23–25

Hall PK (2000a) A letter to the parent(s) of a child with developmental apraxia of speech. Part I: speech characteristics of the disorder. Lang Speech Hear Serv 31:169–171

Hall PK (2000b) A letter to the parent(s) of a child with developmental apraxia of speech. Part II: the nature and cuses of DAS. Lang Speech Hear Serv 31:173–175

Hall PK (2000c) A letter to the parent(s) of a child with developmental apraxia of speech. Part III: other problems often associated with the disorder. Lang Speech Hear Serv 31:176–178

Hall PK (2000d) A letter to the parent(s) of a child with developmental apraxia of speech. Part IV: treatment of DAS. Lang Speech Hear Serv 31:179–181

Hall PK, Jordan L, Robin DA (2007) Developmental apraxia of speech: from theory to clinical practice, 2nd edn. Pro-Ed, Austin

Hallet PE (1978) Primary and secondary saccades to goals defined by instructions. Vision Res 18:1279–1296

Hadjikhani N, Joseph RM, Snyder J et al (2004) Activation of the fusiform gyrus when individuals with autism spectrum disorder view faces. Neuroimage 22:1141-1150

Häuser W, Hansen E, Enck P (2012) Nocebo phenomena in medicine: their relevance in everyday clinical practice. Deutsches Ärzteblatt International 109(26):459–465

Hayden DA (1994) Differential diagnosis of motor speech dysfunction in children. Developmental apraxia of speech: assessment. Clinics in Communication Disorders 4(2):118–147

Hayden D (2006) The PROMPT model: use and application for children with mixed phonological-motor impairment. Adv Speech Lang Phatol 8(3):265–281

Hayden D, Eigen J, Walker A, Olsen L (2010) PROMPT: a tactually grounded model for the treatment of childhood speech production disorders. In: Williams L, Mcleod S, McCauley R (eds) Treatment for speech sound disorders in children. Brookes Publishing, Baltimore

Heilman K, Watson R, Gonzelez Rothi LJ (2003) Disorders of skilled movements. Behavioral neurology and neuropsychology. McGraw-Hill Medical Publishing Division, New York

Heiser M, Iacoboni M, Maeda F et al (2003) The speaking brain; the essential role of Broca's area in imitation. Eur J Neurosci 17:1123–1128

Henderson SE, Sugden D (1992) Movement assessment battery for children. Harcourt Brace/The Psychological Corporation, New York. Tr. it. ABC: Mercuri E (2000) Giunti, Firenze

Hickok G, Poeppel D (2004) Dorsal and ventral streams: a framework for understanding aspects of the functional anatomy of language. Cognition 92(1–2):67–99

Hikosaka O, Nakamura K, Nakahara H (2006) Basal ganglia oriente eyes to renard. J Neurophysiol 95:567–584

Hikosaka O, Sakamoto M, Miyashita N (1993) Effects of caudate nucleus stimulation on substantia nigra cell activity in monkey. Exp Brain Res 95:457–472

Hikosaka O, Takikawa Y, Kawagoe R (2000) Role of the basal ganglia in the control of purposive saccadic eye movements. Physiol Rev 80:953–978

Hill EL (2001) Non specific nature of specific language impairment: a review of the literature with regard to concomitant motor impairments. Int J Lang Commun Dis 36:149–171

Hill EL, Bishop DV, Nimmo-Smith L (1998) Representational gestures in developmental co-ordination disorder and specific language impairment: error types and the reliability of rating. Human Movement Science 17:655–678

Hoogenraad CC, Koekkoek B, Akhmanova A et al (2002) Targeted mutation of Cyln2 in the Williams syndrome critical region links CLIP-115 haploinsufficiency to neurodevelopmental abnormalities in mice. Nat Genet 32:116–127

Horbar JD, Badger GJ et al (2002) Trends in mortality and morbidity for very low birth weight infants, 1991–1999. Pediatrics 110:143–151

Horowitz TS, Choi WY, Horvitz JC et al (2006) Visual search deficits in Parkinson's disease are attenuated by bottom-up target salience and top-down information. Neuropsychologia 44:1962–1977

Hoshi E, Tanji J (2004) Differential roles of neuronal activity in the supplementary and presupplementary motor areas: From information retrieval to motor planning and execution. J Neurophysiol 92:3482-99

Hsu HN, Yang ML, Lai HC (2002) Familial congenital ocular motor apraxia. Chang Gung Med J 25:411–414

Hulme C, Biggerstaff A, Moran G, McKinlay J (1982) Visual kinaesthetic sensitivity and motor performance in children. Dev Med Child Neurol 30:80–92

Hutton SB (2008) Cognitive control of saccadic eye movements. Brain Cognition 68:327–340

Hutzler F, Kronbichler M, Jacobs AM, Wimmer H (2006) Perhaps correlational but not causal: no effect of dyslexic readers' magnocellular system on their eye movements during reading. Neuropsychologia 44:637–648

Hutzler F, Wimmer H (2004) Eye movements of dyslexic children when reading in a regular orthography. Brain Lang 89:235–242

Iacoboni M (2008) The role of premotor cortex in speech perception: evidence from fMRI and rTMS. Journal of Physiology 102:31-34

ICD-10 (1992) Classificazione internazionale delle sindromi e dei disturbi psichici e comportamentali. Masson, Milano

Iverson JM, Goldin-Meadow S (1998) Why people gesture as they speak. Nature 396:228

Iverson JM, Goldin-Meadow S (2005) Gesture paves the way for language development. Psychological Science 16:367–371

Iverson JM, Thelen E (1999) Hand, mouth and brain. The dynamic emergence of speech and gesture. J Consciousness Stud 6(11–12):19–40

Jones W, Hesselink J, Courchesne E et al (2002) Cerebellar abnormalities in infants and toddlers with Williams syndrome. Dev Med Child Neurol 44:688–694

Jung CG (1921) Tipi psicologici. Bollati Boringhieri, (2011) Torino, p 14

Kaplan B, Crawford S, Cantell M et al (2006) Comorbidity, cooccurrence, continuum: what's in a name? Child Care Health Dev 32(6):723–731

Karmiloff-Smith A (1992) Beyond modularity: a developmental perspective on cognitive science. MIT Press, Cambridge, MA

Kleinberg J (2001) Small-world phenomena and the dynamics of information. Adv Neur In 14:431–438

Koegel LK, Koegel RL, Frea WD, Freedeen RM (2001) Identifying early intervention targets for children with autism in inclusive settings. Behavior Modification 25(5):745–761

Kohler E, Keysers C, Umiltà MA et al (2002) Hearingsounds, under standing actions: action representation in mirror neurons. Science 297:846–848

Kondo A, Saito Y, Floricel F et al (2007) Congenital ocular motor apraxia: clinical and neuroradiological findings, and long-term intellectual prognosis. Brain Dev 29:431–438

Krams M, Rushworth MF, Deiber MP et al (1998) The preparation, execution and suppression of copied movements in the human brain. Exp Brain Res 120:386–398

Kristjánsson A (2007) Saccade landing point selection and the competition account of pro-and antisaccade generation: the involvement of visual attention- a review. Scand J Psychol 48:97–113

Lahey M, Bloom L (1994) Variability and language learning disabilities. In: Wallach G, Bluter K (eds) Language learning daisabilities in school-age children and adolescents. Allyn and Bacon, Boston, pp 353–372

Landau B, Hoffman JE (2005) Parallels between spatial cognition and spatial language: evidence from Williams syndrome. J Mem Lang 53:163–185

Lavie N (2000) Selective attention and cognitive control: dissociating attentional functions through different types of load. In: Monsell S, Driver J (eds) Attention and performance XVIII. MIT press, Cambridge, MA, pp 175–194

Lavie N, Tsall Y, (1994) Perceptual load as major determinant of the locus of selection in visual attention, Perception and Psychophysics 56:183-197

LeDoux J (1996) The emotional brain. Simon & Schuster, New York

Lee EY, Cowan N, Vogel EK et al (2010) Visual working memory deficits in patients with Parkinson's disease are due to both reduced storage capacity and impaired ability to filter out irrelevant information. Brain 133:2677–2689

Leonard LB, Bortolini U (1998) Grammatical morphology and the role of weak syllables in the speech of Italian-speaking children with specific language impairment. J Speech Lang Hear Res 41:1363–1374

Leonard LB, Bortolini U, Caselli MC et al (1992) Morphological deficits in children with specific language impairment: the status of features in the underlying grammar. Language Acquisition 2:151–179

Leung HC, Gore JC, Goldman-Rakic PS (2002) Sustained mnemonic response in the middle human frontal gyrus during on-line storage of spatial memoranda. J Cogn Neurosci 14:659–671

Levi G (2009) Disturbi specifici di linguaggio: nosografia vs cluster neurolinguistici. In: Mariani E, Marotta L, Pieretti M (eds) Presa in carico ed intervento nei disturbi dello sviluppo. Erickson, Trento, pp 31–35

Levi G, D'Ardia C, Diomede L et al (2012) Claster neurolinguistici e fasi di sviluppo. Il disturbo semantico pragmatico. III Convegno Nazionale AIDEE, 29-30 gennaio

Levi G, Dell'Uomo A, Diomede L, Fabrizi A (2007), Cluster neurolinguistici e funzioni comunicative nei disturbi specifici di linguaggio. Giornale di Neuropsichiatria dell'Età Evolutiva 27:174–194

Levin HS, Culhane KA, Hartmann J et al (1991) Developmental changes in performance on tests of purported frontal lobe functioning. Developmental Neuropsychology 7:377–395

Lévy-Rueff M, Bourgeois M, Assous A et al (2012) Abnormal electroencephalography results and specific language impairment: towards a theoretical neurodevelopmental model? Encephale 38:318-328

Lewis BA, Freebairn LA, Hansen A et al (2004) Family pedigrees of children with suspected childhood apraxia of speech. J Commun Dis 37:157–175

Lewis MD, Todd RM (2007) The self-regulating brain: cortical-subcortical feedback and the development of intelligent action. Cognitive Development 22:406–430

Lhermitte F, Pillon B, Serdaru M (1986) Human autonomy and frontal lobes. Part I: imitation and utilization behavior: a neuropsychological study of 75 patients. Ann Neurol 19:326–334

Li C, Jin L, Bai Y et al (2012) Genome-wide expression analysis in down syndrome: insight into immunodeficiency. PLoS One 7:e49130

Lieberman P (1989) The origins of some aspects of human language and cognition. In: Mellars P, Stringer CB (eds) The Human Revolution: Behavioural and Biological Perspectives on the Origins of Modern Humans. Wiley, Edinburgh, pp 391–414

Liberman AM (1996) Speech: a special code. MIT Press, Cambridge, MA

Liberman AM, Cooper FS, Shankweiler DP, Studdert-Kennedy M (1967) Perception of the speech code. Psychological Review 74:431–461

Liberman AM, Mattingly IG (1985) The motor theory of speech perception revised. Cognition 21:1–36

Lieberman P (2000) Human language and our reptilian brain. Harvard University Press, Cambridge, MA

Locke JL (1983) Phonological acquisition and change. Academic Press, New York

Loe IM, Luna B, Bledsoe IO et al (2012) Oculomotor assessment of executive function in preterm children. J Pediatr 161:427–433

Lorusso ML (2009) Abilità Pragmatiche nel Linguaggio Medea (APL Medea). Giunti Organizzazioni Speciali, Firenze

Love AJ, Thompson MG (1988) Language disorders and attention deficit disorders in young children referred for psychiatric services: analysis of prevalence and a conceptual synthesis. Am J Orthopsychiat 58(1):52–64

Luna B, Velanova K, Geier CF (2008) Development of eye-movement control. Brain Cognition 68:293–308

Luppino G, Rizzolatti G (2000) The organitation of the frontal motor cortex. News Physiol Sci 15:219–224

Luria AR (1976) The working brain. An introduction to neuropsychology. Penguin Books, Harmondsworth. Tr. it. (1977) Come lavora il cervello. Introduzione alla neuropsicologia. il Mulino, Bologna

Maassen B (2002) Issues contrasting adult acquired versus developmental apraxia of speech. Semin Speech Lang 23(4):257–266

MacLeod CM (1991) Half a century of research on the Stroop effect: an integrative review. Psycol Bull 109:163–203

MacLeod CM, Dodd MD, Sheard ED et al (2003) In opposition to inhibition. The psychology of learning and motivation. Elsevier Science 43:163–213

Mansson AC (2003) The relationship between gestures and semantic processes. Doctoral Dissertation. Department of Lingustic, Goteborg University

Manto M, Bower JM, Conforto AB et al (2012) Consensus paper: roles of the cerebellum in motor control-the diversity of ideas on cerebellar involvement in movement. Cerebellum 1:457–487

Marton K (2009) Is language impairment specific in children with specific language impairment? In: Marton K (ed) Assessment and intervention in neurocognitive disorders, examples from evidence-based practice. Eotvos Kiado, Budapest, pp 61–101

Marton K, Schwartz RG (2003) Working memory capacity: limitations and language processes in children with specific language impairment. J Speech Lang Hear Res 46:1138–1153

Matelli M, Luppino G (2000) Parietofrontal circuits: parallel channels for sensory-motor integration. Adv Neurol 84:51–61

Matelli M, Luppino G (2001) Parietofrontal circuits for action and space perception in the macaque monkey. Neuroimage 14(1 Pt 2):S27–32

Maturana H, Varela F (1987) The tree of knowledge. Shambhala, Boston. Tr. it. (1987) L'albero della conoscenza. Garzanti, Milano

Mazer JA (2011) Spatial attention, feature-based attentiona, and saccades: three sides of one coin? Biol PsychiatrY 69:1147–1152

McCloskey G., Perkins LA, Van Diviner B (2008) Assessment and intervention for executive function difficulties. Routledge, New York

McGregor KK, Newman RM, Reilly RM, Capone N (2002) Semantic representation and naming in children with specific language impairment. J Speech Lang Hear Res 45:998–1014

McNab F, Klingberg T (2008) Prefrontal cortex and basal ganglia control access to working memory. Nature Neuroscience 11(1):103–107

McNeill D (1992) Hand and mind: what gesture reveals about thought. University of Chicago Press, Chicago

McNeill D (2000) Language and gesture. Cambridge University Press, Cambridge, UK

Militerni R, Adinolfi B, De Lucia M et al (2007) Il disturbo semantico-pragmatico: diagnosi ed inquadramento nosografico. Giornale di Neuropsichiatria dell'Età Evolutiva 27:371–382

Miller CA, Kail R, Leonard LB, Tomblin JB (2001) Speed of processing in children with specific language impairment. J Speech Lang Hear Res 44:416–433

Milliken B, Joordens S, Merikle PM, Seiffert AE (1998) Selective attention: a reevaluation of the implication of negative priming. Psychol Rev 105:203–229

Milloy NR (1991) Breakdown of speech: causes and remediation. Therapy in Practice Series, Vol. 20. Chapman & Hall, London and New York

Mills Schumann C, Hamstra J, Goodlin-Jones B et al (2004) The amygdala is enlarged in children but not adolescents with autism; the hippocampus is enlarged at all eges. J Neurosci 24(28):6392–6401

Milner AD, Goodale MA (2008) Two visual system re-viewed. Neuropsychologia 46:774–785

Mischel W, Ebbesen E, Raskoff A (1972) Cognitive and attentional mechanisms in delay of gratification. J Personal Soc Psychol 21(2):204–218

Mischel W, Shoda Y, Rodriguez ML (1989) Delay of gratification in children. Science 244:933–938

Miyake A, Friedman NP (2004) The relationship among inhibition and interference cognitive functions: a latent variable analysis. J Exp Psychol Gen 133:101–135

Miyake A, Friedman NP (2012) The nature and organization of individual differences in executive functions: four general conclusions. Curr Dir Psychol Sci 21(1):8–14

Miyake A, Friedman NP, Emerson MJ et al (2000) The unity and diversity of executive functions and their contributions to complex "frontal lobe" tasks: a latent variable analysis. Cogn Psychol 41(1):49–100

Moncayo J, Bogousslavsky J (2012) Eye movement abnormalities. Front Neurol Neurosci 30:13–16

Mottron L, Burack JA, Iarocci G et al (2003) Locally oriented perception with intact global processing among adolescents with high-functioning autism: evidence from multiple paradigms. J Child Psychol Psychiatry 44:904-913

Morin E (1982) Science avec coscience. Fayard, Paris. Tr. it. (1990) Scienza con coscienza. Franco Angeli, Milano

Mort DJ, Malhotra P, Mannan SK et al (2003) The anatomy of visual neglect. Brain 126:1986–1997

Morton J (1979) Facilitation in word recognition: experiments causing change in the logogen model. In: Kolers PA, Wrolstad ME, Bouma H (eds) Proceedings of the Conference on the Processing of Visible Language. Plenum, NY

Moscovitch M, Umiltà C (1990) Modularity and neuropsichology. In: Schwartz M (ed) Modular process in Alzheimer disease. MIT Press, Cambridge, MA

Munoz DP, Everling S (2004) Look away: the anti-saccade task and the voluntary control of eye movement. Nat Rev Neurosci 5:218–228

Mwaniki MK, Atieno M, Lawn JE, Newton CR (2012) Long-term neurodevelopmental outcomes after intrauterine and neonatal insults: a systematic review. Lancet 379:445–452

Nardini M, Atkinson J, Braddick O, Burgess N (2008) Developmental trajectories for spatial frames of reference in Williams syndrome. Devel Sci 11:583–595

Neill WT, Valdes LA, Terry KM, Gorfein DS (1992) The persistence of negative priming: evidence for episodic trace retrieval. J Exper Psychol 18:993–1000

Newsham D, Knox PC, Cooke RW (2007) Oculomotor control in children who were born very prematurely. Invest Ophth Vis Sci 48:2595–2601

Nicolai F (2006a) Gesto, parola e strutture cerebrali. I Care 31(3):83–92

Nicolai F (2006b) Linguaggio d'azione. Tra linguistica e neurolinguistica. Edizioni del Cerro, Pisa

Nigg GT (2000) On inhibition/disinhibition in developmental psychopatology: views from cognitive and personality psychology and a working inhibition taxonomy. Psychol Bull 16:220–246

Nijland L, Maassen B, Van der Meulen S (2003) Evidence of motor programming deficits in children diagnosed with DAS. J Speech Lang Hear Res 46(2):437–450

Noterdaeme M, Amorosa H, Mildenberger K et al (2001) Evaluation of attention problems in children with autism and children with a specific language disorder. Eur Child Adolesc Psychiatry 10(1):58–66

O'Hearn K, Landau B, Hoffman JE (2005) Multiple object tracking in people with Williams syndrome and in normally developing children. Psychol Sci 16:905–912

Orssaud C, Ingster-Moati I, Roche O et al (2009) Familial congenital oculomotor apraxia: clinical and electro-oculographic features. Eur J Paediatr Neurol 13:370–372

Ortibus E, Lagae L, Casteels I et al (2009) Assessment of cerebral visual impairment with the L94 visual perceptual battery: clinical value and correlation with MRI findings. Dev Med Child Neurol 51:209–217

Ozanne A (2005) Childhood apraxia of speech. In: Dodd B (ed) Differential diagnosis and treatment of children with speech disorders. Whurr, London, pp 71–82

Ozonoff S, Jensen J (1999) Brief report: specific executive function profiles in three neurodevelopmental disorders. J Autism Dev Disord 29:172–177

Padovani R, Gibertoni M, Bertelli B, Bilancia G (2007) Semeiotica del disturbo pragmatico del linguaggio: idee per la costruzione di prove funzionali alla luce della letteratura esistente. Semiotics of pragmatic language impairment: review of the existing literature and ideas for functional tasks. Neuropsichiatria dell'Età Evolutiva 27:159–173

Park J, Kanwisher NG (1994) Determinants of repetition blindness. J Exper Psychol 20:500–519

Pascual-Leone J (1987) Organismic processes for neo-Piagetian theories: a dialectical causal account of cognitive development. Int J Psychol 22:531–570

Pashler H (1998) Attention. Psychology Press, East Sussex

Passingam D, Sakai K (2004) The prefrontal cortex and working memory; phisyology and brain imaging. Curr Opin Neurobiol 14(2):163–168

Passolunghi MC, Vercelloni B, Schadee H (2007) The precursors of mathematics learning: working memory, phonological ability and numerical competence. Cogn Devel 22:165–184

Paul BM, Stiles J, Passarotti A et al (2002) Face and place processing in Williams syndrome: evidence for a dorsal-ventral dissociation. Neuroreport 13:1115–1119

Paul R, Jennings P (1992) Phonological behavior in toddlers with slow expressive language development. J Speech Hear Res 35:99–107

Peigneux P, Van der Linden M, Garraux G et al (2004) Imaging a cognitive model of apraxia: the neural substrate of gesture-specific cognitive processes. Human Brain Mapping 21:119–142

Peter B, Stoel-Gammon C (2005) Timing errors in two children with suspected childhood apraxia of speech (sCAS) during speech and music-related tasks. Clin Linguist Phonet 19(2):67–87

Petersen SE, Fox PT, Posner MI et al (1989) Positron emission tomographic studies of the processing of single words. J Cognit Neurosci 1:153–170

Petracco A, Zmarich C (2007) La quantificazione della coarticolazione nello sviluppo fonetico. In:
Giordani V, Bruseghini V, Cosi P (eds) Atti del III Convegno Nazionale dell'Associazione Italiana
di Scienze della Voce (AISV), Trento. EDK Editore, Brescia, pp 135–150

Pharr AB, Bernstein Ratner N, Rescorla L (2000) Syllable structure development of toddlers with specific expressive language impairment (SLI-E). Applied Psycholinguistics 21:429–449

Pierrot-Deseilligny C, Müri RM, Rivaud-Péchoux S et al (2002) Cortical control of spatial memory in humans: the visuo-oculomotor model. Ann Neurol 52:10–19

Pierrot-Deseilligny C, Müri RM, Ploner CJ et al (2003) Decisional role of the dorsolateral prefrontal
cortex in ocular motor behaviour. Brain 126:1460–1473

Pierrot-Deseilligny C, Rivaud S, Gaymard B, Agid Y (1991) Cortical control of reflexive visually guided saccades. Brain 114:1473–1485

Plaisted K, Saksida L, Alcàntara J, Weisblatt E (2003) Towards an understanding of the mechanisms
of weak central coherence effects: experiments in visual configural learning and auditory perception. Philos Trans R Soc Lond B Biol Sci 358:375-386

Plissart L, Borghgraef M, Volcke P et al (1994) Adults with Williams-Beuren syndrome: evaluation
of the medical, psychological and behavioral aspects. Clin Genet 46:161–167

Podda I (2011) Aspetti del controllo motorio articolatorio. Caratteristiche anatomo-funzionali
degli organi articolatori. Logopedia e comunicazione, vol. 3

Podda I (2012) Una diversa fonologia per i disturbi dello speech: il superamento della dicotomia moto-
rio-cognitivo. Logopedia e Comunicazione, n. 2. Erickson, Trento

Poletti M (2010) Ontogenesi del disturbo pragmatico di linguaggio. Neuropsichiatria dell'età
Evolutiva 30:39–45

Pollock KE, Hall PK (1991) An analysis of the vowel misarticulations of five children with developmental apraxia of speech. Clin Ling Phonet 5(3):207–224

Posner MI (1980) Orienting of attention. Q J Exp Psychol 32:3–25

Posner MI (2000) Exploiting cognitive brain imaging. Brain Cognition 42:64–67

Posner MI, Di Girolamo GJ (2000) Executive attention: conflict, target detection, and cognitive control. In: Parasuraman R (ed) The attentive brain. MIT Press, Cambridge, MA

Postle BR, D'Esposito M (2000) Evaluating models of the topographical organization of working memory function in frontal cortex with event-related fMRI. Psychobiology 28(2):132–145

Prado C, Dubois M, Valdois S (2007) The eye movements of dyslexic children during reading and
visual search: impact of the visual attention span. Vision Res 47:2521–2530

Puccini P (2001) Disprassia, conoscenza e costruzione dell'immagine motoria in età evolutiva.
Riabilitazione Neurocognitiva 2:161–170

Puccini P (2006) Linguaggio, conoscenza e organizzazione motoria: per una interpretazione riabilitativa della disprassia. Riabilitazione Neurocognitiva 3:189–205

Purves D, Brannon EM, Cabeza R et al (2010) Neuroscienze cognitive. Zanichelli, Bologna

Ramnani N (2012) Frontal lobe and posterior parietal contributions to the cortico-cerebellar system. Cerebellum 11:366–383

Rapin IC, Allen DA (1983) Developmental language disorders: nosologic considerations. In: Kirk U
(ed) Neuropsychology of language, reading, and spelling. New York Academic Press, New York,
pp 155–184

Rapin IC, Allen DA (1998) The semantic-pragmatic deficit disorder: classification issues. Int J Lang
Commun Dis 33(1):82–87

Reiter A, Tucha O, Lange KW (2005) Executive functions in children with dyslexia. Dyslexia
11:116–131

Rigoli D, Piek JP, Kane R, Oosterlaan J (2012) An examination of the relationship between motor
coordination and executive functions in adolescents. Dev Med Child Neurol 54(11):1025–1031

Rizzolatti G (2005) The mirror neuron system and imitation. In: Hurley S, Chater N (eds)
Perspective on imitation. From neuroscience to social science, vol. 1. MIT Press, Cambridge,
MA, pp 55–76

Rizzolatti G, Craighero L (2004) The mirror neuron system. Ann Rev Neurosci 27:169–192

Rizzolatti G, Fogassi L, Gallese V (2001) Neurophysiological mechanisms underlying the understanding, imitation of action. Nat Rev Neurosci 2:661–670

Rizzolatti G, Luppino G (2001) The cortical motor system. Neuron 31(6):889–901

Rizzolatti G, Luppino G, Matelli L (1998) The organization of the cortical motor system: new concepts. Electroencephalogr Clin Neurophisyol 106(4):283–296

Rizzolatti G, Riggio L, Dascola I, Umiltà C (1987) Reorienting attention across the horizontal and vertical meridians: evidence in favor of a premotor theory of attention. Neuropsychologia 25:31–40

Rizzolatti G, Sinigaglia C (2006) So quel che fai. Il cervello che agisce e i neuroni specchio. Raffaello Cortina Editore, Milano

Robin DA (1992) Developmental apraxia of speech: just another motor problem. Am J Speech Lang Pathol 1:19–22

Rosano C, Krisky CM, Welling JS et al (2002) Pursuit and saccadic eye movement subregions in human frontal eye field: a high-resolution fMRI investigation. Cereb Cortex 12:107–115

Rosemberg ML, Wilson E (1987) Congenital ocular motor apraxia without head thrusts. J Clin Neuropthal 7:26–28

Rosenbek JC, McNeil D (1991) A discussion of classification in motor speech disorders: dysarthria and apraxia of speech. In: Moore CA, Yorkston KM, Beukelman DR (eds) Dysarthria and apraxia of speech: perspectives on management. PH Brookes, Baltimore, pp 289–295

Rothbart MK, Ellis LK, Rueda MR, Posner MI (2003) Developing mechanisms of conflict resolution. J Pers 71:1113–1143

Rothi LJ, Ochipa C, Heilman KM (1991) A cognitive neuropsychological model of limb praxis. Cogn Neuropsychol 8:443–458

Royal College of Speech and Language Therapists (2011) Developmental verbal dyspraxia, RCSLT Policy Statement

Rubenstein JS, Meyer DE, Evans JE (2001) Executive control of cognitive processes in task switching. J Exp Psychol 27:763–797

Rueda MR, Posner MI, Rothbart MK (2004) Attentional control and self-regulation. In: Baumeister RF, Vohs KD (eds) Handbook of self regulation: eesearch, theory, and applications. Guilford Press, New York, pp 283–300

Rustioni D, Lancaster M, Nisoli F (2010) Prove di valutazione della comprensione metalinguistica. Giunti Organizzazioni Speciali, Firenze

Sabbadini G (ed) (1995) Manuale di neuropsicologia dell'età evolutiva. Zanichelli, Bologna

Sabbadini G, Bianchi E, Fazzi E, Sabbadini M (2000) Manuale di neuroftalmologia dell'età evolutiva. Franco Angeli, Milano

Sabbadini G, Bonini P (1986) La riabilitazione dei disturbi visivi ed oculomotori in età evolutiva. Marrapese, Roma

Sabbadini G, Bonini P, Neri A, Sabbadini-Piattelli L (1978) Disprassia verbale congenita, disprassia fonetica, disprassia verbale distrettuale, labio-glosso-velare. La Nuova Clinica ORL 30(Suppl 1):141–247

Sabbadini G, Sabbadini L, Sabbadini M (1993) La disprassia in età evolutiva. Il bambino goffo. Sistema nervoso centrale e riabilitazione 1:4–12

Sabbadini G, Sabbadin L (1995) La disprassia in età evolutiva. In: Sabbadini G (ed) Manuale di Neuropsicologia dell'età evolutiva . Zanichelli, Bologna

Sabbadini G, Sabbadini-Piattelli L, Piperno L (1977) Terapia multimodale della sequenzialità, per associazione bimodale contemporanea, nella disfasia congenita e nel ritardo specifico del linguaggio. Europa Medicophisica 13(4)

Sabbadini L (2005) La disprassia in età evolutiva: criteri di valutazione ed intervento. Springer Verlag Italia, Milano

Sabbadini L (2010-2012) Nuove ipotesi di classificazione dei DSL. Congresso Nazionale AIDEE. IRCSS Santa Lucia, Roma

Sabbadini L, Sabbadini G (1996) Guida alla riabilitazione neuropsicologica in età evolutiva. Esemplificazioni cliniche ed esperienze. Franco Angeli, Milano

Sabbadini L, Tsafrir Y, Iurato E (2005) Protocollo per la valutazione delle abilità prassiche e della coordinazione motoria APCM. Springer-Verlag Italia, Milano

Sagvolden T, Johansen EB, Aase H, Russell VA (2004) A dynamic developmental theory of attention-deficit/hyperactivity disorder (ADHD) predominantly hyperactive/impulsive and combined subtypes. Behavioral and brain sciences. Cambridge University Press, Cambridge, MA

Sakagami M, Watanabe M (2007) Integration of cognitive and motivational information in the primate lateral prefrontal cortex. Ann NY Acad Sci 1104:89–107

Sakai K, Rowe JB, Passingham RE (2002) Active maintenance in prefrontal area 46 creates distractor-resistant memory. Nat Neurosci 5:479–483

Sandson J, Albert ML (1984) Perseveration in behavioral neurology. Neurology 37:1736–1741

Sarter MM, Hasselmo ME, Bruno JP, Givens B (2005) Unraveling the attentional functions of cortical cholinergic inputs: interactions between signal-driven and cognitive modulation of signal detection. Brain Res Rev 48:98–111

Scandurra G, Guzzetta A, Cioni G (2007) Disturbi motori e disturbi neuropsicologici: modelli fisiopatologici e strategie di trattamento. Giornale di neuropsichiatria dell'età evolutiva 27:264–277

Schall JD, Thompson KG (1999) Neural selection and control of visually guided eye movements. Ann Rev Neurosci 22:241–259

Schenk-Rootlieb AJ, van Nieuwenhuizen O, van Waes PF, van der Graaf Y (1994) Cerebral visual impairment in cerebral palsy: relation to structural abnormalities of the cerebrum. Neuropediatrics 25:68–72

Schneider WX (1995) VAM: a neuro-cognitive model for visual attention control of segmentation, object recognition, and space-based motor action. Visual Cognition 2:331–375

Shallice T (1988) From neuropsychology to mental structure. Cambridge University Press, Cambridge, MA. Tr. it. (1990) Neuropsicologia e struttura della mente. il Mulino, Bologna

Shallice T (2002) Fractionation of the supervisory system. In: Stuss DT, Knight RT (eds) Principles of frontal lobe function. Oxford University Press, Oxford, UK, pp 261–277

Shires J, Joshi S, Basso MA (2010) Shedding new light on the role of the basal ganglia-superior colliculus pathway in eye movements. Curr Opin Neurobiol 20:717–725

Shriberg LD, Aram DM, Kwiatkowski J (1997) Developmental apraxia of speech: I. Descriptive and theoretical perspectives. J Speech Lang Hear Res 40:273–285

Shriberg LD, Campbell TF, Karlsson HB et al (2003) A diagnostic marker for childhood apraxia of speech: the lexical stress ratio. Clin Ling Phon 17:549–574

Sonuga-Barke EJS, Castellanos FX (2007) Spontaneous attentional fluctuations in impaired states and pathological conditions: a neurobiological hypothesis. Neuroscience and Biobehavioral Reviews 31:977–986

Sowell ER, Thompson PM, Holmes CJ et al (1999) In vivo evidence for post-adolescent brain maturation in frontal and striatal regions. Nature Neuroscience 2:10

Speidel GE, Herreshoff MJ (1989) Imitation and the construction of long utterances. In: Speidel GE, Nelson KE (eds) The many faces of imitation in language learning. Springer-Verlag, New York, pp 181–197

Stackhouse J (1992a) Developmental verbal dyspraxia I: a review and critique. Int J Lang Commun Dis 27(1):19–34

Stefanini S, Bello A, Caselli MC et al (2009) Co-speech gestures in a naming task: developmental data. Lang Cogn Proc 24:168–189

Steinman KJ, Mostofsky SH, Denckla MB (2010) Toward a narrower, more pragmatic view of developmental dyspraxia. J Child Neurol 25(1):71–81

Stiers P, van den Hout BM, Haers M et al (2001) The variety of visual perceptual impairments in pre-school children with perinatal brain damage. Brain Dev 23:333–348

Stievano P, Roello M, Ferretti ML et al (2008) Funzioni esecutive e disturbi specifici di linguaggio (executive functions and specific language impairment). Psichiatria dell'Infanzia e dell'Adolescenza 75:445–455

Stievano P, Valeri G, Totonelli L, Curcelli C (2006) Funzioni esecutive e psicopatologia di sviluppo: prove per l'età prescolare. Psichiatria dell'Infanzia e dell'Adolescenza 73:51–63

Stoel-Gammon C (1992) Prelinguistic vocal development: measurement and predictions. In: Ferguson C, Menn L, Stoel-Gammon C (eds) Phonological development: models, research, implications. York Press, Timonium, MD, pp 439–456

Straube A, Deubel H, Ditterich J, Eggert T (2001) Cerebellar lesions impair rapid saccade amplitude adaptation. Neurology 57:2105–2108

Stromme P, Bjornstad PG, Ramstad K (2002) Prevalence estimation of Williams syndrome. J Child Neurol 17:269-271

Sturm V, Leiba H, Menke MN et al (2010) Ophthalmological findings in Joubert syndrome. Eye 24:222-225

Sun J, Zhai J, Song R et al (2011) Reduced prefrontal cortex activation in the color-word Stroop task for Chinese dyslexic children: a near-infrared spectroscopy study. J Phys Conf Ser 277:1

Sutera S, Pandey J, Esser EL et al (2007) Predictors of optimal outcome in toddlers diagnosed with autism spectrum disorders. J Autism Dev Disord 37:98–107

Sweeney JA, Luna B, Keedy SK et al (2007) fMRI studies of eye movement control: investigating the interaction of cognitive and sensorimotor brain systems. Neuroimage 36:54–60

Sylvester C-Y, Wager TD, Lacey SC et al (2003) Switching attention and resolving interference: fMRI measures of executive functions. Neuropsychologia 41:357–370

Tacconella P (1997) I meccanismi della lettura. Riv Ital Optom 20:146–151

Tallal P, Miller SL, Bedi G et al (1996) Language comprehension in language-learning impaired children improved with acoustically modified speech. Science 271(5245):81–84

Tallal P, Percy M (1973) Developmental dysphasia: impaired rate of non verbalprocessingas a function of sensory modality. Neuropsychologia 11:389–398

Tallal P, Percy M (1975) Developmental aphasia: the perception of brief vowels and extended stop consonants. Neuropsychologia 13:69–74

Tanji J, Hoshi E (2001) Behavioral planning in the prefrontal cortex. Curr Opin Neurobiol 11(2):164–170

Taylor HG, Klein N, Drotar D et al (2006) Consequences and risks of <1000 g-birth weight for neurpsychological skills, achievement, and adaptive functioning. J Dev Behav Pediatr 27:459–469

Terband H, Maassen B, Guenther FH, Brumberg J (2009) Computational neural modeling of speech motor control in childhood apraxia of speech (CAS). J Speech Lang Hear Res 52(6):1595–1609

Thal D, Tobias S, Morrison D (1991) Language and gesture in late talkers: a 1 year follow-up studies. Top Lan Disord 5:78–92

Thelen E (1995) Motor development: a new synthesis. Am Psycol 50:79–95

Thompson DK, Warfield SK (2007) Perinatal risk factors altering regional brain structure in the preterm infant. Brain 130:667–677

Tipper SP, Driver J (1988) Negative priming between pictures and words in a selective attention task: evidence for semantic processing of ignored stimuli. Mem Cognition 16:64–70

Tomblin JB (1991) Inquiries into the genetics of specific language impairment. Keynote talk presented at Genetics: Progress and Promise for Communication Sciences and Disorders. Atlanta, Georgia

Trauzettel-Klosinski S, MacKeben M, Reinhard J et al (2002) Pictogram naming in dyslexic and normal children assessed by SLO. Vision Research 42:789–799

Tusa RJ, Hove MT (1999) Ocular and oculomotor signs in Joubert syndrome. J Child Neurol 14:621-627

Ullman MT, Pierpont EI (2005) Specific language impairment is not specific to language the procedural deficit hypothesis. Cortex 41:399–433

Umiltà C (1994) Attenzione e coscienza. In: Legrenzi P (ed) Manuale di psicologia generale. il Mulino, Bologna

Usai C, Traverso L, Viterbori P, De Franchis V (2012) Diamoci una regolata! Guida pratica per promuovere l'autoregolazione a casa e a scuola. Franco Angeli, Milano

Usai C, Viterbori P (2008) Funzioni esecutive in età prescolare: rapporti con i primi apprendimenti. Attenzione e cognizione. il Mulino, Bologna, pp 225–235

Vaivre-Douret L (2007) Non-verbal learning disabilities: developmental dyspraxia. Archives de Pédiatrie 14:1341–1349

Valeri G, Stievano P (2007) Neuropsicologia dello sviluppo e funzioni esecutive. Giorn Neuropsich Età Evol 27:195–204

Van der Geest JN, Haselen GC, Frens MA (2006) Saccade adaptation in Williams-Beuren Syndrome. Invest Ophthalmol Vis Sci 47:1464–1468

Van Der Meer AL, Van Der Weel FR, Lee DR (1994) Prospective control in catching by infants. Perception 23:287–302

Van Donkelaar P, Müri RM (2002) Craniotopic updating of visual space across saccades in the human posterior parietal cortex. Proc R Soc Lond 269:735–739

VVisscher C (2007) Motor profile of children with developmental speech and language disorders. Off J Am Acad Ped 20:158–163

Volterra V, Bates E (1995) L'acquisizione del linguaggio in condizioni normali e patologiche. In: Sabbadini G (ed) Manuale di neuropsicologia dell'età evolutiva. Zanichelli, Bologna, pp 183–202

Von Hofsten C, Vishton P, Spelke ES et al (1998). Predictive action in infancy: tracking and reaching for moving objects. Cognition 67:255–285

Webster RI, Majnermer A, Platt RW, Shevell MI (2005) Motor function at school age in children with a preschool diagnosis of developmental language impairment. J Pediatr 146(1):80–85

Welsh MC, Pennington BF, Groisser DB (1991) A normative developmental study of executive function: A window on prefrontal function in children. Developmental Neuropsychology 7:131-149

Weinrich M, Wise SP (1982) The premotor cortex of the monkey. J Neurosci 2(9):1329–1345

Welsh MC, Pennington BF (1988) Assessing frontal lobe functioning in children: views from developmental psychology. Devel Neuropsychol 4:199–230

Willems RM, Hagoort P (2007) Neural evidence for the interplay between language, gesture, and action: a review. Brain Lang 101(3):278–289

Williams JH, Whitenb A, Suddendorf T, Perrett DI (2001) Imitation, mirror neurons and autism. Neurosci Biobehav Rev 25:287–295

Wilson SA (1908) A contribution to the study of apraxia with a review of the literature. Brain 31:164–216

Wolf M, Bowers P (1999) The "double-deficit hypothesis" for the developmental dyslexias. J Educ Psychol 91(3):1–24

Zelazo PD, Muller U (2002) Executive function in typical and atypical development. Handbook of childhood cognitive development, pp 445–469

Zmarich C, Avesani C, Marchiori M (2007) Coarticolazione e accentazione. In: Giordani V, Bruseghini V, Cosi P (eds) Atti del III Convegno Nazionale dell'Associazione Italiana di Scienze della Voce (AISV). Trento, 29-30/11-1/12/2006. EDK Editore, Torriana (RN), pp 5–15

Zoia S (2004) Lo sviluppo motorio del bambino. Carocci Editore, Roma

Sitografia

www.apraxia-kids.org
www.promptinstitute.com
www.praat.org
www.ling.mq.edu.au/ling/units/ling210-901/phonetics/coarticulation/index.html
www.rcslt.org (Royal College of Speech and Language Therapists)

Letture consigliate

Barbieri MS (2008) Lo sviluppo della competenza pragmatica. Liguori Editore, Napoli

Barray V, Picard A, Camos V (2008) Comparative study of dyspraxia: neuropsychological evaluation of children with developmental dyspraxia or consecutive to a preterm birth. Ann Readapt Phys 51(3):161–168

Bilancia G (1999) Bambini goffi: i disturbi dello sviluppo prassico. Prospettive in Pediatria 29:91–99

Bishop DV (2004) Specific language impairment: diagnostic dilemmas in classification of develop-
mental language disorders: theoretical issues and clinical, implications. Lawrence Erlbaum
Associates, Mahwah
Bortolini U (1995b) I disordini fonologici. In: Sabbadini G (ed) Manuale di neuropsicologia dell'età
evolutiva. Zanichelli, Bologna, pp 342–357
Botting N (1999) Pragmatic language impairment without autism. The children in question. Autism
3:371–396
Craighero L, Destro MF, Finos L et al (2006) Language in shadow. Soc Neurosci 1(2):77–89
Dewey D, Kaplan BJ, Crawford SG, Wilson BN (2002) Developmental coordination disorder: asso-
ciated problems in attention, learning and psychosocial adjustment. Human Movement Science
21:905–918
Dewey D, Wilson BN (2001) Developmental coordination disorders: what is it? Phys Occup Ther
Pedi 20:5–27
Drezancic Z (1980a) La strutturazione: dal vocabolo alla frase. Officina Grafica della Sagep, Genova
Drezancic Z (1982b) Schede musicali: la voce parlata, il ritmo, l'intonazione. Omega Edizioni, Torino
Feuerstein R (1990) The theory of structural modifiability. In: Presseisen B (ed) Learning and think-
ing styles: classroom interaction. National Education Associations, Washington, DC
Feuerstein R, Rand Y, Hoffman MB, Miller R (1980; 2004) Instrumental enrichment: an interven-
tion program for cognitive modifiability. University Park Press, Balitmore, MD
Gibson EJ (1999) L'ontogenesi del sé percepito. In: Neisser U (ed) La percezione del Sé. Le fonti eco-
logiche e interpersonali della conoscenza di sé. Manuali di Psicologia, psichiatria, psicoterapia.
Bollati Boringhieri, Torino
Griffith R (2006) The Griffith mental development scale from birth to 8 years. Association for Research
in Infant and Child Development (ARICD), London
Hagoort P, Levelt WJ (2009) The speaking brain. Science 326:372–373
Hill EL (1998) A dyspraxic deficit in specific language impairment and developmental coordination
disorder? Evidence from hand and arm movements. Dev Med Child Neurol 40:388–395
Iverson JM, Capirci O, Volterra V, Goldin-Meadow S (2008) Learning to talk in a gesture-rich world:
early communication in Italian vs. American children. First Language 28:164–181
Iverson JM, Fagan MK (2004) Infant vocal-motor coordination: precursor to the gesture-speech sys-
tem? Child Dev 75(4):1053–1066
Leonard LB (1995) Characterizing specific language impairment: a crosslinguistic perspective. In: Rice
ML (ed) Towards a genetics of language. Lawrence Erlbaum Associates, Mahwah, pp 243–256
Nicoletti R, Borghi AM (2007) Il controllo motorio. il Mulino, Bologna
Orsolini M, Santese A, Desimoni M et al (2010) Semantic abilities predict expressive lexicon in chil-
dren with typical and atypical language development. Clin Neuropsychol 24:977–1005
Podda I, Di Stefano S (2006) Aspetti soprasegmentali nelle produzioni linguistiche di bambini con
sospetta disprassia verbale: osservazione ed implicazioni per il trattamento logopedico. Logopedia
e comunicazione 2:161–176
Rapin IC, Allen DA, Dunn MA (1992) Developmental language disorders. In: Segalowitz SJ, Rapin IC
(eds) Handbook of neuropsychology, vol. 7. Elsevier Science Publisher, Amsterdam, New York, Tokio
Sabbadini L (2000) Il disordine fonologico nel bambino con disturbi di linguaggio. Springer-Verlag
Italia, Milano
Shriberg LD, Aram DM, Kwiatkowski J (1997b) Developmental apraxia of speech: II. Toward a diag-
nostic marker. J Speech Lang Hear Res 40:286–312
Shriberg LD, Campbell TF (eds) (2003) Proceedings of the 2002 Childhood Apraxia of Speech Research
Symposium. The Hendrix Foundation, Carlsbad
Shriberg LD, Campbell TF (eds) (2003) Proceedings of the 2002 Childhood Apraxia of Speech Research
Symposium. The Hendrix Foundation, Carlsbad
Shriberg LD, Campbell TF, Karlsson HB et al (2003) A diagnostic marker for childhood apraxia of
speech: the lexical stress ratio. Clin Ling Phon 17:549–574
Shriberg LD, Green JR, Campbell TF et al (2003) A diagnostic marker for childhood apraxia of speech:
the coefficient of variation ratio. Clin Ling Phon 17:575–595

Skinder-Meredith A (2000) A descriptive analysis of speech characteristics in children with developmental apraxia of speech. Child Phonology Conference, Wichita, KS

Skinder-Meredith A (2000) The relationship of prosody and articulatory errors produced by children with developmental apraxia of speech. Dissertation Presentation

Skinder-Meredith A (2001) Differential diagnosis: developmental apraxia of speech and phonologic delay. Augmentative Communication News 14:5–8

Thelen E (1985) Developmental origins of motor coordination: leg movements in human infants. Devel Psychobiol 18(1):1–22

Velleman SL, Shriberg LD (1999) Metrical analysis of the speech of children with suspected developmental apraxia of speech. J Speech Lang Hear Res 42(6):1444–1460

Williams JH, Waiter GD, Gilchrist A et al (2006) Neural mechanisms of imitation and "mirror neuron" functioning in autistic spectrum disorder. Neuropsychologia 44:610–621

Zwicker JG, Missiuna C, Boyd LA (2009) Neural correlates of devel developmental coordination disorder: a review of hypotheses. J Child Neurol 24(10):1273–1281

Printed in the United States
By Bookmasters